総合小児医療カンパニア

小児科クリニックの経営

外来診療の工夫と院内ルールのつくり方

総編集◉**田原 卓浩** たはらクリニック
専門編集◉**関場 慶博** せきばクリニック

中山書店

刊行にあたって

　日常の"小児医療サービス"を極めるには，最新の知識を求め厳選する"小児医学"とその知識を実際に活用する"小児医療"とのバランスを保ちながら，どちらをも常に深化させるための熱意が欠かせません．小児科医が生涯研鑽を続けるだけでなく，小児医療に携わるすべての人々が，自身の能力を絶えず更新しながら相互に高め合うことのできる環境を整えることは重要な課題です．

　『総合小児医療カンパニア』シリーズは，臨床現場で医師ならびにメディカル・スタッフが診療に関する知識・技術・課題などを共有するための情報やエビデンスを紹介するために刊行されました．

　超少子高齢化社会・世代間格差の拡大・グローバル化など子どもをとりまく環境が目まぐるしく変化し続けるなかで，子どもと家族を中心にした"小児医療サービス"を多面的に解析・理解・把握し，より良い医療サービスを提供することが求められています．

　刊行にあたっては，"小児医学"偏重ではなく"小児医療"を基軸として，より確かな基礎臨床能力（知識と技能）を備え，"総合診療力"を高めることを主な目標に掲げました．各巻の編集を経験豊かな開業小児科医にお願いし，小児医療の現場で遭遇する課題をクローズアップしていただきました．さらに執筆陣には小児医療の最前線で活躍されている方々を据え，これまでの経験から得られた知識・技術を紹介・解説していただきました．

　未来を担う子どもたちの健康を支えるというミッションを遂行するために，われわれ小児科医がメディカル・スタッフとともに「今できることは何か」を探求していくことへの一助になれば幸いです．

田原卓浩
（たはらクリニック）

2012年12月

序

　厚生労働省の「医師・歯科医師・薬剤師調査の概況」平成24年(2012年)によると，小児科開業医の平均年齢は59.8歳でした．首都圏や都市部で開業されている先生方は驚かれるかもしれませんが，津軽地方のローカルな五能線沿線で開業している私にとって，この数字は実感を伴って迫ってきます．平成14年(2002年)から22年(2010年)の8年間に青森県内の14歳以下の人口は20%減少し，小児科医の数も10%減少しました．同じ資料の全国平均(小児人口7%減少，小児科医数10%増加)と比較しても，地方で小児科クリニックの経営を存続させることがいかに厳しいか，その困難さを裏づけています．

　地球からポリオを撲滅することこそが，子どもたちへの贈り物という理念のもと，長年，医療活動を続けてきた私にとって，子どもの生命を救うことが小児科医の使命でした．かつて，ポリオワクチンの緊急輸入を切実に願い国をも動かした母親たちのおかげで，その後多くの子どもたちが恩恵に与りました．しかし，子どもと家族が求める医療はその時代がおかれている状況で変化していきます．小児科医の役割が予防医学(予防接種)や健康医学(育児支援)へとシフトしつつあるいま，どのようにすれば子どもたちと家族に満足してもらえるか，言い換えれば，工夫された努力こそが信頼を得る方策と考えています．立地条件が異なる小児科クリニックで患者・スタッフの動線や感染症対策を考慮した医院の設計，検査機器の選び方，予約システムの利用，患者や地域にとって役立つ専門外来の開設，労務管理を含む経営戦略の実際を，クリニックで指揮を執っている先生方にご紹介いただきました．

　医療のプロフェッションとは，いつの時代でも，子どもの将来を見据えながら要望に応えることができたとき，ようやく極められたと実感できるものではないでしょうか．これからの小児プライマリ・ケアには，患者・家族から求められる医療を提供することが欠かせません．本書が日々尽力されている方々，またこれからクリニック経営に携わろうとされている方々にとって指針となれば幸いです．

　最後に，ご自身のさまざまな工夫を，読者が実践できるようにとご執筆いただいた諸先生に感謝するとともに，企画から刊行に至る道筋をつけてくださった総編集の田原卓浩先生，編集委員の宮田章子先生に心より感謝申し上げます．

関場慶博
(せきばクリニック)

2015年8月

CONTENTS 小児科クリニックの経営
―外来診療の工夫と院内ルールのつくり方

序論

小児科クリニック経営の「質」を高める―心・技・知のイノベーション……田原卓浩……1

ハード　医療活動の基本を支える

大都市型小児科クリニック……稲見　誠……8
地方都市型クリニック……平田二朗……17
生体検査：血球・CRP，尿検査，抗原迅速診断……板垣　勉……25
生理検査：エコー，X線，心電図，呼吸機能検査……小野靖彦……35
魅せる検査：耳鏡・ビデオ機器による鼓膜所見，ティンパノメトリ
　　―急性中耳炎，滲出性中耳炎の診かた……天野出月，村上綾子……45

ツール　診療の確実性を上げる

患者さんにクリニックを知ってもらう方法，伝え方……白岡亮平……56
ツールを使った説明・管理……須貝雅彦……63
診療予約―予約制に適さない"診療"の待ち時間対策……隠岐直紀……70
調剤薬局との連携―小児科クリニックの立場から……久山　登……77
院内処方の魅力―薬の説明と渡し方……塚田次郎……85
帳票……小笠原安子，横田俊一郎……91
メディカル・スタッフのブラッシュアップ……片山　啓……98
付加価値を生む外来
　　母乳育児支援外来……瀬尾智子……102
　　栄養食育相談……関　浩孝，立石百合恵……111
　　便秘外来……冨本和彦……117
　　夜尿症外来……武居正郎……125
　　こころの外来……野間大路……131
　　禁煙外来……久芳康朗……138
　　小児科医による外来診療と育児支援……金子淳子……146
リスクマネジメントのマニュアル化……飯泉哲哉……154
クリニックの労務管理―スタッフの満足度を高めるルールづくり……加藤深雪……161
スタッフのヘルスケア……池澤千恵子……167

アメニティ　患者・家族の快適さを高める

プレパレーション……森　庸祐……176
コミュニケーションツール……高柳滋治……184

付表　　急性中耳炎/滲出性中耳炎……190

ドルチェ

より良い医療サービス提供のための"見える化"
　——シックスシグマを応用した待ち時間対策の検証 .... 田原卓浩 194

知恵の実

小児科医の自信と誇り　　　　安次嶺　馨 16
地球からポリオがなくなる日は
　もうすぐそこに　　　　　　関場慶博 54
待合室にテレビ復活　　　　吉永陽一郎 69
小児科クリニックと連携する際，院外薬局
として心がけていること　　太田匡泰 84
「医療安全」と「医療の質向上」は，「先生」と
　呼ばないことから　　　　　久山　登 130
母子健康手帳を見ると外来サービスの質を
　高められる　　　　　　　　藤岡雅司 189

索引 197

執筆者一覧（執筆順）

本文

田原　卓浩	たはらクリニック
稲見　　誠	いなみ小児科
平田　二朗	株式会社コメディカル
板垣　　勉	山辺こどもクリニック
小野　靖彦	おの小児科医院
天野　出月	あきつこどもクリニック
村上　綾子	あきつこどもクリニック
白岡　亮平	キャップスクリニック代官山 T-SITE
須貝　雅彦	おひさまクリニック
隠岐　直紀	おき医院
久山　　登	くやま小児科医院
塚田　次郎	塚田こども医院
小笠原安子	横田小児科医院
横田俊一郎	横田小児科医院
片山　　啓	片山キッズクリニック
瀬尾　智子	緑の森こどもクリニック
関　　浩孝	関小児科医院
立石百合恵	関小児科医院
冨本　和彦	とみもと小児科クリニック
武居　正郎	武居小児科医院
野間　大路	野間こどもクリニック
久芳　康朗	くば小児科クリニック
金子　淳子	金子小児科
飯泉　哲哉	いいずみファミリークリニック
加藤　深雪	株式会社第一経理
池澤千恵子	いけざわこどもクリニック
森　　庸祐	森医院こどもクリニック
高柳　滋治	はるこどもクリニック

知恵の実

安次嶺　馨	沖縄県立中部病院
関場　慶博	せきばクリニック
吉永陽一郎	吉永小児科医院
太田　匡泰	弘前市薬剤師薬局
久山　　登	くやま小児科医院
藤岡　雅司	ふじおか小児科

序論

小児科クリニック経営の「質」を高める
― 心・技・知のイノベーション

田原卓浩 | たはらクリニック

わが国の"クリニック"をとりまく環境

人口の減少と国民医療費の増加

- わが国が人口減少のモードに入ってすでに数年が経過した．近代国家としての歩みを進めてきたわが国では，第二次世界大戦後の一時的な減少を除いて常に人口は増加し続けてきた．登山にたとえれば，頂上をめざして登り続けてきたことになる．国民がそれぞれの目標（頂上）に到達することに集中してきた．

- しかしながら，これからの日本は人口の観点からみると「下山」することになる．「下」は負の印象が強い文字であるが，われわれの視界を拡げる事象へと導く扉でもある．なぜなら，「下山」や「降下」はそれまで想像しえなかった風景・景色をわれわれに提供してくれる．と同時に，過去の歩みを振り返りながら過程（道程）を再評価し，自分自身の立ち位置とこれからの針

❶ 国民医療費の推移と将来推計

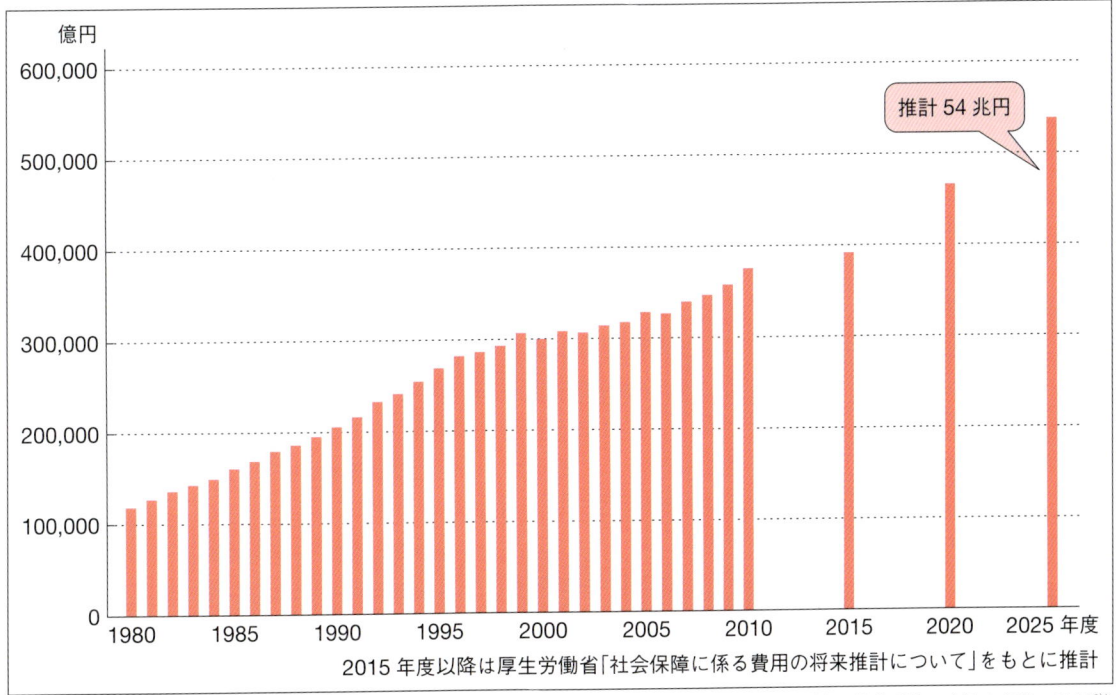

2015年度以降は厚生労働省「社会保障に係る費用の将来推計について」をもとに推計

（大石佳能子監，小松大介著．2013[2]）

❷ 医療保険制度を維持するための方策

対策1：	一般会計内および特別会計を含めた予算の捻出
対策2：	国民医療費の対象となる医療の制限
2-1：	介護保険等への国民医療費の付け替え
2-2：	診療報酬の対象疾患の制限
対策3：	医療提供体制の効率化
3-1：	医療内容の高密度化と平均在院日数の削減
3-2：	入院から訪問・外来治療へのシフト
3-3：	処方日数の拡大
3-4：	IT活用等による医療提供の効率化
3-5：	薬価の抜本的見直し，ジェネリックの導入促進
対策4：	包括払いによる医療提供体制の効率化
4-1：	DPCの積極導入
4-2：	人頭払い等の包括報酬制度の導入
対策5：	疾病出現のさらなる抑制
5-1：	生活習慣をはじめとする疾病予防の抜本的強化
5-2：	癌の早期発見の抜本的強化
対策6：	患者自己負担の増加
6-1：	自己負担率・額・対象者の見直し
6-2：	混合診療等，他資金の導入

（大石佳能子監，小松大介著．2013[2]）

DPC：Diagnosis Procedure Combination

路を見いだす可能性を提供してくれる[1]．

- ところで，2010年度に37兆円であった国民医療費[*1]は，2025年度には54兆円へと膨らむと推測されている（❶）[2]．国民皆保険制度の維持を前提とした対策（❷）のなかで，「対策2」は国民医療費の対象となる医療を制限することを表している．介護保険制度導入により，高度医療を必要としない人を病院以外で加療・支援するしくみを展開してきていることも成果の一つといえる．

- ただし，ここにきて介護保険制度が見直しを迫られている．近年拡充されつつある「小児在宅医療」の運営にも間接的に影響を及ぼす可能性があることを考慮すると，介護保険制度の段階的見直しの推移に留意しなければならない．

個人資産と政治

- わが国の個人資産の半分を60歳以上のシニア層が抱え込んでいる．年齢階層別にみた金融資産保有高の構成比（2010年）（❸）[3]では，50代まで含めると実に8割の個人資産が消費能力が低くなった年齢層に握られている．裏を返せば，育児・教育・住宅などの衣食住へ投資するお金を必要とする世代（20代・30代）が消費を切り詰めることを余儀なくされており，自分自身のスタイルで生活を楽しむことを望む多くの若者たちが結婚して家庭をもつことに魅力を感じなくなっている現象につながっているようである．

- 選挙権が18歳まで拡大されることになり，選挙で投票する人の年齢階層別の比率がどう変化するかが注目されている．これまでは投票する人の6

*1
国民医療費の定義
国民医療費の統計方法について厚生労働省のホームページで確認すると，以下のように記載されている．
「本統計は，当該年度内の医療機関等における保険診療の対象となり得る傷病の治療に要した費用を推計したものである．この費用には，医科診療や歯科診療にかかる診療費，薬局調剤医療費，入院時食事・生活医療費，訪問看護医療費等が含まれる．なお，保険診療の対象とならない評価療養（先進医療（高度医療を含む）等），選定療養（入院時室料差額分，歯科差額分等）及び不妊治療における生殖補助医療などに要した費用は含まない．
また，傷病の治療費に限っているため，①正常な妊娠・分娩に要する費用，②健康の維持・増進を目的とした健康診断・予防接種等に要する費用，③固定した身体障害のために必要とする義眼や義肢等の費用も含まない．」

❸ 年齢階層別にみた金融資産保有高の構成比（2010年）

| 30代未満 2% | 30代 7% | 40代 12% | 50代 23% | 60代 28% | 70歳以上 27% |

(出所)総務省「平成21年全国消費実態調査」，社会保障・人口問題研究所「日本の世帯数将来推計」よりNRI作成

(谷川史郎．2012[3])

割は50代以上であった．これは高齢化社会と若者の政治への無関心がもたらしたもので，その結果として個人資産（金）と政策決定（力）の重心がシニア層にシフトしたままである[3]．ここで見えていることは，未来の宝である"子ども"と育児世代は弱者であり，シニア層の深い理解と強力な支援がなければ，日本が人口減少モードから脱却することは当面不可能といわざるをえない．

わが国の"クリニック事情"

厳しさを増す"クリニック経営"

- 全年齢層の患者数は増加傾向を維持しているものの，自己負担増や処方日数延長により延べ外来患者数は増えてはおらず，わが国の財政事情から考えると診療報酬が頭打ちのままで今後推移することは容易に推測できる．
- クリニック（診療所）数は10万件前後で微増を続けている．医師数の増加を基盤としていると考えられており，診療科目別には内科・整形外科・小児科・外科・精神科の順になっている．診療科目別の増減は❹に示すように細分化された専門性を標榜する科目名が急増しつつあり，医療環境・医療へのニーズの多様化を反映している．
- 一方，診療所が休止・廃業する理由には，院長の高齢化だけでなく，借入金過多などにより自主清算ができず借入金を抱えたまま勤務医に戻ることもあげられている．この相反する実態の混在は「医師過剰時代」の始まりを予感させ，医師1人あたりの外来患者数の減少傾向の加速も見込まれている（❺)[2]．

"減収""減益"のなかでの損益分岐点

- クリニックの収入は，過去20年間年平均0.4%のマイナスを継続してきている．「医療経済実態調査」では，個人・医療法人ともにクリニックの"減収""減益"は明らかとなっている[*2]．
- このような趨勢のなかで，クリニック経営者は常に「損益分岐点」を意識しながら医業収益と経費とのバランスを良好に保つ努力をしなければならない．
- 経費は固定費（人件費・家賃など）と変動費（医薬品購入費・検査関連費など）に分類される．経営効率を上げるためには，固定費上昇抑制と変動比率（売上高に占める変動費の割合）を下げることが必要であり，経費の細目ご

*2
2001年から2011年への月平均推移
- 個人（売上）761万円→713万円
(利益)251万円→183万円
- 医療法人（売上）1,410万円→1,380万円
(利益)227万円→68万円

❹ 主たる診療科目別；診療所数の推移（上位18科目）

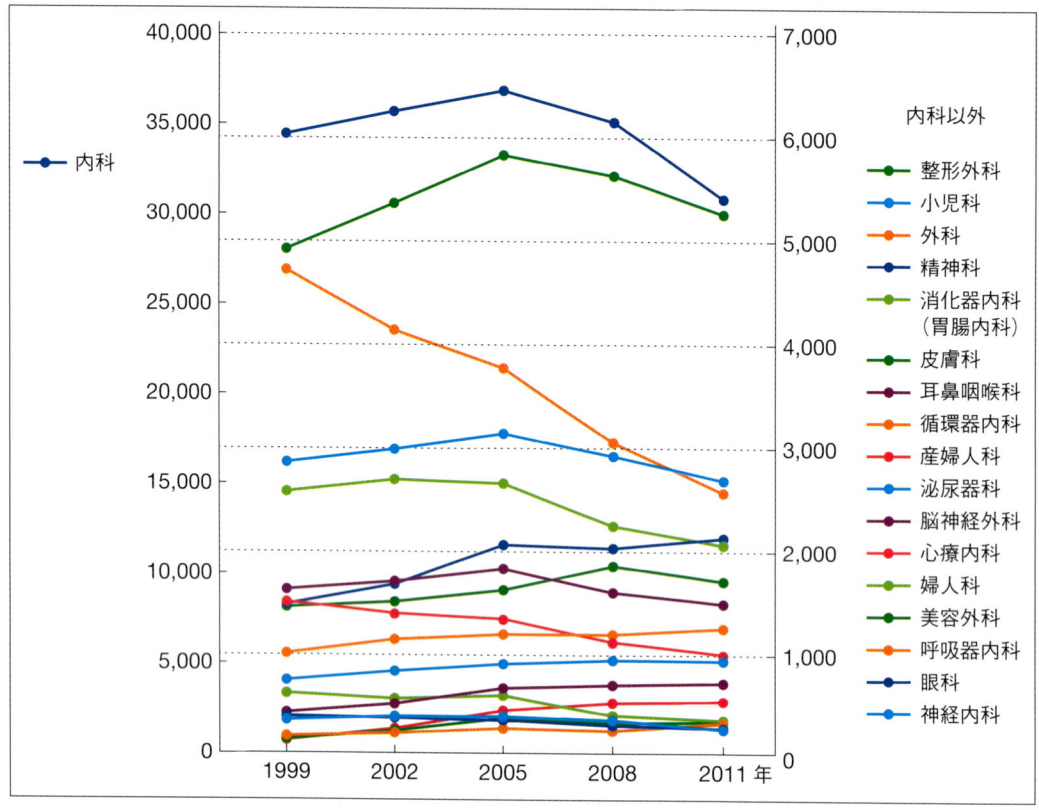

凡例（内科）：内科

凡例（内科以外）：整形外科、小児科、外科、精神科、消化器内科（胃腸内科）、皮膚科、耳鼻咽喉科、循環器内科、産婦人科、泌尿器科、脳神経外科、心療内科、婦人科、美容外科、呼吸器内科、眼科、神経内科

（大石佳能子監，小松大介著．2013[2)]）

❺ 医師1人あたり患者数の推移（将来推計）

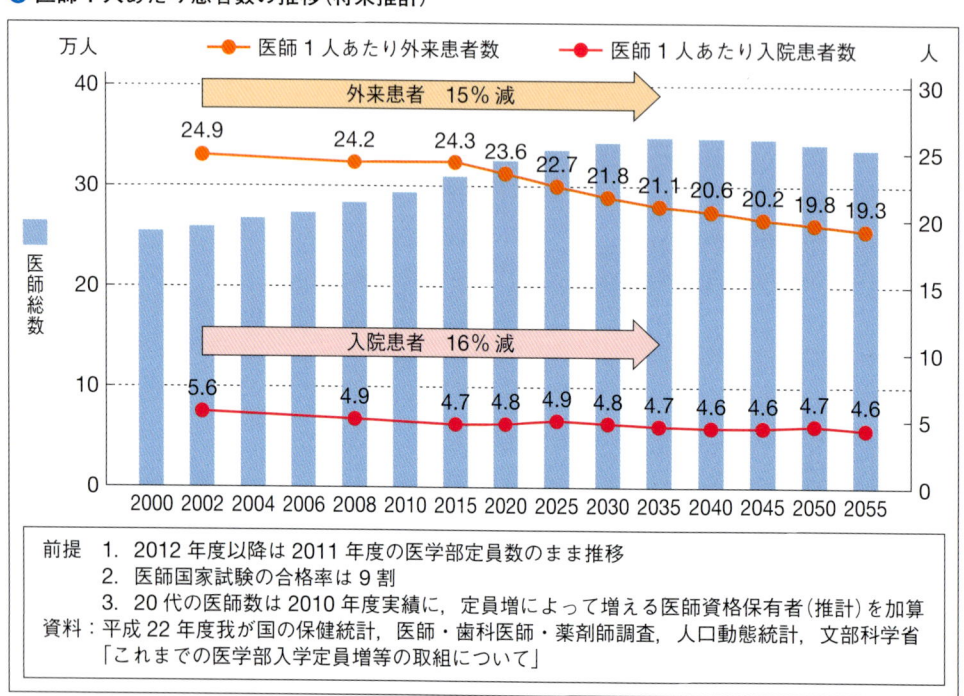

医師1人あたり外来患者数：24.9（2002）、24.2（2008）、24.3（2015）、23.6（2020）、22.7（2025）、21.8（2030）、21.1（2035）、20.6（2040）、20.2（2045）、19.8（2050）、19.3（2055）

外来患者 15％減

医師1人あたり入院患者数：5.6（2002）、4.9（2008）、4.7（2015）、4.8（2020）、4.9（2025）、4.8（2030）、4.7（2035）、4.6（2040）、4.6（2045）、4.7（2050）、4.6（2055）

入院患者 16％減

前提　1．2012年度以降は2011年度の医学部定員数のまま推移
　　　2．医師国家試験の合格率は9割
　　　3．20代の医師数は2010年度実績に，定員増によって増える医師資格保有者（推計）を加算
資料：平成22年度我が国の保健統計，医師・歯科医師・薬剤師調査，人口動態統計，文部科学省
　　　「これまでの医学部入学定員増等の取組について」

（大石佳能子監，小松大介著．2013[2)]）

とに提示されている知識(❻)を把握しておくことが大切である．

📋 "小児科"のイノベーション―専門性のブランド化

- 豊富な経験に基づくサービス・プログラム・技術を備えていると，専門性の「差別化」を具現化できることは容易に理解できる．医療サービスの選択は，時間をかけながら熟成された情報をもとに顧客（患者・家族）が医療機関の特徴（「差別化」）を評価して行なわれてきた．

- メディアの発達で膨大な情報を瞬時に入手できる現代では，情報により形づくられる生活環境がめまぐるしく変化し続けている．速いテンポで変容する「場」では一貫性を保つことが困難であるだけに，ブランド化により一貫性を加味した価値を創りだすことはきわめて有用である．

- ブランド化は，① イノベーションを自分のチーム独自のものとする，② 信頼度を高める，③ 内容・中身を伝える作業を楽にする，ことをもたらす．また，規模の大小にかかわらず組織をブランド化(❼)することは顧客満足度を高めることに貢献する[4]．
  ① 価値提案を支援する：顧客への配慮や提供するサービスを優先し，数値化できない次元で強みをもつことで競争優位を保つ
  ② エンドーザーとして信頼性を与える：専門性を備えた「小児科」を企業ブランドとした場合，小児医療サービス・小児医療スタッフなどの質・イメージを伝えやすくする
  ③ 大いなる目標を生み出す："子どもと家族を守る"など，組織としての目標を掲げることにより，顧客関係の基盤をより強固にすることができる

- しかしながら，ブランドは固定資産であり，その維持には積極的かつ継続的な管理運営が必要であることを忘れてはならない．つまり，そのブラン

❻ 健全なクリニック経営に必要な知識

- リース料率1.8％と金利3.1％は同じ：ファイナンスリースかオペレーティングリースかを決定
- 借入金は売上高の1.5倍まで
- 人件費は売上対比50％以下に

（大石佳能子監．小松大介著．2013[2]）をもとに作成）

❼ 組織連想が差別化を生み出すしくみ

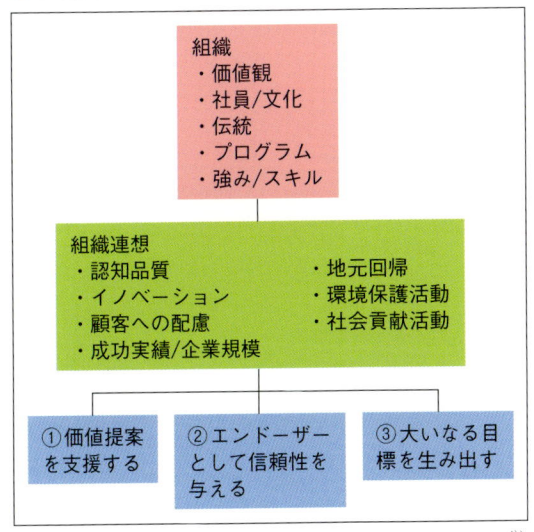

```
          ┌─────────────┐
          │ 組織         │
          │ ・価値観     │
          │ ・社員/文化  │
          │ ・伝統       │
          │ ・プログラム │
          │ ・強み/スキル│
          └──────┬──────┘
                 │
     ┌───────────┴───────────┐
     │ 組織連想                │
     │ ・認知品質    ・地元回帰  │
     │ ・イノベーション ・環境保護活動│
     │ ・顧客への配慮  ・社会貢献活動│
     │ ・成功実績/企業規模       │
     └───┬─────────┬─────────┬─┘
         │         │         │
    ┌────▼───┐┌───▼────┐┌───▼────┐
    │①価値提案││②エンドー││③大いなる│
    │を支援する││ザーとして││目標を生み│
    │        ││信頼性を ││出す     │
    │        ││与える   ││        │
    └────────┘└────────┘└────────┘
```

（デービット・アーカー．2014[4]）

ドの基盤となるイノベーションを「知見の獲得」→「重要な問題の特定」→「ソリューションの開発」→「ビジネスモデルの策定」という手順で構築する必要がある[5].

まとめ

- 人口減少が加速される近未来において，医師・医療をとりまく環境は激変すると推測されている．多くの企業が社員のヘルスケアに投資を増大しつつある傾向は，将来，健康医学・予防医学ならびにこれらに基づく医療サービスが注目されてくることの"序曲"である．
- 医師過剰時代に医療機関のみならず医師が役割分担をしながら切磋琢磨し，シームレスでバリアフリーな医療サービスの「質」を高め，それぞれの医療チームスキルを向上・維持することへ針路を切り替えるポイントに差しかかっている．
- 差別化・ブランド化は，個別化を誘うことではなく，ネットワークケアを深化させることであり，小児科クリニックの経営の「質」を高めることにつながると期待している．

文献

1) 五木寛之. 下山の思想. 幻冬舎新書240. 東京：幻冬舎；2011.
2) 大石佳能子監, 小松大介著. 診療所経営の教科書—院長が知っておくべき数値と事例. 東京：日本医事新報社；2013.
3) 谷川史郎. 2020年の日本—美点凝視で閉塞突破. 東京：東洋経済新報社；2012.
4) デービッド・アーカー. ブランド論 無形の差別化をつくる20の基本原則. 阿久津聡訳. 東京：ダイヤモンド社；2014.
5) ネイサン・ファー, ジェフリー・H・ダイアー, 辻仁子訳. プロセスを変えればイノベーションは生まれる. Harvard Business Review 2015；6月号：44-56.

ハード

医療活動の基本を支える

ハード 医療活動の基本を支える

大都市型小児科クリニック

稲見 誠｜いなみ小児科

● 大都市型と地方都市型の小児科クリニックのあり方を論ずる前に強調したいのは，子どもを守り，健全な成長・発達を助けていくことには大都市も地方都市も基本的に変わりはないということである．しかし，地域の社会状況や経済的環境などの違いにより，小児科開業医のあり方に相違が認められることもある．筆者は東京都世田谷区という，人口約88万人，子どもの人口(0～14歳)も10万人と多い大都市部で25年間にわたり小児科を開業してきた．その経験をもとに，大都市部における小児科開業医のあり方について考察してみた．

小児科開業医に求められていること

● 25年前に筆者が開業したころは，小児科開業の診療所が少なく，感染症・気管支喘息などの疾病の診療を行うことが主であった．その後，医療環境や社会環境の変化とともに，小児科開業医の使命も徐々に変化してきている．近年の少子化，核家族化，地域社会の相互扶助制度の崩壊，共働きの増加などにより若い保護者が孤立して子育てしている状況があり，また行き場のない発達障害児や心身障害児の増加とともに，小児科開業医も子育て支援と障害児への対処が求められている[*1]．

*1
国も子育て支援の重要性を認識しており，平成27年度から発効する子ども・子育て関連3法により子育て支援新システムが発動するが，このなかには小児科開業医が携わるべき事業も多々あり，小児科医が積極的に行政の施策へも介入すべきである[1]．

❶ 開業小児科医の業務

1. 一般診療
2. 専門外来(アレルギー外来，発達・神経外来，夜尿外来，その他)
3. 予防接種，乳幼児健診
4. 在宅診療
5. 地域での活動(園医，学校医，医師会など)
6. 子育て支援
   ① 病児保育
   ② 心身障害児のデイケア(レスパイト)
   ③ 産前産後ケア，母乳外来，母親教室など
   ④ 利用者支援事業
   ⑤ 地域子育て支援拠点事業
   ⑥ 地域の他の子育て支援施設や行政とのネットワークの形成
   ⑦ その他

6の「子育て支援」事業は，国や自治体からの補助金を受けることができる可能性がある．「子育て支援」事業の④利用者支援事業と⑤地域子育て支援拠点事業はともに平成27年度の子ども・子育て支援新システムに明記してある事業である．④の利用者支援事業とは，子ども又はその保護者の身近な場所で，教育・保育施設や地域の子育て支援事業等の情報提供及び必要に応じ相談・助言などを行い，関係機関との連絡調整などを実施する事業である．⑤の地域子育て支援拠点事業とは，乳幼児及びその保護者が相互の交流を行う場所を開設し，子育てについての相談・情報の提供・助言・その他の援助を行う事業である．

- また，新たに総合医制度が始まってきている．このなかには小児科診療も含まれており，小児科医のアイデンティティの喪失が危惧されている．それに対して，日本小児科学会や日本小児科医会では「小児科医は子どもの総合医である」という提言の普及に努めている[2]．つまり小児科医は疾病の治療ばかりでなく，地域の保健，福祉，子育て支援など子どもの発育への総合的な支援を行い，そのことが小児科医のアイデンティティとなるということである[3]．
- ❶に小児科クリニックで行うことのできる診療・事業を記した．
- 診療のほかに小児保健，子育て支援の機能を有した大都市型小児科クリニックの基本的な条件と特徴を考察する．

一般的な小児科クリニック施設の条件

院内感染の予防

- **感染経路別予防策**：クリニック内における感染エリアと非感染エリアの明確な区分けが必要である．予防接種，乳幼児健診，発達障害，アレルギー疾患などは，非感染エリアでの診療が望ましい．本来なら感染症と非感染性疾患，予防接種などは，待合室・診察室を別個に設置し，院内へのアクセスも別にすることが望ましい．クリニックの広さの都合により無理ならば，時間帯を分けるなどの工夫が必要である．
- **標準感染予防策**：患児の吐物や下痢，その他体液はすべて感染性のあるものとして対処しなければならない．
  - ▶吐物や下痢などで施設が汚染されたときは，スタッフがディスポの手袋で処理をするが，消毒薬としては酸性水，次亜塩素酸，アルコールなどを使用する．
  - ▶おもちゃは水拭きあるいは洗える素材のものにする．
  - ▶クリニックの床素材は，嘔吐しても吐物が隙間に入らないように，じゅうたんやフローリングは避けて，ビニール素材のできるだけ継ぎ目のないものとする[*2]．

クリニック施設のハード面

- **クリニックの立地**：子どもは予想外の突発的な危険行動をとる．クリニックの出入口から急に飛び出すこともあるので，クリニックは道路と明確に分けられている歩道に面していることが望ましい．
- **待合室，診察室，受付の位置**：受付，診察室，処置室などの配置は，スタッフの効率的な動線を確保し，さらに患者のプライバシーも守る必要がある．
- **駐車場，自転車置き場など**：駐車場，自転車置き場，ベビーカー置き場は必須である．クリニック前に駐車したり，道路や歩道に自転車やベビーカーが放置されると危険であるうえ，近隣に迷惑をかけ，トラブルの原因になる．
- **クリニックの内装・外装**：クリニックの内装・外装は，子どもの恐怖心を和らげ，もう一度来てみたいと思わせる，子どもにとって楽しい場所であ

*2
待合室のプレイルームなどは柔らかい素材が求められるが，クッション性の高いジョイントマットなどは，汚染部分を取り外して洗うことができるので便利である．

り，保護者にとっても安らげる場所にしなくてはならない．
- **診療以外のスペース**：今後の小児科クリニックでは一般診療だけでなく，病児保育やその他の子育て支援も主要な業務となる．そのためのスペースの確保が望ましい．
- **施設の法的規制**：医療機関はその広さにかかわらず特定公共的施設となり，さまざまな建築基準に関する法的規制があり，自治体の建築課やバリアフリー（ユニバーサルデザイン）などの担当課，消防署，保健所の認可が必要になる*3．新築や改装するときは事前に自治体の建築課，医事課，消防署などと協議が必要になる．

クリニック施設のソフト面

- **電子カルテ**：カルテの開示や複数の医師による診察を考慮した場合，電子カルテが必要である．電子カルテもさまざまなメーカーのものがあり，それぞれの機能に特色がある．クリニックの特性に合ったものを選択する．当然のことであるが，予約システムを導入する場合は電子カルテと連動することを確認しなければならない．
- **予約システムに関して**：近年，予約システムを導入しているクリニックが多い．予約方法は2種類ある．一つは時間予約であり，もう一つは順番予約である．両者とも一長一短があり，そのクリニックの特性により選択する．
  - ▶一般診療の時間予約は，繁忙期には時間予約に入りきれず，また予約したにもかかわらず待たせることにより苦情が出ることもある．その点を考慮すると，銀行のような順番予約のほうが理解を得られやすい．
  - ▶乳幼児健診や予防接種は，健診と予防接種のバランスをとり予約枠を設定する．
  - ▶専門外来は，初診か再診，診療内容により診療時間に違いが出るので，電話により予約することが好ましい．
- **インターネットの利用**：小児科では患者の保護者は30〜40歳台であり，インターネット世代ともいえる．そのため10年前に比べてホームページは自院の宣伝や，情報発信の場として価値が高まっている*4．

大都市の小児科クリニックの特徴

- **地価・賃貸料が高くクリニックのスペースが限られる**：地価が高いため，クリニックに十分な広さを求めることは困難である．予防接種や乳幼児健診などを安全に行うために非感染エリアを設定することが必要であるが，限られたスペースのために難しい．入口や待合室を別個に設置するスペースがとれない場合は，診察室・待合室を時間帯により非感染エリアとすることで対処しなければならない．またバリアフリーなどを確保し，スタッフの動線や水痘・おたふくかぜなどの感染症患者のための隔離室やアクセスなどを理想的にすることは困難である．
- **公共交通機関が充実し駐車場の必要性は高くない**：公共交通網が比較的充実しているので，地方都市に比べて駐車場の必要性はそれほど高くない．

---

*3 床面積の大きさで規制項目が異なり，とくに500m²を超える施設では建物全体はバリアフリー（ユニバーサルデザイン）が求められる．段差をなくし，車いす対応のために廊下幅は1.5m，障害者用トイレ（オストメートを含む）の設置，部屋への出入り口の幅は85cm以上，点字案内板の設置，その他さまざまな規制をクリアすることが必要になる．1階ワンフロアのクリニックであればあまり問題がないが，複数階にわたるクリニックでは2方向避難や避難器具の設置など，消防署の規制もある．

*4 ただし掲示板などの機能をもたせると，予期せぬトラブルに巻き込まれることがあり，注意しなければならない．

反対に，駐輪場やベビーカー置き場は必須であるが，大都市部ではそれさえ困難なことがある．
- **基幹病院との連携が行いやすい**：地域の基幹病院小児科が地方に比べて充実しているので，小児科開業医は病院との連携が行いやすい．専門的な医療が必要なときは，容易に連携病院に患者を任せられる．反対に，基幹病院で手薄なところを，小児科開業医が埋めていくことが可能となる[*5]．
- **非常勤小児科医の採用が比較的容易**：基幹病院や大学病院があるため非常勤の小児科医の供給が多く，また家庭に入っている女性小児科医も多いため，非常勤医の採用が地方に比べて容易であり，複数の医師での診療が可能になる[*6]．
- **人口が多いため経営的に有利**：地方に比べて子どもの人口が多いため，小児科を専門としても経営的に成り立つ[*7]．とはいえ，医師過剰時代到来への備えは必要である．

大都市型小児科クリニックの実例

- 平均的な床面積のクリニックと大型クリニックの2施設を紹介し，それぞれの長所・短所について記載する．実例1のNこどもクリニックは平均よりやや床面積が広いが，1階ワンフロアで，平均的な大都市型クリニックである．実例2のI小児科は地下1階地上3階建てで，800 m^2 の床面積をもつ．大都市型クリニックのなかでも，かなり大型のクリニックである．

実例1：Nこどもクリニック

クリニック概要

Nこどもクリニックは私鉄ターミナル駅の再開発地域にあり，駅から徒歩5分で広い歩道に面し，クリニック前に5台の駐車スペース，自転車・ベビーカー置き場がある．小児科クリニックの立地条件としては満足できるものである．クリニックの広さは1階ワンフロアで230 m^2 ある．

常勤医（院長）1名，非常勤医4名，看護師2名，メディカル・スタッフとして臨床心理士1名・作業療法士1名・言語療法士1名，保育士5名，医療事務4名が勤務している．一般外来，予防接種，乳幼児健診，専門外来として発達相談，小児神経，足底板を使用し小児リハビリ医によるてくてく外来，心理カウンセリング，運動発達支援プログラム，ことばの外来，グループペアレントトレーニング（トリプルP），スキンケア外来，栄養相談など多彩な診療内容となっている．電子カルテを使用し，すべての診療はネットや携帯を利用した時間予約で行っている．クリニック内に定員6名の病児保育施設があり，また障害児の一時デイケア（レスパイト）も行っている．

クリニックのハード面（❷）

Nこどもクリニックは，❷のとおり1階ワンフロアで230 m^2 と広く，間口が広い特性があり，大都市の小児科クリニックとしては理想的な構造になっている．出入り口1は一般診療の入り口であり，患者は第1待合室に入る．入ってすぐに隔離室を設置している．受付，第1診察室，第2診察室はバックヤードで結ばれており，スタッフの動線も良い．ただしおたふく

[*5] 世田谷区には国立成育医療研究センター，国立病院，大学病院その他があり，一次救急もある程度実施しているので，小児科の開業医としては恵まれている．それらの基幹病院小児科で不足しているのが発達障害や軽度の知的障害，在宅医療に対する医療や子育て支援であり，それらが小児科開業医に求められている．

[*6] 一人の医師で多分野にわたる多数の患者を診ることは限界があり，いわゆるグループ診療として，複数の医師がそれぞれの専門を生かして診療を行うことが望ましい．

[*7] 世田谷区は人口が88万人で，15歳未満の子どもは10万人程度であり，いまだに人口の増加が認められる．医療機関は総数で750施設程度であり，そのなかで小児科を主に診療しているクリニックは約10％程度である．しかし現在でも小児科の新規開業は多く，今後の少子化を考慮するなら，地域の需要に合ったクリニックのあり方を見据えてクリニックをつくっていかなければならない．

❷ Nこどもクリニック　平面図

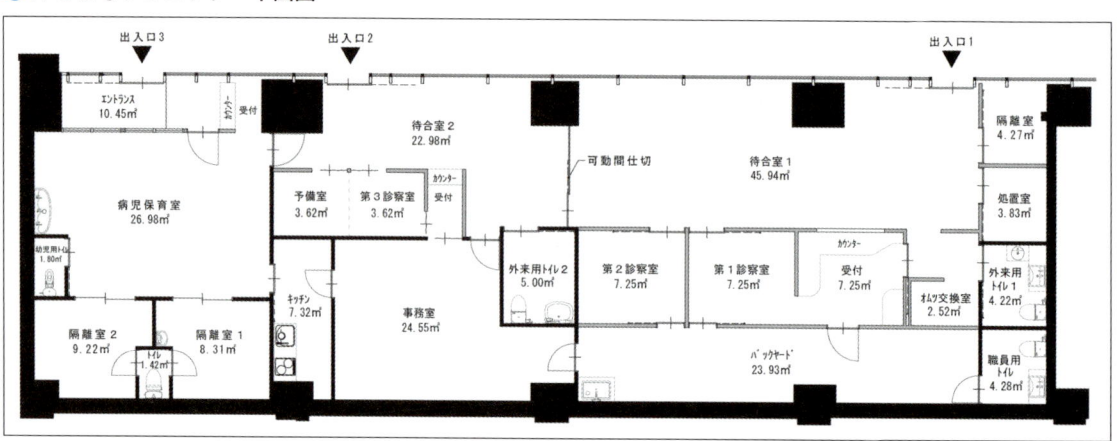

かぜ，水痘など感染症の隔離室の出入り口は一般診療と同じであり，このクリニックの短所といえる．第1待合室には専用のおむつ交換室が設置してある．

　出入り口2は専門外来の出入り口であり，第2待合室は非感染エリアとして第1待合室とは完全に遮断されており，診療は第3診察室で行う．

　出入り口3は病児保育室の出入り口である．病児保育室はプレイルームと2つの隔離室から構成されており，隔離室1にはヘパフィルター装着の陰圧空気清浄機が設置してある．隔離室2は通常は安静室として利用されている．病児保育室の問題点は，入室のアクセスが1か所しかなく感染性疾患の患児も同じ入口から職員が抱えて第1隔離室まで連れていかなくてはならないことである．本来なら隔離室はアクセスを別個にすべきであるが，建物の特性で設置できなかった．

　多数の医師，メディカル・スタッフにより，多数の診療体制をとっている．そのために，開院して5年経過したが，クリニックの広さは不足している．発達障害支援や子育て支援を積極的に行えば，230 m² でも不足になる．

クリニックのソフト面

　予約システムに問題点がある．予約をとれた患者の満足度は高くなるが，インフルエンザの流行期になると，時間予約のため予約がとれない患者が多くなり，診療の最後に回すため，不満が出ている．診察室や医師を増やせば解決できるが，スペースと経営面を考慮すると，それも難しい．

実例2：I小児科

クリニック概要

　I小児科は私鉄3駅からすべて徒歩で20分の住宅地で，私鉄バス1系統のみであり公共交通網には恵まれていない．クリニックは歩道に面し，敷地内に駐車場4台，自転車置き場，ベビーカー置き場は室内にある．交通に不便な立地であるため自転車置き場は広く設置している．クリニックは地下1階・地上3階建てで，延べ床面積は800 m²（地下218 m²・1階199 m²・2階220 m²・3階163 m²）である．

常勤医2名（院長・副院長），非常勤医2名，看護師2名，臨床心理士2名，保育士7名，医療事務5名が勤務している．一般外来，予防接種，乳幼児健診，専門外来として発達相談，小児神経，アレルギー外来（食物負荷試験も含む），心理カウンセリング，グループペアレントトレーニング（トリプルP），栄養相談などを実施している．また，ベビーマッサージを取り入れた産後ケアや多目的室を使用した子育て広場，母親教室なども行っている．さらに定員10名の病児保育室も併設している．

クリニックのハード面（❸）

　I小児科は❸のように地下1階から地上3階で構成されている．1階は建物の1/3は駐車場とベビーカー置き場（室内）となっている．奥の多目

❸ I小児科見取図―B1F・1F

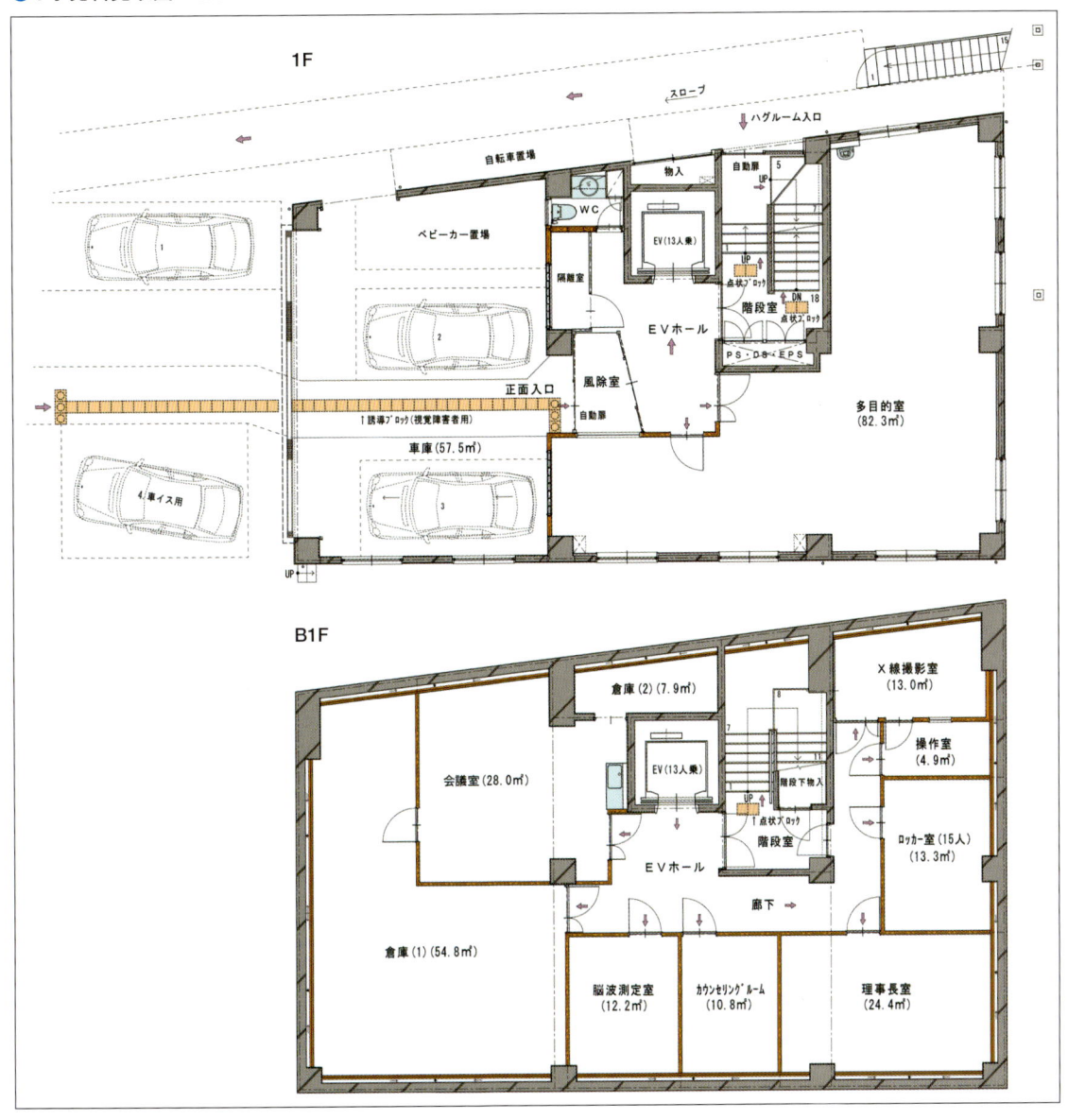

❸ 小児科見取図―2F・3F

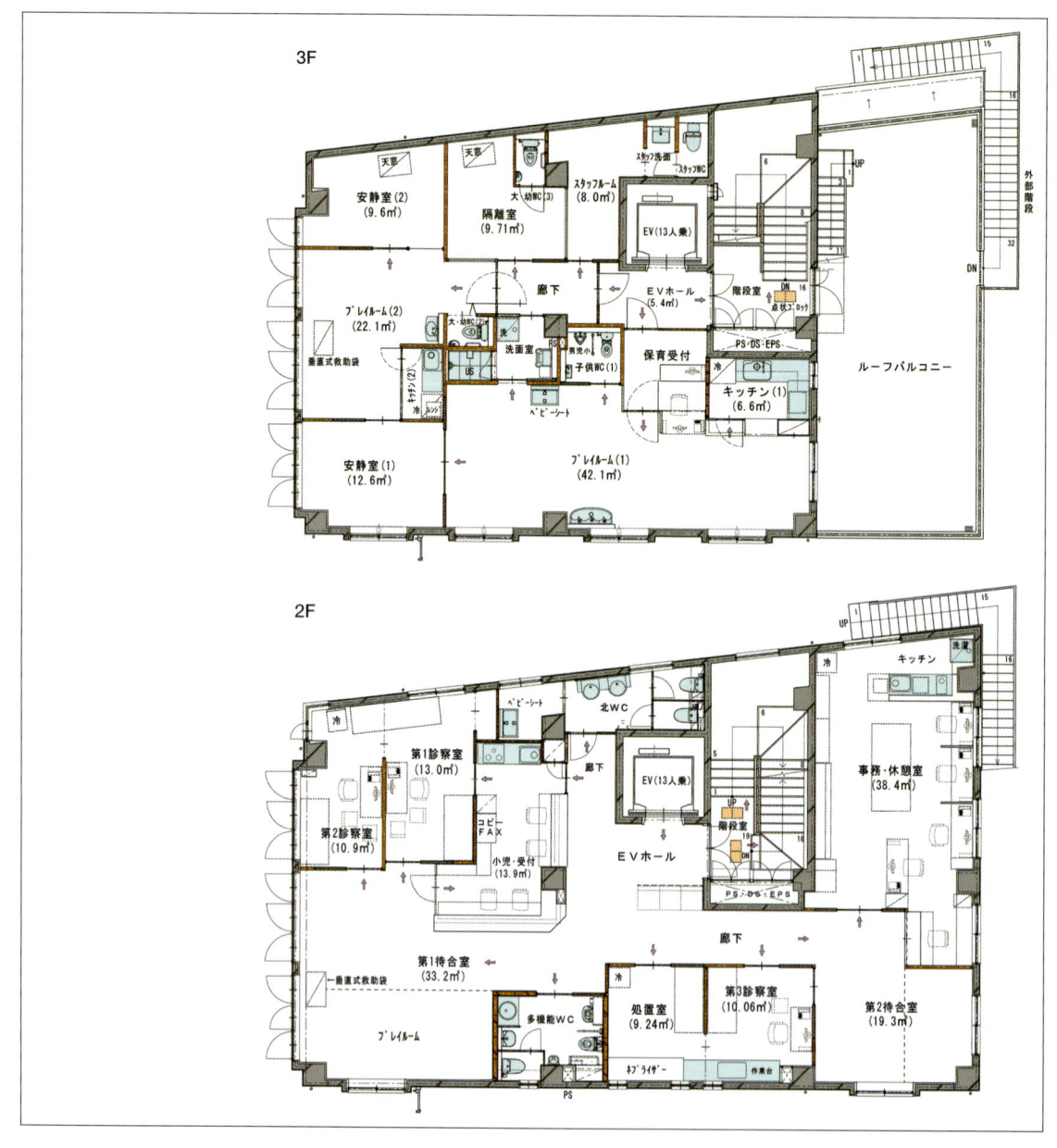

室は82m²で，ベビーマッサージ，産前産後ケア，子育て広場的な親子の集いの場として使用している．エレベーターホールの一角に隔離室を設置している．

2階は診療部門があり，診察室3か所，処置室，待合室2か所，受付2か所，事務・休憩室より構成されている．一般診療はエレベーターを降りて受付後第1待合室に入り，第1診察室・第2診察室で診療を受ける．ここは受付を含めてバックヤードで連結しており，スタッフの動線は効率的である．予防接種や乳幼児健診は第2待合室に入り，第3診察室で診療を受けることになるので，感染性と非感染性の患者を分離できている．また，各待

合室にはヘパフィルターと紫外線による空気清浄機を設置してある．2階患者用トイレにはおむつ交換ブースが設置してある．

地下1階にはX線撮影室，脳波測定室，カウンセリングルーム，会議室*8，倉庫，理事長室などがある．地下は患者がほとんどいなく，静かでプライベートが確保されるため，臨床心理士による心理カウンセリングや専門医による発達障害・小児神経疾患の診察はカウンセリングルームで行う．

3階は病児保育室がある．病児保育室は第1プレイルーム・安静室，第2プレイルーム・安静室，隔離室，スタッフルームより構成されている．隔離室にはヘパフィルターを装着した陰圧空気清浄機が設置してあり，プレイルームにもそれぞれヘパフィルターと紫外線による空気清浄機を設置している．第1プレイルーム・安静室と第2プレイルーム・安静室は，低年齢と年長児で分けて使用するが，インフルエンザ流行期などはどちらかにインフルエンザ患者を収容して使用する．

クリニックのソフト面

地下1階から地上3階とクリニックが縦に分断されているため，各フロアを効率的に利用しなくてはならない．そのために診療部は2階に集中させ，電子カルテの末端は10か所あり，医師はどのフロアでも利用でき，どこにいても患者の状態を把握できる．

*8
会議室には，医学・看護・保育・薬剤・その他の書籍や雑誌が所蔵されており，メディカル・スタッフらが自由に閲覧できる．また研修会などにも利用される．

おわりに

- 大都市の小児科クリニックについて，平均的な小児科クリニックと大規模なクリニックの実例を提示したが，もちろん医師一人で小規模のクリニックで診療をする利点もある．結局は，管理者が小児科診療をどのように考えるか，小児科開業の何に価値を認めるかにより，小児科クリニックの規模が決まる．
- これからの小児科開業医に求められてくるのは子育て支援である．その施設で無理なくできることから始めてみればよい．ゆとりある診療を行い，子育て支援を積極的に行うためには，複数の医師での診療，メディカル・スタッフの協力などが不可欠であり，そのために規模がある程度大きくなることは必要かもしれない．しかし規模が大きくなると，自治体の建築課（構造，ユニバーサルデザインなど），消防署，保健所医事課などの規制が多くなり，新築・改築の際は事前に専門家の指導を得ることが望ましい．
- 現在子ども人口の多い大都市でも，少子化は必ず訪れる．今後，小児科医としてのアイデンティティを維持しつつ，小児科開業医としてクリニックを運営していくためには，明確な将来像を描き，それに向かって計画を立てる必要があるであろう．
- 小児科クリニックではスタッフが最も重要な要素である．医師一人でクリニックの経営，さまざまな診療，子育て支援事業などを行うことはできない．医療事務，メディカル・スタッフ，ボランティア，医師が協働してクリニックを一つの目標に向かってつくり上げることが大切である．そのためには医師やメディカル・スタッフはもちろんのこと，医療事務や保育士

も積極的に学会・研究会に参加させ，モチベーションを高めることが，クリニックの質向上に寄与するに違いない．

文献
1) 内閣府政策統括官（共生社会政策担当）．子ども子育て支援新制度．www8.cao.go.jp/shoushi/sinseido/index.html
2) 西牟田敏之．小児科から発信する医療体制の見直し．日小医会報 2009；38：29-32．
3) 宮田章子．疾患対応から発育支援へ——これからの小児科医像．日小医会報 2010；40：35-42．

知恵の実

小児科医の自信と誇り

　小児科医のアイデンティティーとは何か．小児科医は，胎児期から成人に移行するヒトのライフサイクルを最もよく理解する医師である．子どもの病気だけを診るのではなく，家族を含めて全人的に診ることができる「総合診療医」である．

　日本小児科医会は，小児科医のアイデンティティーを社会に向けて発信するため，「地域総合小児医療認定医制度」を，平成26年度より開始した．一方，平成29年度に発足する厚労省の新専門医構想では「総合診療専門医」が基本領域の専門医として認定される方針である．これは，子どもから老人までを総合的に診る「家庭医」機能をもつ専門医である．新制度では「小児科専門医」とはsubspecialty領域の専門医となり，従来の「子どもの総合診療医」としての小児科医は専門家として認定されなくなるようだ．これに危機感をもった小児科医会は「地域総合小児医療認定医制度」を立ち上げたのである．国の定める総合診療専門医が「小児も診る専門医」として認定されれば，従来の小児科医の専門性が弱まると，日本小児科医会は危惧している．

　しかし，冒頭にも述べたように，小児科医は子どもを最もよく知る医師であり，子どものケアに対して他科の追随を許さない知識と技術をもつ医師のはずである．これこそが小児科医のアイデンティティーである．それは独りよがりのものではなく，自他ともに認める小児の専門家として，日々，切磋琢磨しなければならない．

　さて，子どもをとりまく社会状況が変わっていくなか，今後，小児科クリニックをどのように維持・運営していくのか，多くの小児科医が真剣に考えていることであろう．

　子どもの体と心，成長・発達のライフサイクルをよく知り，また地域の実情をよく知る小児科医が，自信と誇りをもって，自らのクリニックのあり方を考えれば，自ずと方向は定まると思う．

安次嶺　馨（沖縄県立中部病院）

ハード　医療活動の基本を支える

地方都市型クリニック

平田二朗｜株式会社コメディカル

- 地方都市での小児科クリニックのあり方は，都市型クリニックと比較して市場性，地価，アクセス手段などが大きく違い，それに伴いディテールも大幅に変わってくる．すなわち，診察室や待合室，事務，処置室，隔離室などクリニックの建築内容が変化するとともに，外部の機能である駐車場やエントランスのあり方も大都市とは大きく異なる．それぞれの詳細を紹介したい．

地価とクリニックの規模

- 周知のように，地価は地方都市もしくは農村部などと大都市とでは大幅な価格差がある．不動産にかかる価格は，自己所有であれ賃貸であれ月々の費用におきなおしてみれば比較しやすい．地価が坪単価数百万の土地であれば，60坪の土地を取得するにしても1億円を越してしまう．しかし地方都市でも大都市でも診療収入の単価は同じである．筆者の考えでは，土地取得に5千万円以上かけると，その後の経営を圧迫することになりお勧めできない．農村部に行けば地価が坪5万円以下というところも存在する．

- クリニックの建築物は土地ほど大幅な価格差がないが，土地に関しては事業として考えた場合，大都市と地方都市では圧倒的な差がある．当然の帰結として，地方に行けば行くほど敷地が自己所有で広いスペースを確保でき(❶)，都心に向かえば向かうほど自己所有で土地を取得することが不可能となり，賃貸方式でクリニックを開業しなければならなくなる．

- 土地と建物に対する支払いの月々の費用は100万円程度が限度・目安となる．地方都市の場合，坪20万円で200坪の土地と60坪の建物でおおよそ8千万円の投資がなされたとして，それに関する月々の支払いは40万円程度となる．大都市でこの40万円で借りることができる賃貸物件は坪2万円の単価なら20坪でしかない．小児科クリニックとして機能するためには最低でも35坪程度はほしいところなので，月々70万円の負担となる．仮に月70万円の負担金を前提にすると，地方都市では400坪ほどの土地が購入できる．このように，大都市と地方都市では立地条件が大幅に違う．そして投資に関する判断のメルクマールは，事業収支の健全性が見込めるかどうかにかかる．

- 事業を展開するためには必要な機能の確保が求められ，そのためにはそれを満たす広さが求められる．大都市では圧倒的に開業は不利である．診療報酬上で地域差を認めていない現状では，狭いハードの中での運用で高回転を図ることしか，大都市の小児科開業医師には選択肢がない．

❶ 地方都市型クリニックの敷地図例

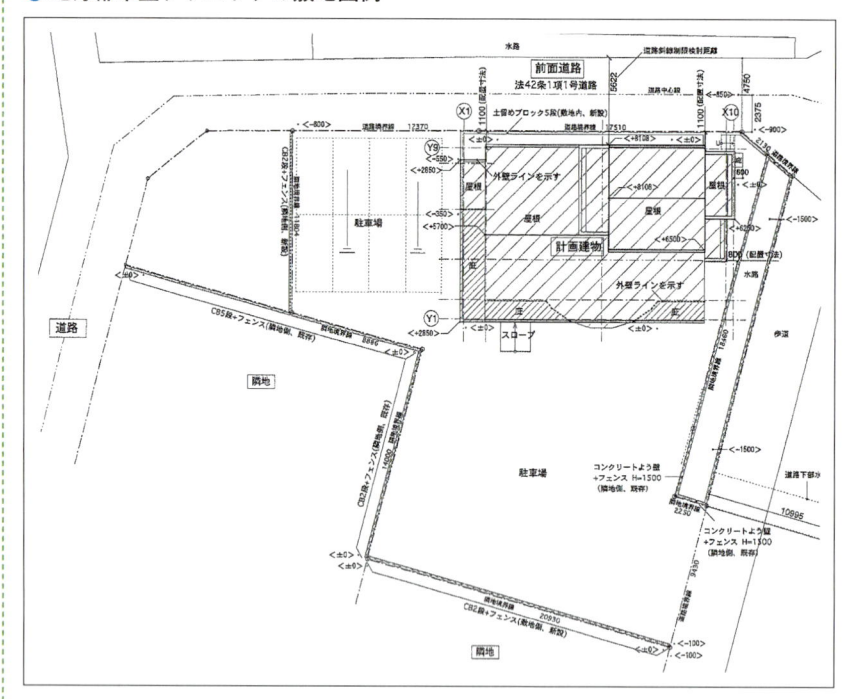

診療圏分析（市場調査）

- 小児科の診療圏分析を実施する場合，われわれはほとんど1km圏内の分析[*1]をする（❷❸）．
- 土地に関して大都市と地方都市では圧倒的な価格差があるが，逆に対象症例の豊富さは大都市のほうが圧倒的に有利である．しかし来院までのアクセスは地方都市のほうが多様性に富む．とくに車による来院は地方ならではの現象である．
- 大都市の立地は公共交通機関の駅の周辺で，ビルクリニックでの開業事例が多いようであるが，地方の場合は居住地に隣接する地域か，居住区域のなかでの開業事例が多い．
- 最近は地方都市でも調剤薬局や不動産ディベロッパーがクリニックモールを用意するケースもある．モールの場合，ショッピングモールに併設した形でクリニックモールを展開している事例があるが，健常者が集まるゾーンに感染者が受診に来る状況は問題が多く，筆者としては推奨していない．

敷地とエントランスの関係

- ❹の図面でわかるように，一般患者が受付に入って行く動線と感染症患者が入る動線をエントランスを切り離すことで分けている．広い敷地と広い建物が，敷地外で動線を区分することを可能にした．大都市でビルクリニックの賃貸案件ではほとんど不可能といってよい[*2]．

---

*1
- 丁目ごと人口
- 年代別の受療率
- 圏内競合医療機関

*2
仮に感染症の流行期で感染診療室のみでは対応できない場合は，駐車場の車に医師が診察に出向くことも可能なので，大都市のビルクリニックと比較して感染症対策でとりうる選択肢の広さは地方都市のほうが有利である．

❷ 地方都市の市場調査（診療圏分析）例

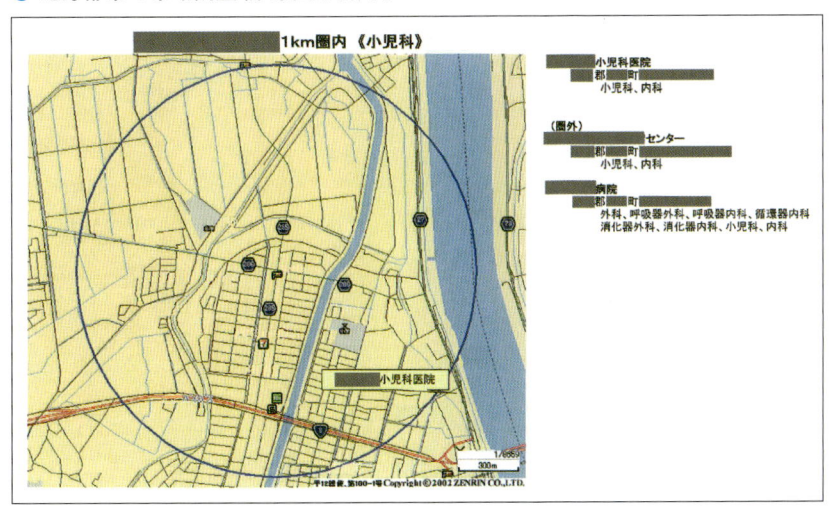

- 敷地の広さを決定づけるのは，想定患者数である．1日あたり40人程度と100人程度では冬季インフルエンザが流行する時期の月曜午前中や土曜の午前中のピーク時の患者数でも大きな差が出てくる．
- クリニックの建築設計でも同様であるが，ピーク時に対応できるハードのキャパシティーの差は，駐車場の広さに相関する．患者家族が駐車場に到着して処方箋薬をもらい駐車場を離れるまでの時間設定は，院内の診療内容や患者対応マニュアルと調剤薬局の対応に影響を受けるが，地方都市の場合，一般的には患者用駐車台数の指標を15台程度にしている．
- またエントランスで履物を脱がせるかそのままで入室させるかは，感染対策上の問題というよりも，清掃にかかる手間と患者や保護者が受ける印象の違いが大きく，結果として靴のまま入室する事例が多くなっている．

❸ **大都市の市場調査(診療圏分析)例**

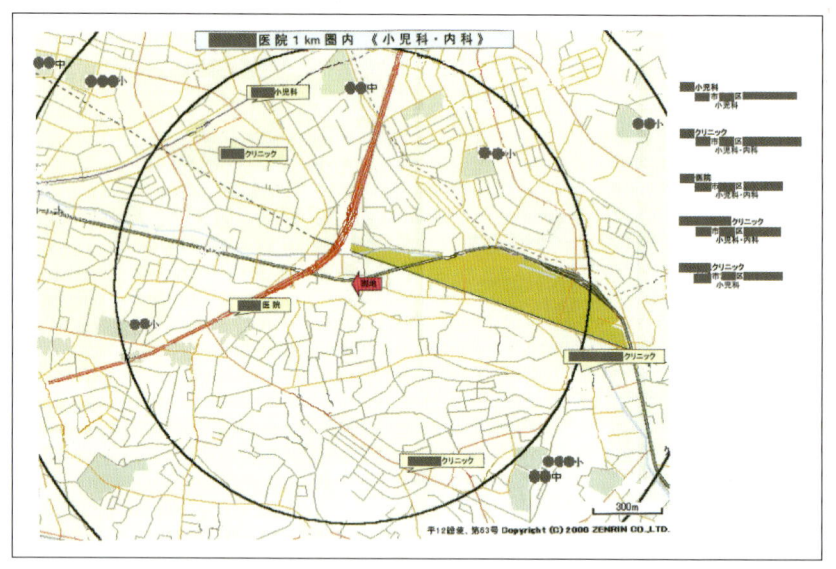

📋 クリニック内部のレイアウト

エントランス
- 小児科のクリニックの場合,車で来院しても患者だけを降ろしてエントランスに入らせることがないので,内科や整形外科のように車寄せを配置する必要がない(❺).

受付・事務
- クリニックの受付は,2人の事務員がパソコン入力したり窓口対応したりするスペースと,コピーやプリントアウトする機器,カルテなどの診療録を保存するスペースが必要である.
- 機能するための広さについては地方都市のクリニックの場合は,無理な設計をする必要がない.ただし,感染者と非感染者を分けて受付をする機能

❹ 敷地とエントランスの関係

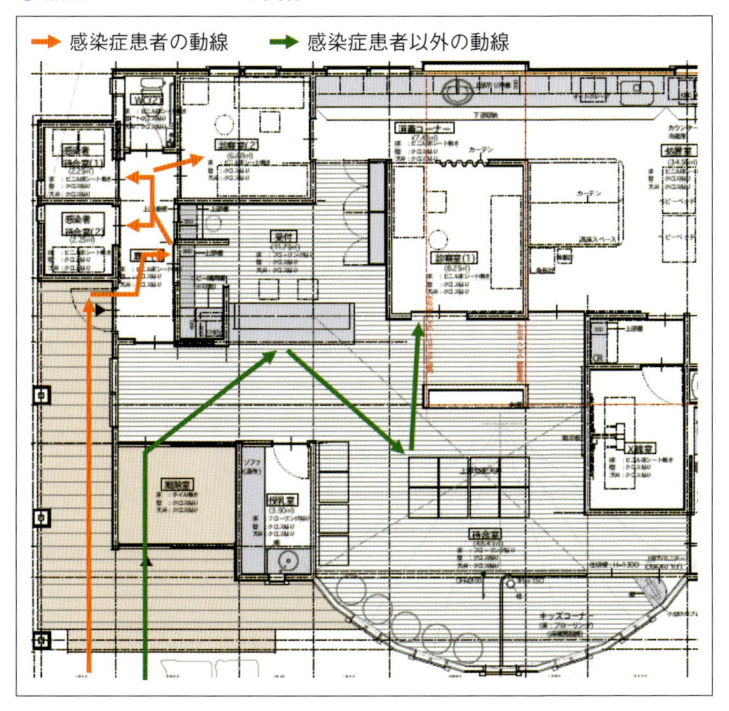

➡ 感染症患者の動線　　➡ 感染症患者以外の動線

❺ クリニックのエントランス

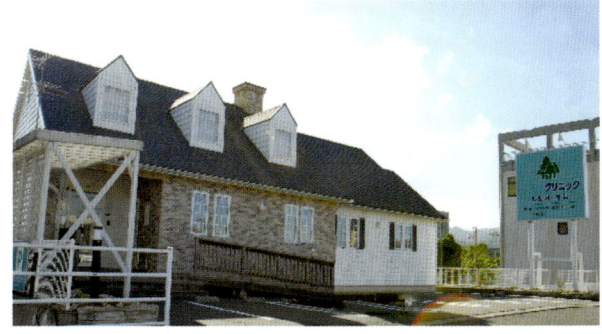

このクリニックではエントランスが1か所ではあるが，感染者と非感染者の出入りを別々の入り口で対応している．

については工夫が必要である*3．

待合室

- 小児科の待合室は一般科の待合室と比べて患者の保護者も同伴しているので，相対的に広いスペースが必要となる．地方都市では座席数を15～25席ほど用意するクリニックが多い（❽❾）．
- 感染者待合室も別途につくり，空調は陰圧にする．
- 待合室の中でプレールームを用意している事例（❾）も多いが，最近は予約診療を活用して，待合室に患者や保護者が滞留しないようにしているので，ピーク時以外では活用されることも少なくなっているようである．
- なお小児用の絵本を本格的に用意したり（❿），おもちゃの部屋を用意した

*3
❻❼に例示する図面では，受付の機能のうち，一般患者と感染患者を分離した形で受付をすることができるレイアウトになっている．

❻ 受付図面例(1)　　　　❼ 受付図面例(2)

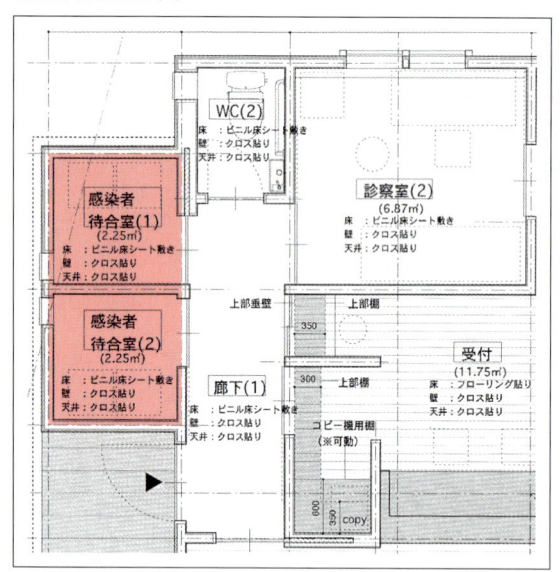

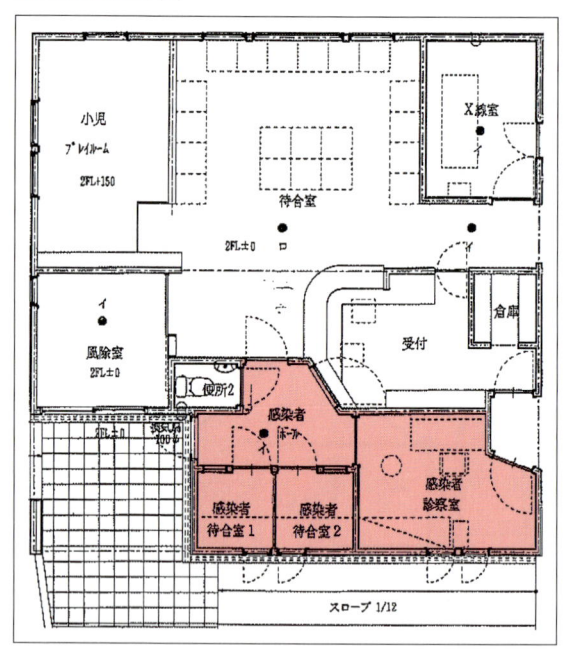

りしているクリニックもある．

診察室
- 診察室は大都市と地方都市でレイアウトの差はそれほどない．ただし，地方都市の場合は広さにゆとりがあるので，機能を満たすレイアウトは十分対応可能である．小児科の場合，患者本人と保護者が診察室に入ってくる．診察ベッドとの位置関係も，離れすぎず近づきすぎず，エコーや乳児用体重計などの設置スペースも考慮しながらレイアウトを決定する．
- 感染症の診察室との位置関係は，一般の診察室との関係を重視し，とくに医師の動線を考慮に入れて配置を決定する．

処置室
- 処置室のレイアウトは，点滴用ベッドが3～5台，ネブライザーを2人分，採血コーナーと，検査機器やオートクレープの配置，薬品棚，消耗品棚，汚物処理槽，尿検査コーナーなどが配置される．
- トイレでは便を見るためわざわざ和式の便器を設置する小児科もある．
- 処置室のレイアウトで重要なのは，それぞれの機能を満足させる広さもさることながら，実際に従事する看護スタッフの動線を考慮することである．事務室や診察室との関係も大事である．処置室は看護職が業務の大半を過ごす場所なので，処置室内のゾーニングも患者の動線，看護師の動線，医師の動線を考慮してレイアウトを決定する（⓫ ⓬）．

院内感染症対策（嘔吐・下痢），ハウスダスト対策
- 嘔吐・下痢症の患者が来院して，それぞれの場所で吐瀉した場合の対策として，床材は目のあるフローリングや木材を避け，長尺シートを基本としている．これは吐瀉物を処理する場合の清掃と滅菌作業を想定して決めて

❽ 待合室レイアウト例

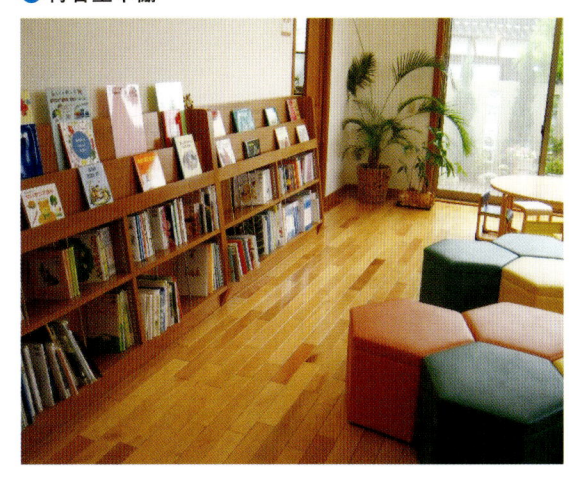

❾ プレールーム・待合室レイアウト例

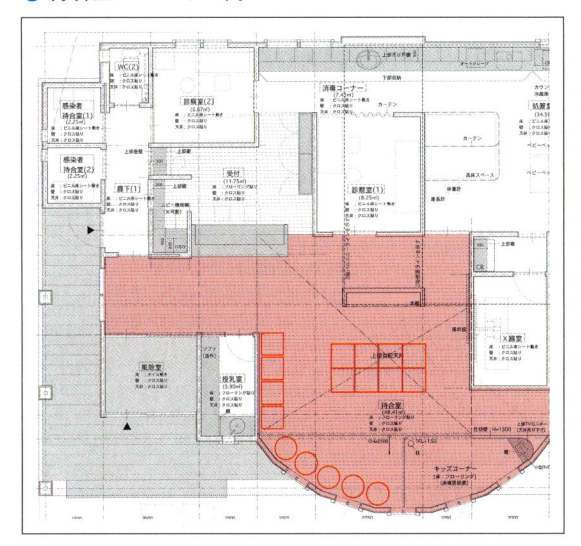

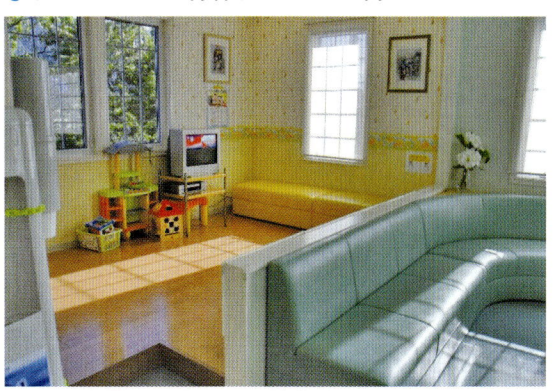

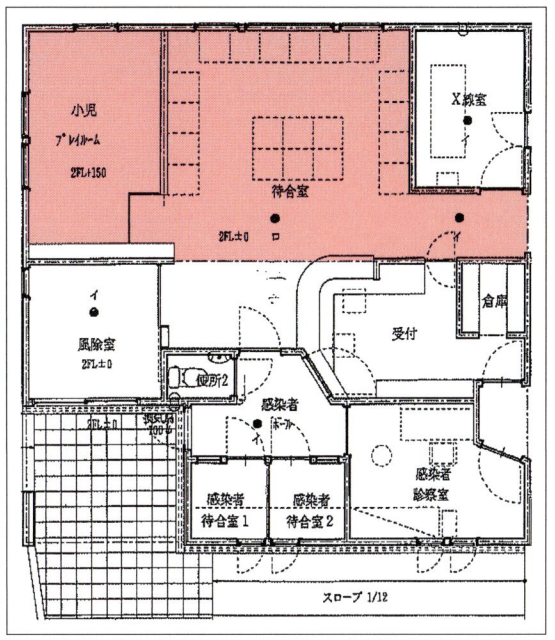

❿ 待合室本棚

いるからである.
- 吐瀉物の処理もモップなどの人的処理が大半であり,そのための器材室は待合室や処置室に近いところに配置している(⓭).
- ハウスダスト対策では,専用のレイアウトや機材の配置をしているクリニックはまれだが,気密性の高い建築物では,空調で24時間の換気を実施し,エアコンをなるべく使わなくてすむ床暖房を導入したり,空気清浄器を配置したりして対策をとっている.

おむつ交換・授乳室
- 地方都市ではレイアウトに余裕があるので,おむつ交換や授乳室は大半設置されている.おむつ交換はトイレ内に,授乳室は待合室の一角に設置される.授乳室には洗面台を用意しているレイアウトも見かける(⓮).

24 ●ハード　医療活動の基本を支える

⑪ 処置室レイアウト例

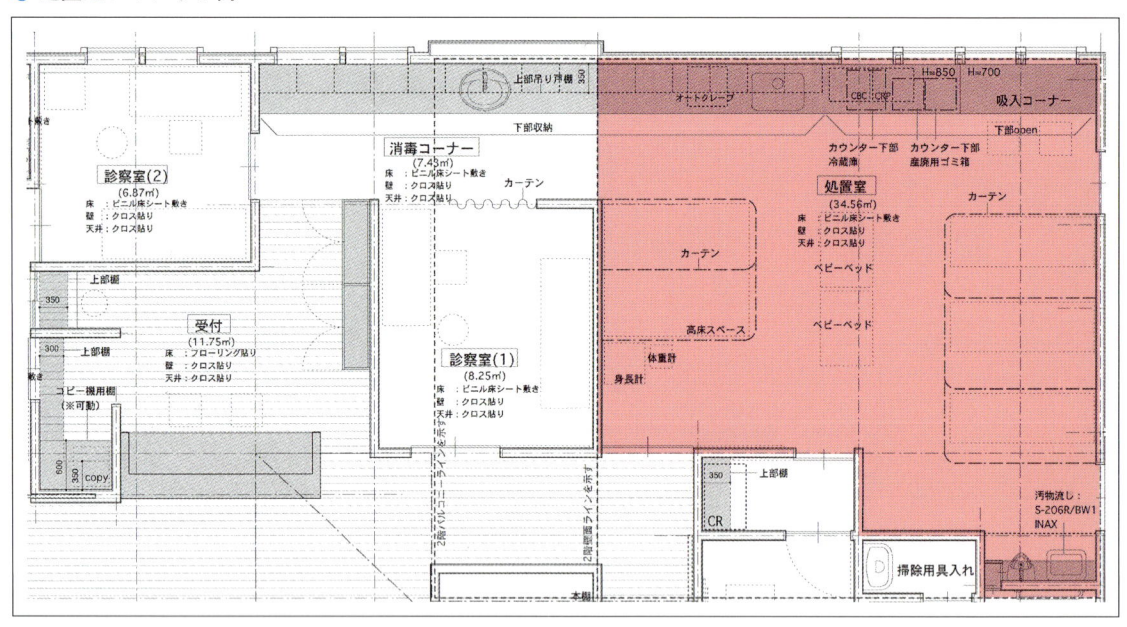

⑫ 処置室・トイレレイアウト例

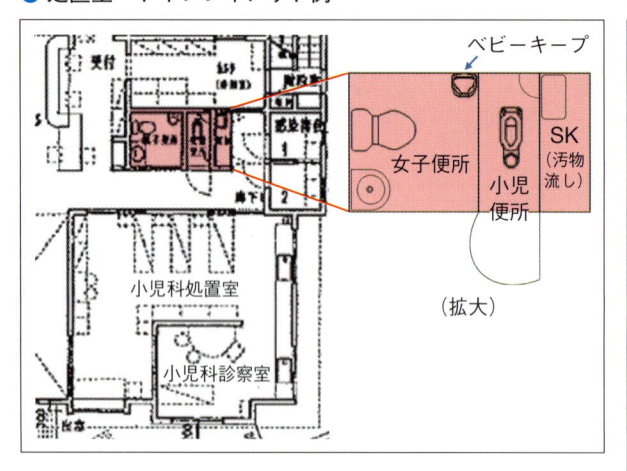

⑬ 用具室レイアウト例

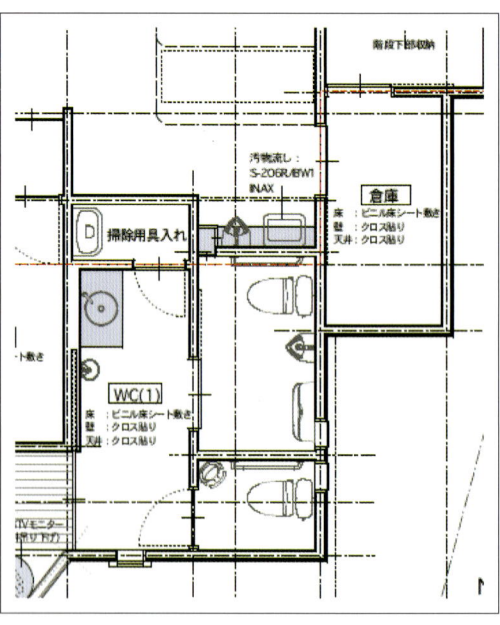

⑭ おむつ交換・授乳室レイアウト例

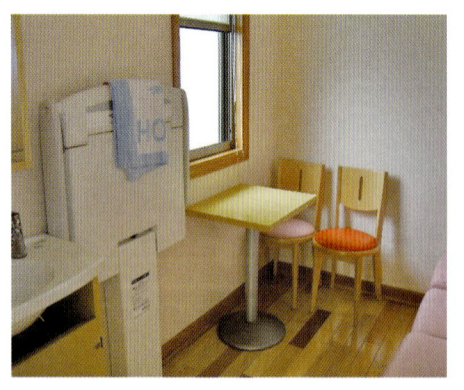

ハード　医療活動の基本を支える

生体検査
血球・CRP，尿検査，抗原迅速診断

板垣　勉｜山辺こどもクリニック

- 一般小児科外来の訴えで多いのが発熱，咳，鼻汁，頭痛，腹痛，下痢などで，それらを小児科医はかぜ[*1]という保護者が理解できる言葉で使い分けている．
- 初診時に診断のつく病気は特徴的症状を起こすものであり，ごくわずかでしかない．
- 一般診療所の役割は，必ずしも確定診断を下すことではなく，専門的な検査や治療が必要かを判断し，あくまでも基幹病院のゲートキーパーに徹することである．
- 検査を行う場合に痛みを伴うことも多いので，保護者と患児に検査の必要性とどのようなことを行うのか内容を十分説明し理解を得たうえで行うべきである[1)]．明らかに基幹病院へ紹介すべき状態と判断したなら，検査を行わず基幹病院へ紹介すべきである．検査では子どもや保護者のメリットを優先する．

📋 尿検査

- 尿検体採取法は原則中間尿であるが，乳幼児では採取困難であることも多く，外陰部を清拭してから採尿パックで採取することが多い．
- しかし，便や性器の分泌物，汚染された皮膚などの影響を受けやすく，信頼度は低い．そのため顕微鏡による鏡検を行うことが望まれる[*2]．
- 外来の尿検査は視的観察（色，微塵など），臭いの観察（ケトン臭など）などのほか，定性半定量試験紙（赤血球，白血球，蛋白，糖，ケトン，ビリルビンなど）が一般的に用いられる[*3]．

何が診断できるのか

- 基本的には腎・尿路系の異常であるが，小児で多いのは尿路感染症，腎炎，血管炎などの炎症性疾患，水腎症などの解剖学的異常，ネフローゼ，糖尿病，代謝産物などの排泄・吸収異常が主なものである．新生児期の尿臭気で代謝異常症がわかることもあるが，現在は生後まもなく濾紙で検査するタンデムマススクリーニング[*4]で調べることができる．
- 採取した尿の色が通常と異なっているときには試験紙で検査を行い，必ず沈渣を調べる必要がある．試験紙の潜血結果と沈渣結果との乖離があるときにはヘモグロビン尿，ミオグロビン尿，ポルフィリン尿，ビリルビン尿，薬剤などを考慮して検索を進める（❶）．

[*1]
かぜ
咳・鼻汁・発熱を主症状とする症候群である．おなかにくるかぜ，夏かぜ，鼻かぜなどは，説明のための言葉．

ウイルス性呼吸器感染症の考え方
咳の出るかぜ
- 乳幼児期に分泌物の多いかぜ（RSウイルス，ヒトメタニューモウイルス，ライノウイルスなど）
- 分泌物の少ないかぜ（インフルエンザウイルス，パラインフルエンザウイルス，コロナウイルスなど）

咳の出ないかぜ
- 咽頭・扁桃炎に注意（アデノウイルス，コクサッキーウイルスなど）

[*2]
開業医が採尿パックを使用するメリットとデメリット
乳幼児では採尿が困難であり，ルーチンに膀胱穿刺を行うのはリスクを伴う．採尿パックは簡便に採取できるが，便・皮膚の汚れ・性器の分泌物などの影響を受けるため信頼度は低い．できるだけコバスライドを用いて鏡検することが望まれるが，尿路感染症の診断後には腎・尿路系の異常などの原因を検討する必要などもあり，基幹病院へ紹介しているのが現状である．

[*3]
試験紙はアスコルビン酸などの妨害物質の影響が少ないこと，温度や湿度などの影響を受けにくく保存性がよいこと，色調が明確であることが求められる（栄研化学ウロペーパー®小冊子）．コバスライドでの顕微鏡観察などを行う医師もいるが，沈渣や定量，βミクログロブリン値などは委託検査とする施設が多い．

*4
タンデムマススクリーニング
2014年より全国で開始され，数年前までわからなかったアミノ酸・有機酸・脂肪酸代謝異常症が早期に発見されるようになった．

❶ 視的変化，尿試験紙法（潜血），沈渣所見の乖離

	上清の色	試験紙法	沈渣
血尿	褐色	陽性	赤血球
ミオグロビン尿	赤～褐色	陽性	正常
ヘモグロビン尿	赤～褐色	陽性	正常
ポルフィリン尿	赤色	陰性	正常
ビリルビン尿	褐色	陰性	正常
食事，薬剤	赤～褐色	陰性	正常

CRP：C-reactive protein

*5
乳児期の肺炎球菌・インフルエンザ菌(Hib)ワクチン接種により侵襲性細菌感染症は激減した．病初期に白血球の著明な増加，％顆粒球増加，CRP軽度上昇は肺炎球菌，白血球やや上昇，％顆粒球増加，CRP上昇はインフルエンザ菌感染症を疑う．
また局所の発赤，疼痛（叩打痛，圧痛など），熱感，はれのある場合に局所的細菌感染症を疑う．とくに骨髄炎，筋膜炎，咽後膿瘍などには注意が必要である．

EBV：Epstein-Barr virus

*6
サフォードウイルス（Saffold virus）
2007年に便から初めて分離されたピコルナウイルス科カルジオウイルス属に分類される．発見初期には下痢便からの報告が相次いだが，咽頭・扁桃炎の例に多く検出され，筆者らは咽頭・扁桃炎を起こすウイルスと考えている．合併症に中枢神経系，心臓合併症の報告が多い．1型糖尿病の患者の膵臓にも感染した所見が報告され，膵炎を起こす可能性が指摘されている．

血液検査

- 外来で血液検査が行われるのは血糖，白血球，％顆粒球，ヘモグロビン，CRPである．アンモニア・肝機能・腎機能検査などは依頼検査とするか基幹病院へ紹介している施設がほとんどである．
- 外来での初期輸液は生理食塩水で開始することがある．意識レベルの低下やけいれんなどがあれば低血糖や糖尿病ケトアシドーシスなどを除外して補液内容を決める必要があり，血糖測定は最低限必要な検査である．
- 発熱性疾患，とくに乳児早期では細菌性疾患とウイルス性疾患の鑑別が必要で，外来診療とするか基幹病院へ紹介するか判断しなくてはいけない．また高い年齢層では高熱を出すことがほとんどないため，細菌性疾患が隠れていないか検査を行う場合がある．白血球数とCRPのみを外来で検査する施設もあるが，白血球やCRPが増加していても血小板，顆粒球の増減を必ず確認しておくことが必要である．一般に，高熱でも児が元気である場合はウイルス感染症であることが多く，高熱でなくとも元気のない児では細菌感染症であることも多い[*5]．患児の嘔吐や喘鳴など生体に対しストレスフルな状況では白血球と％顆粒球増加を示すこともあり，児の状態を評価して判断する．
- 一般に，細菌感染症と鑑別が必要なのは咳の出ないかぜであり，咳が出ている場合には発熱前に咳が長く悪化しているときや二峰性の発熱を起こして二次性の細菌感染症を疑ったときである．
- 咽頭・扁桃炎を起こすアデノウイルスでは白血球増加，％顆粒球正常，CRP上昇を示しやすく，EBウイルス（EBV）では白血球増加，単核球増加，CRP軽度上昇を示す．サフォードウイルス[*6]感染症では白血球数増加，％顆粒球増加，CRPも著しく上昇する（❷）．逆に，サルモネラ菌血症や重篤な細菌感染症では白血球が減少することがある．

鼻汁検査

- 発熱性疾患ではないが，咳，くしゃみ，鼻汁，鼻閉などかぜ症状を訴えて来院するアレルギー性鼻炎の児も非常に多い．
- 乳幼児では鼻腔スペースや気道スペースが狭く，加えて気道抵抗が大きいため鼻閉や鼻汁による症状が強く出やすい．また分泌物の多い感染症に罹

❷ 白血球（WBC），％ 顆粒球（%Gran），CRP 値と咽頭・扁桃炎（山辺こどもクリニック資料）

a. アデノウイルス

	WBC(/μL)	%Gran	CRP(mg/dL)
例1	13,600	63.5	0.1
例2	14,700	53.1	0.8
例3	24,100	63.3	2.0

b. サフォードウイルス

		1日目	2日目	3日目
例1	WBC(/μL)	11,000	10,300	5,500
	%Gran	78.0	69.0	42.5
	CRP(mg/dL)	1.1	11.4	5.1
例2	WBC(/μL)	16,600	17,900	11,800
	%Gran	92.2	88.8	81.5
	CRP(mg/dL)	1.1	7.8	5.9

第1日目より抗菌薬点滴と経口投与を行ったが，未投与群との発熱期間の差はなかった．

c. 単純ヘルペスウイルス

	第3日	第4日
WBC(/μL)	14,000	14,500
%Gran	81.0	77.9
CRP(mg/dL)	0.8	1.3

第3日に抗菌薬点滴と経口薬開始．第4日に歯肉炎から HSV と診断し，抗ヘルペス薬投与に変更．

d. 溶連菌迅速診断の結果

	例1：50歳	例2：11歳
溶連菌迅速診断	（−）	（＋）
WBC(/μL)	9,200	14,100
%Gran	77.9	83.2
CRP(mg/dL)	5.1	0.5
推定菌	インフルエンザ菌	溶連菌

患すると，喘鳴が起きやすく，呼吸不全に陥りやすい．明らかに気管支喘息とは異なった機序によるものである．

● 当院の鼻汁好酸球試験[*7]のデータは年齢とともに漸増した[*8]．地域によってアレルギー性鼻炎の多い時期は異なるが，山形市近郊では3月中旬，7月中旬，9月中旬である．患児の多い時期（症状が悪化する時期）に一致して陽性率が高くなるので，検査時期を知り鼻汁好酸球試験を依頼検査する[*9]．
● 一般外来におけるアレルギー性鼻炎の問題点 ❸ に示す．

イムノクロマト法を利用した抗原迅速診断

● 近年使用されているイムノクロマト法を利用した抗原迅速診断は，病原体

❸ 低年齢児アレルギー性鼻炎の問題点

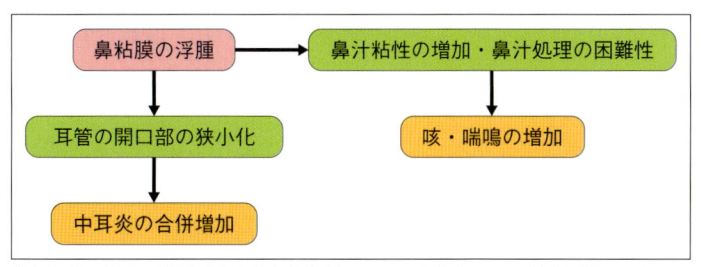

```
鼻粘膜の浮腫 ──→ 鼻汁粘性の増加・鼻汁処理の困難性
     ↓                      ↓
耳管の開口部の狭小化          咳・喘鳴の増加
     ↓
中耳炎の合併増加
```

低年齢児，とくに乳児ではもともと鼻腔スペースは小さいので喘鳴を伴いやすい．

[*7]
鼻汁好酸球試験
エオジノステイン染色を行い，顕微鏡弱拡大で目につく程度（3個以上）を陽性とする．

[*8]
低年齢児（0〜3歳くらい）の鼻汁好酸球試験陽性率
0歳：9/47（19.1％）
1歳：25/72（34.7％）
2歳：40/84（47.7％）
3歳：31/49（63.3％）
4歳：20/33（60.6％）
（2002年5月〜2003年11月，山辺こどもクリニック資料）

[*9]
アレルギー性鼻炎の診断
気象病として理解する．気管支喘息診断の参考，病原体検査選択の参考に利用．

診断[2)]のほかに病原体IgM抗体の検査，アレルゲンの検査，心筋障害を示す心筋トロポニンTの検査と多様化している．
- 血中アレルゲンの特異的IgEを半定量的に測定する抗原迅速診断は，あくまでもスクリーニングとして用いられる．海外では病原体IgM抗体を調べる抗原迅速診断が多い．IgM抗体が存在しても，既感染によるIgM陽性や病初期でIgM抗体が増加する前のIgM陰性であることも多く，偽陽性や偽陰性の原因となっている．混乱を起こす原因となるため，日本では病原体の有無を調べる抗原迅速診断が多く用いられる．

抗原迅速診断の必要性

- 毎年のように，高齢者施設内のインフルエンザウイルスやノロウイルスによる集団発生と死亡報告がメディアを賑わわせる．いかに院内感染対策を実行しても，感染力の強いウイルス感染症は防げないことが多い．しかし老人保健施設で集団発生したときは行政（保健所）に届ける必要があり[*10]，原因究明に抗原迅速診断を用いて，感染者をできるだけ少なくする対策を講じなくてはいけない．抗原迅速診断は小児の通園・通学施設内の集団発生の原因究明にも有効である[*11]．
- 都市部と異なり地方では高齢者と同居する家族も多く，検査を行うメリット・デメリットは家族ごとに異なる．全員の検査は医療費の無駄，医師への負担，子どもたちへの負担となり，これらのことを考えるとかかりつけ医師の判断にゆだねることが最も大切なことである．施設や保護者の要望で画一的に行うことには問題がある．あくまでも検査目的は流行の確認と補助診断である．

抗原迅速診断の対象となる病原体

- 溶連菌，肺炎マイコプラズマ，インフルエンザウイルス，レジオネラなどのように治療薬がある病原体や，感染力が強く毎年多くの人が罹患する病原体や重症化するウイルスなどは，施設内流行を確認して家庭内看護の注意点や再診の必要な状態を十分説明することは予防対策からも必要である．
- 病原体の排泄期間が長いといつ罹患したものかが判断できなくなるおそれがあるので，一定期間内しか排泄しない病原体[*12]を対象とすることも必要である．致死率の高い病原体[*13]は偽陰性が問題となり検査者の安全性からも望ましくなく，疑った時点で専門施設への紹介を行う．

抗原迅速診断キットの原理

- 病原体を構成する蛋白に対するモノクローナル抗体を2種類作製し，1種類に金コロイド標識をつけ検体を流す側に，もう1種類は判定ラインに使用する．その他に，金コロイド標識に反応するものをコントロールラインに使用している[*14]．
- 採取検体を検体抽出液で綿棒などから抽出しサンプルパッドに指示された滴数を滴下するが，試薬パッドに含まれる金コロイド標識モノクローナル抗体は決められた量であるため，陽性例ではコントロールラインは薄くなる．指示量以上に滴下すると反応ライン全体が薄くなる．咽頭拭い液で

[*10]
保健所に集団感染届出票を提出する．

[*11]
抗原迅速診断のデータと臨床経過を整理することで診察技術が向上する．

[*12]
一定期間内に排泄される病原体
インフルエンザウイルス，RSウイルス，ヒトメタニューモウイルスなどは発症後5日くらいより，ノロウイルスでは7日ごろよりウイルスの排泄が減少するが，一般に乳児では同じウイルスでも排泄期間が長期化する．
肺炎マイコプラズマは2か月経った治癒期でも咳の激しいかぜに罹患すると分離されることがある．サフォードウイルスやパレコーウイルスなどでは1か月後もPCR法で検出されることが多い．

[*13]
致死率の高い病原体
SARSコロナウイル，MERSコロナウイルスやエボラウイルスなど．

SARS（サーズ）：severe acute respiratory syndrome

MERS（マーズ）：Middle East respiratory syndrome

[*14]
メーカーの仕様書を参照．

生体検査：血球・CRP，尿検査，抗原迅速診断　29

❹ 採取検体

鼻咽腔拭い液，吸引液検体	インフルエンザウイルス，RSウイルス，ヒトメタニューモウイルス（アデノウイルスでは吸引液を用いても精度差はない）
咽頭拭い液	溶連菌，アデノウイルス，肺炎マイコプラズマ
痰	肺炎マイコプラズマ
尿	レジオネラ，肺炎球菌
便	ロタウイルス，ノロウイルス，アデノウイルス

RS：respiratory syncytial

は，綿棒に唾液や鼻汁が付着しやすく，判定ラインやコントロールラインともに薄くなることがある[*15]．

検体採取法

- 病原体によって適切な検体採取時期が異なる．一般にウイルスや溶連菌では発熱日を1とすると2日目から4日目がよく，肺炎マイコプラズマでは咳が十分に出てくる発熱後3～5日がよい．年長者は検体採取時に逃れようとして頭部を強く動かすことが多いため，頭部の固定も大切である．
- 精度を上げるために，検体抽出液が少ないものを選択するか病原体数を多く採取する方法を考える（❹）．咳の出るウイルス感染症では，鼻咽腔吸引液あるいは拭い液を採取するか選択する．
  ▶ 一般に，鼻咽腔吸引液のほうがウイルス量を多く採取できるが，涙による希釈もあり，できるだけ手早く採取することが大切で，鼻汁の粘性を考えると抽出液は多いほうがよい．
  ▶ 鼻咽腔拭い液の場合，採取した検体のほかに鼻汁をかませ，その鼻汁も検体として使用する．また，抽出液の少ないほうを用いたほうがよい．
  ▶ 咽頭拭い液を用いる場合，溶連菌，アデノウイルス，肺炎マイコプラズマでは唾液による希釈が問題となる．
  ▶ 便検体は肛門拭い検体よりも下痢便を検体として用いるほうが確実である．

抗原迅速診断の精度

- 病原体の診断に遺伝子学的診断法が多用されている．わずかな病原体数でも陽性化するので，検体に病原体が存在することは確かである．しかしヒトパレコーウイルス3型のように，1か月以上長期間排泄されるウイルスではその病原体による臨床症状と一致するかどうかを診察医は判断することを求められる[*16]．また遺伝子診断で用いられるプライマーが異なれば検出率が異なってくることも予想され，抗原迅速診断の精度管理に用いる場合にはその影響も考慮する必要がある．
- 病原体検出・同定のゴールデンスタンダードはあくまでも分離培養法である．そのため最小検出病原体数について，溶連菌ではコロニー形成単位（CFU）/テストという単位，分離可能なウイルスでは$TCID_{50}$/テストという単位，分離が困難なウイルスではウイルス粒子/テストという単位で表記され，いずれも数が少ないほど感度が良い．抗原迅速診断は偽陰性の存在を認め，ある一定以上の病原体数でしか陽性化しないため，明らかな陽

[*15] **抗原迅速診断の精度を決めるファクター**
採取法によって採取検体の病原体量が大きく異なることが精度にいちばん影響する．キットによるものとして抗原性が強く変異の少ない病原体蛋白を使用するが，抗原蛋白の選定とモノクローナル抗体作製が精度に影響を与える．

[*16] 長期間排泄されるウイルスは迅速診断の対象とはならない．

CFU：colony forming unit

$TCID_{50}$：50% tissue culture infective dose（50%組織培養感染量）

性であればほぼ間違いなく病原体であることを意味している．陰性では偽陰性を意識する必要がある．

判定法
- 流行の初期は診断する医師も疑心暗鬼となるが，はっきりした陽性の場合には偽陽性はほとんどない．
- うっすらと見えるか見えないか程度のラインであれば陽性判定をせずに，同じ通園・通学施設の同じ症状を呈した児や家族内感染した児から検体を採取して陽性が得られたときに初めて病原体の診断とすべきである．
- 一般に流行初期に偽陽性が多くみられ，流行期では慣れてくることでほとんどが正しく診断される．流行終焉期では逆に偽陰性が増加する．読み取り機が使用できる抗原迅速診断も市販されているので，それを利用することも考える．
- 肺炎マイコプラズマでは，治療終了後数日経過してから再検査を行うと陽性に出ることもあるので注意が必要である[*17]．

*17 肺炎マイコプラズマはマクロライドでは完全には除菌できないことがある．

抗原迅速診断キットの選定
- 精度，価格，そして操作性で選定する医療機関が多い．
- 多社併売の抗原検出迅速診断キットも多くなり，①同じ検体抽出液で多種類の病原体を検査できる，②同じ迅速診断で異なる2種類のウイルスを同時に検査できる，③同じ読み取り機が利用できることなどを喧伝するメーカーもある．そうなると同じメーカーの迅速診断しか使用できないデメリットも出てくる．
- ほぼ同じ病原体数を含む検体を利用したときに明らかに感度が異なっていたということも起きうるので，精度評価として既知量の病原体を希釈して調べた検出限界のデータの確認が必要である[*18]．
- 精度は病原体量で決定されると考えられるが，仕様書の多くは遺伝子学的検査法と抗原迅速診断の比較が載せられることが多い．遺伝子学的検査法はわずかな病原体量でも陽性と判断されることから非常に安心感があるように思われるが，病気を起こす時期の病原体量はある一定以上であることから，現実的には発症時検体のリアルタイムPCR法による病原体量を測定して比較するほうが利用者にはわかりやすい．

*18 リボテスト®マイコプラズマとプライムチェック®マイコプラズマの例がある．

PCR : polymerase chain reaction

抗原迅速診断が用いられる感染症

溶連菌感染症
- 乳幼児の溶連菌感染症は，訴えがないためどのような臨床症状をとるかさえ知られていない．しかし頸部や殿部などのジクジクした治りにくい皮膚炎では，時に溶連菌が関与していることが知られてきた．
- 一般に通園・通学施設内での流行が多く，とくに秋から初春にかけて流行しやすい．症状は咽頭痛を伴う咳の出ない発熱で，軟口蓋や口蓋垂の発赤や扁桃，とくに頬部粘膜と接触する部位の灰色～白苔が多くみられる[*19]．咽頭痛は飲み込むときに強く痛がるのが特徴で，かぜのように痛みが咽頭上部から下降してくることはない．
- 溶連菌感染症にはキャリアとよばれる症状のない人が存在する．陽性と診

*19 家族内感染における発症までの期間は2～4日が多い．

- 断されても，すべてが病的ではないことを認識しなければならない．
- キャリアの判断は困難で，陽性例は感染源となりうるが，治療してもキャリア化する例が多いので，必ずしも治療対象とはならない．

アデノウイルス
- アデノウイルス感染症は咽頭・扁桃炎を起こし，高熱で発熱期間は長いが患児たちは非常に元気である[*20]．乳幼児期に多い1，2，5型は通年で散発的に発生するが，4月末から6月末に新通園児の間で小流行することがある．3型は3歳児以上にみられやすく，時に大流行を引き起こす．7型は下気道炎を起こし重症化する例もある．
- 咽頭・扁桃炎を起こすウイルスはエンテロウイルス，サフォードウイルス，EBウイルス，単純ヘルペスウイルスなど多種類あり，アデノウイルスの治療薬がないことから抗原迅速診断で診断する価値は低いと考えられている．ただ，重症化しやすい7型の流行時は診断すべきである．
- 便検査用の抗原迅速診断でも咽頭拭い液検体で陽性化することもある．検体は咽頭拭い液が主体であるが，鼻咽腔吸引液でもほぼ同等に診断可能である．
- 4歳児以上の咽頭・扁桃炎の診断は，治療の必要性のある溶連菌感染症について行い，陰性なら経過をみてよい．非常にまれであるがインフルエンザ桿菌によるものがあり，血液検査を行って見逃さないことである．
- 通常のウイルス性咽頭・扁桃炎なら2〜3日程度で解熱するが，一般にアデノウイルスでは発熱期間が5日と長く，アデノイド病変の影響で鼻閉様呼吸といびき，軟便が起こるので，そのときに検査を行っても遅くはない．

RSウイルスとヒトメタニューモウイルス
- RSウイルスとヒトメタニューモウイルスは，乳幼児期や高齢者で重症化しやすい呼吸器感染ウイルスである[*21]．両者とも生後6か月以降の低年齢児では咳が出ると翌日までにほとんどが発熱し，発熱後3日程度で3歳以下ではwheeze，4歳以上ではcrackleが多く聴診される．気道スペースの解剖学的発達や粘性の強い分泌物による影響が大きく関与する．年齢の高い小学生以上では，強い咳嗽はあるが鼻汁が少なく発熱しない例も多くみられる．高齢者や神経系障害者では，痰などの分泌物排泄がうまくいかず重症化しやすい[3,4]．
- 通常，RSウイルスとヒトメタニューモウイルスとの鑑別は，きょうだい間の発症までの日数や流行しやすい季節性などで流行を推定することが可能である．
- 保険診療に制約があり診療所では検査しにくいが，基幹病院では院内感染対策という点で行われることも多い．吸引のみで呼吸苦の改善がみられるため，治療と診断をかねて鼻咽腔吸引液を検体とするのが望ましい．

インフルエンザ
- インフルエンザウイルスはA，B，Cの3種類の型があるが，12月中旬の流行初期はA型，B型ともに散発的に小流行を起こし，その後1月から2

*20
家族内感染による発症までの期間は7〜10日．

*21
家族内感染による発症までの期間
RSウイルス：2〜5日
ヒトメタニューモウイルス：4〜7日

HPIV：human parainfluenza virus

＊22
学級内流行はインフルエンザと診断された児を含めて3名以上の欠席者がいる．

＊23
きょうだい間感染における発症までの期間
A型・B型：2〜4日
C型：5日前後

月にかけて AH3 または AH1pdm2009 が流行したのちに，2月中旬から3月に B 型が流行する．B 型は5月の連休ごろまで地域で小流行することもある．A 型は毎年どちらかの型あるいは両者が流行し，B 型は毎年流行するとは限らない．C 型は西暦の偶数年の4月ごろから HPIV3 の流行前に流行しやすい[5]が，抗原迅速診断では診断できず一般の抗インフルエンザ薬は無効である[＊22・＊23]．

● インフルエンザは通常自然治癒する感染症である．抗原迅速診断以外に季節性や咽頭側索の発赤，イクラ様変化（咽頭リンパ濾胞の発赤と腫脹）や流行状況である程度推定ができるが，施設内流行・院内感染対策として診断する価値は十分にある．

● インフルエンザの流行時は発熱者がすべてインフルエンザのように思われるが，溶連菌感染症や肺炎マイコプラズマなど他の感染症にも注意を向け

❺ 肺炎マイコプラズマ感染時のマイコプラズマ細胞数－年齢別32例のマイコプラズマ細胞数

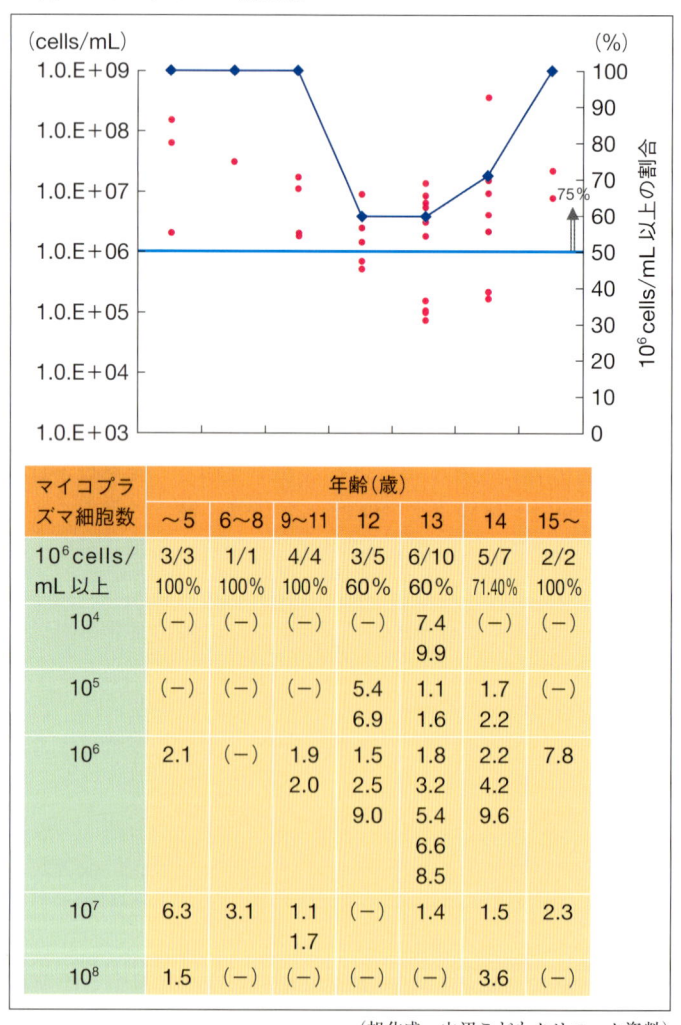

マイコプラズマ細胞数	年齢（歳）						
	〜5	6〜8	9〜11	12	13	14	15〜
10^6 cells/mL 以上	3/3 100%	1/1 100%	4/4 100%	3/5 60%	6/10 60%	5/7 71.40%	2/2 100%
10^4	(−)	(−)	(−)	(−)	7.4 9.9	(−)	(−)
10^5	(−)	(−)	(−)	5.4 6.9	1.1 1.6	1.7 2.2	(−)
10^6	2.1	(−)	1.9 2.0	1.5 2.5 9.0	1.8 3.2 5.4 6.6 8.5	2.2 4.2 9.6	7.8
10^7	6.3	3.1	1.1 1.7	(−)	1.4	1.5	2.3
10^8	1.5	(−)	(−)	(−)	(−)	3.6	(−)

（旭化成・山辺こどもクリニック資料）

❻ 呼吸器感染ウイルス・肺炎マイコプラズマの流行時期

		主な分離時期	最大分離月
咳の出るかぜ	FluA	12〜2月	2月
	FluB	2〜4月	3月
	FluC	2〜6月	4月
	hMPV	2月下旬〜5月上旬	3月
	HPIV1	4月下旬〜10月	9月
	HPIV2	4〜5月, 9〜12月	4, 10月
	HPIV3	5〜7月	6月
	HPIV4	10〜12月	10, 11月
	HRV	3〜6月, 9〜10月	4月, 10月
	RSV	10〜1月	12月
	EV68	9月	9月
	Mpn	8〜1月	9〜1月
咳の出ないかぜ	AdV	通年	5月
	CVA	5〜10月	7月
	(CVA16)	7〜10月	7月
	CVB	4〜9月	6〜7月
	SAFV	8〜11月	10月
	EV71	8〜10月	8月
	Echo	8〜12月	11月
	HPeV	6〜8月	7月
	HSV	11〜4月	1月

Flu：インフルエンザ
hMPV：ヒトメタニューモウイルス
HPIV：ヒトパラインフルエンザウイルス
HRV：ライノウイルス
RSV：RSウイルス
EV：エンテロウイルス
Mpn：肺炎マイコプラズマ（2007〜2011）
AdV：アデノウイルス
CVA：コクサッキーウイルスA
CVB：コクサッキーウイルスB
SAFV：サフォードウイルス（2008〜2011，RT-PCR法）
Echo：エコーウイルス
HPeV：パレコウイルス
HSV：単純ヘルペスウイルス

（板垣勉，2014[1]）

る必要がある[*24].

マイコプラズマ肺炎

- マイコプラズマ肺炎は4歳以上に多くみられ（❺），肺炎など下気道炎を起こしやすい[*25]．最近ではマクロライド耐性肺炎マイコプラズマが増加し，大きな流行を起こしたことが注目された．
- 薬剤耐性化を防ぐには正確な診断，長期間の確実な服薬，感染の原因となる初期の咳嗽をコントロールする必要がある[6]．遺伝子診断を用いたLAMP法はほぼ確実に診断可能であるが，翌日に再診し結果を確認してからの治療となる．しかし咳が激しく出ている時期のリボテスト®マイコプラズマ検査でも75％がその場で診断可能で，抗菌薬の一括投与が可能である．
- 施設内流行と地域流行，家族内感染のパターンを理解することで，ほぼ満足できる治療が行える．治療ポイントは，抗原迅速診断しなくとも判断可能な家族内感染者の治療である．

[*24] **インフルエンザ流行期によくみられる感染症**
溶連菌，肺炎マイコプラズマ，RSウイルス，ヒトメタニューモウイルス，パラインフルエンザウイルス，コロナウイルスなどがある．

[*25] 家族内感染による発症までの期間は14日前後である．

LAMP：loop-mediated isothermal amplification

Memo

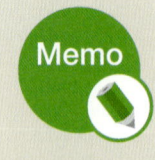

感染症の流行とは

　乳児早期に発熱することは少ないが，移行抗体がなくなるとウイルス感染症では発熱を起こしやすくなる．しかし毎年のように流行するウイルスでは，再感染（不顕性感染）を繰り返すことで高い年齢層ではある程度の抗体価を維持し，症状は出るが発熱する頻度は低い．

　ウイルス感染症は季節的変動が認められることが多い（❻[1]）*26．しかしAH1 pdm 2009のような新興感染ウイルスの流行は通常の季節以外に大流行を引き起こし，翌年には季節型インフルエンザとなり通常の季節に流行したことは記憶に新しい．

　感染症の流行は，成人の散発例から子どもが罹患し，園・学校に持ち込まれ施設内流行する．さらにきょうだい間感染により他施設に波及して地域流行を形成する．潜伏期が2日程度と短いインフルエンザは1週間程度で施設内流行を起こし2か月弱ほどで地域流行は終息するが，潜伏期が14日前後のマイコプラズマ肺炎では2か月ほど施設内でくすぶってから大きな地域流行が起きてくる．流行の終息は通園・通学施設の長期休暇によってもたらされることが多い．

　流行する感染症は施設ごとに異なり，一度流行した感染症は短期間に再流行することはない（ただし，新入園児では小流行することがある）．診断できる流行性感染症は施設ごとに記録してその流行と終息を確認しておくと，次に起きてくる感染症がわかりやすくなる．

---

*26
病原体の推定
臨床症状の出方，家族内感染による発症までの期間，季節性など．

文献
1) 板垣勉．外来検査をする前に知っておきたい話．小児科診療 2014；77：213-8．
2) 板垣勉．一般外来における感染症の抗原迅速診断テスト．小児内科 2015；47：434-6．
3) 後藤一也ほか．重症心身障害児病棟でみられたヒトメタニューモウイルスの集団感染．日児誌 2012；116：1519-27．
4) 白石博昭ほか．高齢者福祉施設でのヒトメタニューモウイルス集団感染．
http://idsc.nih.go.jp/iasr/rapid/pr3172.html．
5) Matsuzaki Y, et al. Epidemiological information regarding the periodic epidemics of influenza C virus in Japan（1996-2013）and seroprevalence of antibodies to different antigen groups. J Clin Virol 2014；61：87-93.
6) 板垣勉．マクロライド耐性肺炎マイコプラズマ．Medical Practice 2013；30：2151-3．

参考文献
- 板垣勉．小児における感冒の特徴．インフルエンザ 2013；14：179-84．
- 抗菌薬適正使用ワーキンググループ．小児上気道炎及び関連疾患に対する抗菌薬使用ガイドライン—私たちの提案．外来小児科 2005；8：146-73．

ハード　医療活動の基本を支える

生理検査
エコー，X線，心電図，呼吸機能検査

小野靖彦｜おの小児科医院

📋 超音波検査

- 超音波検査（以下，エコー）は小児医療にとても役立つ検査である（❶）．
- 頭頸部では，大泉門があいていれば水頭症などの頭蓋内病変，上顎洞の副鼻腔炎，頸部腫瘤の鑑別などに有用である．
- 胸部は心疾患だけでなく，肺炎，胸水，気胸などの診断も可能で，腹部は肝臓・胆嚢・膵臓，腎臓・尿路の疾患，消化器疾患の診断に役立つ．また，股関節も診ることができる．

診療にエコーを使うと診断技術が上達する

- エコーは検査者の能力によって診断できる疾患は変わるが，初心者でも回腸結腸型腸重積症，胆石，水腎症は診断できる．
- 腹痛のある児にエコーを行っていると，肝臓，胆管，膵臓，腎臓，尿路，胃・小腸・大腸の正常エコー像がわかるようになり，エコーで診断できる疾患が増えてくる．診療でエコーを使うことが上達の秘訣である[*1]．

日常診療での使用の実際

ベッドサイドにエコーを置いて聴診器と同じように使う

- ベッドサイドにエコーを置いて診療に利用すれば，誤診を減らすことができる．
- イレウスは腹部単純X線よりも正確にわかり，被曝もない．
- ベッドサイドにエコーがあれば，検査に時間はかからず，その場で保護者に説明ができる[*2]．

エコーのゲルは温めておく

- 鎮静しないと正確に診断できない場合もあるが，乳児健診・外来診療で鎮静して検査することはできない．なるべく不快感を与えないように，筆者はエコーのゲルを40～42℃のお湯で温めている．
- また，エコー検査中に患児が泣いて検査に支障があるときは，哺乳しながら，絵本やおもちゃを見せながら検査することもある．
- エコー検査は仰臥位が基本であるが，保護者に抱っこしてもらい検査することも可能である．

日常診療でエコーは役立つ

- 日常診療でのエコーの実際を❷に示す．

超音波検査装置とプローブの種類（❺）

- エコー検査装置の解像力は良くなり，カラードプラも標準装備になった．ドプラで血流を観察すれば，血管の同定も確実となる．

---

❶ エコーの利点

- エコーは患者に痛みを与えることもなく，リアルタイムに画像を見ながら，保護者に説明することができる．
- 大人と比べ小児は皮下脂肪が少なく，体表面から臓器までが近いため，エコーでよく観察できる．乳児では大泉門から頭蓋内の観察も可能である．
- 小児科外来ではエコーが有用な疾患が多く，診療に役立つ．

[*1]
筆者は通常と違う画像を見たときは，その場でエコーの教科書を見て，それでもわからないときは二次病院へ紹介している．二次病院での診断がわかると次の症例に役立つ．二次病院でとくに異常がないときも，患者から苦情を言われたことはない．通常の画像と違うときは，異常ではないかと疑うことが大切である．
また，エコーのセミナーで勉強することもできる．小児科の学会でもエコーのハンズオンセミナーが開催されるようになった．基本的なエコー画像とプローブの操作を勉強するよい機会であり，積極的に参加したい．

[*2]
エコーは電源を入れてから使用できるまで1～3分かかるので，筆者は診察中はエコーの電源を入れたままにして，すぐに検査できるようにしている．

なぜエコーを難しいと感じるのか

小児科医がエコーを難しいと感じているのは，エコーを自分で操作して診断する機会が少ないからであろう．内田正志先生は『小児腹部エコーマスターガイド』[1]のなかで，次のように述べている．

「腹部エコーはCTやMRIに比べて取っ付きにくいと感じている人が多いようである．なぜ腹部エコーは難しいと感じるのだろうか？画像診断の基本は正常像と比較しての異常の判定である．CTやMRIは撮影した画像を"教科書に載っている正常像"と比較して異常かどうかの判定をすればよいが，エコーでは自分でプローブを操作し，"頭の中にある正常像"と比較しながら異常かどうかの判定をしなければならない．つまり，リアルタイムに異常と正常を見極めなければならないところが難しいと感じられるゆえんであろう．ここでは自分の"頭の中にある正常像"がポイントである．エコーの場合には，いちいち教科書と見比べながらでは検査は進まない．したがって，正常像をしっかりと頭の中にたたき込み，プローブの位置に応じて自然に正常像が頭に浮かぶくらいに習熟することが重要である．正常像をきちんと把握できれば，診断に役立つ情報が瞬時に得られ，日常診療に大いに寄与するものと考える．繰り返して正常像を見て，腹部臓器をスクリーニングできるようにしておきたい．」

❷ 日常診療でのエコーの実際

長引く咳では副鼻腔炎をチェック
- 長引く咳の患者では鼻腔を観察し，エコーで上顎洞を見ると副鼻腔炎を簡単に診断できる．
- 副鼻腔炎の有無を保護者にもわかりやすく画像で説明できる．

頸部腫瘤の鑑別
- 腫瘤を高周波数のプローブで観察すると，リンパ節，唾液腺，嚢胞，血管腫，脂肪腫などを鑑別することができる．
- 流行性耳下腺炎と反復性耳下腺炎，化膿性リンパ節炎と川崎病のリンパ節腫大を鑑別することも可能である．

腹痛・嘔吐・下痢の原因検索
- 小児科の日常診療でエコーが最も役立つのは消化管疾患である．消化管疾患では，腹痛，嘔吐，下痢，発熱などの症状が多く，的確に診断することは容易ではない．体が小さい，皮下脂肪・内臓脂肪が少ないという，CT，単純X線写真では不利となる条件が，エコーでは利点となる．
- エコーによる小児急性腹痛の原因を ❸ に，小児急性腹症の超音波診断を ❹ に示す．臨床症状・所見と検査所見に腹部エコー所見を加えると，肥厚性幽門狭窄，急性胃粘膜病変，腸重積症，急性虫垂炎，腸間膜リンパ節炎，急性腸炎の確定診断が可能である．また，血管性紫斑病や便秘でも有用な情報を得ることができる．

乳児健診でのスクリーニング
- 筆者は乳児健診で発達をみた後に，水頭症，心疾患，尿路奇形，肝臓と腎臓・副腎の腫瘤，股関節脱臼をエコーでスクリーニングしている．短時間でも，スクリーニングは可能で，異常を疑ったときは，二次病院へ紹介している．二次病院の診断がわかると次第にスクリーニングの精度が向上する．

❸ エコーによる小児急性腹痛の原因

	乳児	幼児	学童
便秘	○	○	○
急性胃腸炎（ウイルス性）	○	○	○
急性胃腸炎（細菌性）	○	○	○
急性胃粘膜病変		○	○
腸重積症	○	○	
急性虫垂炎		○	○
腸間膜リンパ節炎		○	○
血管性紫斑病		○	○
急性膵炎		○	○
先天性胆道拡張症	○	○	○
鼠径ヘルニア嵌頓	○	○	
卵巣嚢腫の茎捻転		○	○
精巣捻転症	○		○
外傷性（腎臓・脾臓破裂）			○

青線より上が日常診療でよく経験する疾患であるが，いずれも消化管疾患である．

（内田正志．2005[1]）

❹ 小児急性腹症の超音波診断

臨床症状・検査所見	＋	超音波所見	＝	診断
腹痛	＋	便塊エコー	＝	便秘
心窩部痛，嘔吐	＋	胃粘膜肥厚	＝	急性胃粘膜病変
間欠的腹痛，嘔吐，血便	＋	target sign	＝	腸重積症
嘔吐，右下腹部痛，WBC↑	＋	虫垂腫大，糞石	＝	急性虫垂炎
発熱，下痢，右下腹部痛	＋	腸間膜リンパ節腫大	＝	腸間膜リンパ節炎
発熱，腹痛，嘔吐，下痢	＋	腸管壁肥厚，液貯留	＝	急性腸炎
腹痛（紫斑が目立たない）	＋	小腸壁肥厚	＝	血管性紫斑病
腹痛，胆汁性嘔吐	＋	whirlpool sign	＝	中腸軸捻転
腹痛，嘔吐，アミラーゼ↑	＋	膵腫大	＝	急性膵炎
腹痛，黄疸，肝膵機能異常	＋	胆道拡張	＝	先天性胆道拡張症
腹痛（間欠的）	＋	水腎症（腹痛時）	＝	間欠性水腎症
腹部打撲後腹痛，血尿	＋	腎臓描出不良	＝	腎臓破裂
腹部打撲後腹痛，貧血	＋	腹腔内大量貯留液	＝	脾臓破裂
女児の下腹部痛，嘔吐	＋	膀胱背側の mixed mass	＝	卵巣嚢腫の茎捻転
男児の疼痛性陰嚢病変	＋	精巣腫大，血流なし	＝	精巣捻転症
男児の疼痛性陰嚢病変	＋	精巣上体腫大，血流増加	＝	精巣上体炎

青線より上が日常診療でよく経験する疾患であるが，いずれも消化管疾患である．

(内田正志，2005[1])

- プローブから出る超音波の周波数が高いと，分解能が高く解像力は良くなるが，減衰しやすく，深部まで超音波が届かない．周波数が低いと，解像力は落ちるが，深部まで超音波が届く．小児は観察する対象臓器が成人より小さく，距離も近いため，高周波数プローブで容易に詳細な観察が可能である．
- プローブはコンベックス型だけで通常の検査はできるが，乳児の頭部や心臓の観察にはセクタ型が必要で，リンパ節，耳下腺・顎下腺，甲状腺，腹部の詳細な観察には高周波数のリニア型プローブが必要である．

超音波診断装置の価格

- 価格は 300 万円前後から 1,500 万円以上の装置まで多くの機種がある．高価な機種ほど解像力は良くなり多機能になるが，小児科で通常使用するには 300 万円前後の装置でも十分と思われる．プローブの構成，記録装置（白黒プリンター，カラープリンター，動画記録装置）などで価格は変化する．

ハンディータイプの超音波診断装置

- 携帯型超音波診断装置は，カラードプラが使用できる機種でも 100 万円以下で購入できる．セクタプローブだけでは解像力が劣り，表在性病変や虫垂炎などの診断には不向きであるが，セクタとリニアのプローブが利用できる機種もある．ベッドサイドでいつでもエコーが可能で在宅医療でも利用できる．

❺ プローブの種類

セクタ

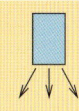

小さなプローブから扇状に超音波が広がるので，乳児の大泉門から頭部を観察する場合や肋間から心臓を検査するのに適しているが，解像力はコンベックスより劣る．

コンベックス

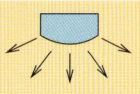

扇状のプローブから超音波が広がり，セクタより広い範囲を観察できるが，解像力はリニアより劣る．

リニア

プローブから超音波が垂直に出て広がらないので，解像力は高いが，広い範囲の観察には適さない．

> **超音波検査の保険点数**[*3]（記録に要する費用を含む）
>
> 1. 断層撮影法（心臓超音波検査を除く）
>   1）胸腹部：530点
>   2）その他（頭頸部，四肢，体表，末梢血管等）：350点
> 2. 心臓超音波検査　経胸壁心エコー法：880点
>
> 　断層撮影を同時に複数部位に行っても1回しか算定できない．同じ月に2回以上検査した場合には，2回目以降の点数は100分の90となる．断層撮影法（心臓超音波検査を除く）で血管の血流診断を目的としてパルスドプラ法を併せて行った場合には，200点加算できる．新生児（28日以内）は所定の点数の100分の60，乳幼児（29日以上3歳未満）は所定の点数の100分の30，幼児（3歳以上6歳未満）は所定の点数の100分の15を加算できる．
>
> 　胸腹部の断層撮影530点を月に10例算定すると5,300点になり，新生児・乳幼児・幼児加算を加えると1年で約60万円〜80万円の収入となる．

[*3] 筆者は日常診療でエコーを行うことが多い．とくに腹痛，下痢，嘔吐の患者はほぼ全例にエコーを行うが，保険請求する症例は一部である．腸重積などの疾患を見つけた場合には保険点数を算定しているが，エコーのプロである医師・超音波検査技師が時間をかけて慎重に検査するのと同じ保険点数を短時間の検査では算定できないと考え，ほとんど保険請求していない．エコーは，診断精度を高め，保護者がより信頼してくれる手段と考えているからである．

X線

- 胸部・腹部X線単純撮影は小児科診療所でも行うことが多い検査である．しかし，X線検査では被曝を避けることはできない．X線検査は生殖腺の被曝をできるだけ避けて，必要最小限の被曝線量になるように努め，被曝について説明を十分に行うことが大切である．

胸部X線単純撮影の被曝線量

- 胸部単純X線撮影の実効線量は0.1 mSv（ミリシーベルト）程度であるが，小児は放射線に対する感受性が高く成人に比べて2〜3倍のリスクとの報告もあり，また小児は平均余命が長く放射線障害が発現する可能性はより高くなる．
- 2011年の日本における自然放射線の年間推定値2.1 mSvと比べ，胸部単純X線撮影の被曝量は非常に少なく，被曝は通常問題にならない．しかし，どんなに線量が低くても影響がゼロとはいえない．X線撮影を行う前に，保護者に被曝とX線写真を撮ると何がわかるのかを説明する必要がある．

被曝を最小限にする

- X線撮影では患児が動くとピンぼけ写真になる．再撮影を避けるためには，動かないようにして撮影する必要がある[*4]．検査時は保護者に手伝ってもらうと児の不安を緩和できるが，保護者も被曝してしまう．そのため，X線単純撮影では照射野以外の位置でプロテクターを装着してもらい，被曝線量を低くする必要がある．

[*4] 患児の不安感や恐怖心を少しでも少なくするために，撮影台におもちゃを置いたり，壁に絵を貼ったり，ビデオでアニメなどを見せるなどの工夫も大切である．

生理検査：エコー，X線，心電図，呼吸機能検査

> ### 胸部・腹部単純X線検査の保険点数
>
> 画像診断料が85点，X線撮影料がデジタル68点，アナログ60点，電子画像管理加算57点で，アナログ撮影は145点，デジタル撮影は210点になる．デジタル撮影にすると保険点数は65点高く，フィルムと現像液・定着液の購入費と廃棄費用が不要となる．
>
> デジタル撮影の保険点数は210点であるので，1月に20日間診療し1日1回撮影するとして，約4年間で200万円の収入になる．

- デジタルX線撮影装置を使用すると，撮影に必要な線量が少なく，撮影後に画像処理ができるため，再撮影の必要が少なくなった．また，デジタルX線撮影では，撮影してすぐに画像を保護者に説明することができる．

デジタルX線装置

- 診療所で使われるデジタルX線装置は，X線照射装置，撮影台，IPプレート*5，画像読み取り装置*6，画像診断ワークステーションで構成されている．
- データは一般にDICOM規格で記録され，画像ワークステーションで表示・保存する．
- モニター画像は，画像処理を行うことで濃度やコントラスト，拡大率などが変更できる．
- IPプレートと読み取り装置ではなく，シンチレータを使ってX線を黄緑色の光（550nm）に変換し，CCDカメラで撮影するX線センサーを使用したデジタルX線システムもある．

X線撮影装置の価格

- X線照射装置と撮影台が250万円程度，デジタルX線装置の価格は，IPプレート，画像読み取り装置と画像ワークステーションは，最も基本的な構成で200万円程度である．記録装置やモニター数などで価格は変わる．

心電図

- 心電図を記録するのは，虚血性心疾患，心筋疾患，先天性心疾患，不整脈を疑った場合などである*7．
- 通常の12誘導心電計だけでなく，携帯型心電計，ホルター心電図，ベッドサイドモニターも診断に有用である．

携帯型心電計

- 「心臓の鼓動がおかしい」「突然，動悸が激しくなる」「脈拍がとぶ」などの症状を訴えて受診した患者で，12誘導心電図で異常なく，ホルター心電図でも異常が見つからないことがある．このようなときに，携帯型心電計が役立つ．異常を感じたときに携帯心電計で心電図を記録してもらうと，不整脈と症状の関連がわかる．

*5
IPプレート
X線を磁気記録できるプレート．

IP：imaging plate

*6
画像読み取り装置は，IPプレートをスキャンしてデジタルデータに変換する．

DICOM：Digital Imaging and Communication in Medicine

CCD：charge coupled device

*7
小児で虚血性心疾患や心筋疾患は非常にまれで，先天性心疾患の診断は心エコーが有用である．心電図は不整脈を診断するために行うことが多くなる．

> **心電図の保険点数**
>
> 四肢単極誘導および胸部誘導を含む最低12誘導：130点
> ホルター型心電図検査：30分ごとに90点，8時間以上1,500点
> 同一月内に2回以上行った場合2回目は100分の90で算定する．
> 携帯型発作時心電図記憶伝達装置使用心電図検査：150点
> 新生児（28日以内）は所定の点数の100分の60，乳幼児（29日以上3歳未満）は所定の点数の100分の30，幼児（3歳以上6歳未満）は所定の点数の100分の15を加算できる．

- 携帯型心電計の操作は簡単で，右手の人差し指が電極に当たるように心電計を持ち，V_4あたりの胸壁に心電計を密着させて心電図を記録する[*8]．

ホルター心電図

- ホルター心電図は，日常生活でのさまざまな不整脈の診断，重症度の判定などに有用である．とくに頻度の少ない不整脈の検出や，徐脈性不整脈や夜間睡眠中の不整脈の検出が可能で，不整脈と症状の関連を調べることができる[*9]．
- ホルター心電図の解析機能がある心電計では，携行型記録器を購入するとホルター心電図の解析もできる．

ベッドサイドモニター

- ベッドサイドモニターは，患児の状態監視だけでなく，不整脈が疑われる児や泣くために心電図を記録できない乳幼児の心電図を確認できる．また，運動負荷中の心電図を監視できる．
- 不整脈は，負荷心電図で運動中の不整脈の変化をみる必要がある．エルゴメータやトレッドミルを使用した負荷心電図が理想であるが，診療所で行うのは困難である．マスター負荷試験は，負荷も強くなくて安全であるが，負荷用の階段が必要で，負荷中の心電図を監視しないので異常に気づかずに運動を続けさせてしまう危険がある．
- ベッドサイドモニターを使って，ジャンプで運動負荷を行うと運動に伴う不整脈の変化を簡単にみることができる．ジャンプテストは器具も不要で，簡単に運動負荷を行うことができる[*10]．

ベッドサイドモニターを使った負荷心電図検査の実際

- 患児に電極を装着して，その場で縄跳びのようにジャンプしてもらい，心拍数150/分以上になるまでジャンプを続けてもらう．運動を急に止めると下肢からの静脈還流が減少して危険なので，ジャンプ終了後はすぐにベッドに寝かせる．
- 心不全がある児や虚血性心疾患児のジャンプテストは危険であるが，基礎疾患のない児ではジャンプテストの危険性は非常に低く，常にモニターで心拍を監視・記録しているので，危険な不整脈の発生はすぐにわかり負荷

*8 医療機関向けの機器を使用すると保険点数150点が算定できる．

*9 携行型記録器は小型になり，小児にも使いやすくなっている．

*10 ただし，保険点数を算定するには6誘導以上の心電図記録が必要なので，ベッドサイドモニターで1～2誘導の心電図を記録しても保険請求はできない．

を中止できる.
- 救急薬品，AED，挿管の準備は必要であるが，診療所でも簡易な運動負荷が可能となる．
- 保護者にも検査に立ち会ってもらえれば，その場で検査結果を説明できる．

心電計の価格
- 心電計は120〜200万円程度で，高機能モデルでは24時間心電図の解析も可能である．ホルター心電図用の携行型記録器は70万円程度である．携帯型心電計の一般向けの機器は2万5千円程度，医療機関向けの機器は15万円程度，ベッドサイドモニターは120〜140万円程度である．

呼吸機能検査

スパイロメトリー
- X軸に時間をとり，Y軸に排気量の変化を記録したものをスパイロメトリー，記録曲線をスパイログラム，測定装置をスパイロメーターという．
- 診療所でもスパイロメーターを使用した呼吸機能検査が可能である．スパイロメーターを使うと，気管支喘息(以下，喘息)発作の吸入による改善状況，喘息の経過をデータとしてみることができる．
- フローボリューム曲線(FVC)(❻)は保護者への説明に有用である．
- スパイログラムは，ゆっくりした呼吸で最大呼気位と最大吸気位の肺容量変化を測定する肺活量と，最大吸気位からできるだけ速く最大努力呼気をさせて努力肺活量を測定する方法がある．閉塞性換気障害である喘息の検査では，努力肺活量を測定するときに得られる努力呼気曲線を主に用いる(❼)．

AED：automated external defibrillator

心電図を記録するときの工夫

心電図は動くと記録できないので，患児になるべく不安を与えないように保護者に付き添ってもらい，筆者のクリニックではベッドの上の天井に絵を貼っている．

FVC：flow volume curve

❻ フローボリューム曲線

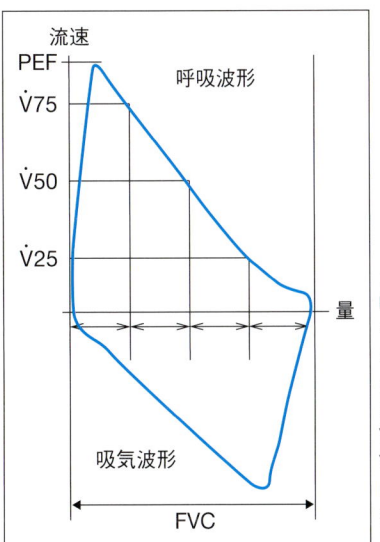

フローボリューム曲線は，最大吸気位から最大努力呼気したときに記録される気流速度と排気量の関係を図示したもので，X軸に排気量，Y軸に気流速度をプロットしている．
peak expiratory flow(PEF；最大呼気流量)：呼気流量の最大値
$\dot{V}50$：50％肺気量位での呼出流量
$\dot{V}25$：25％肺気量位での呼出流量
PEFは通常75％以上の肺気量位に認められ主に中枢気道を，$\dot{V}50$と$\dot{V}25$はより末梢の気道を反映している(❽)．

❼ 時間・流量曲線：最大努力呼気曲線

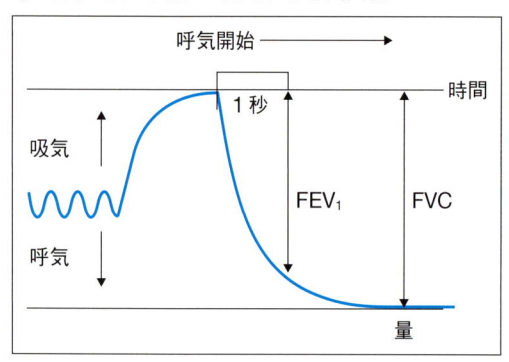

❽ フローボリューム曲線

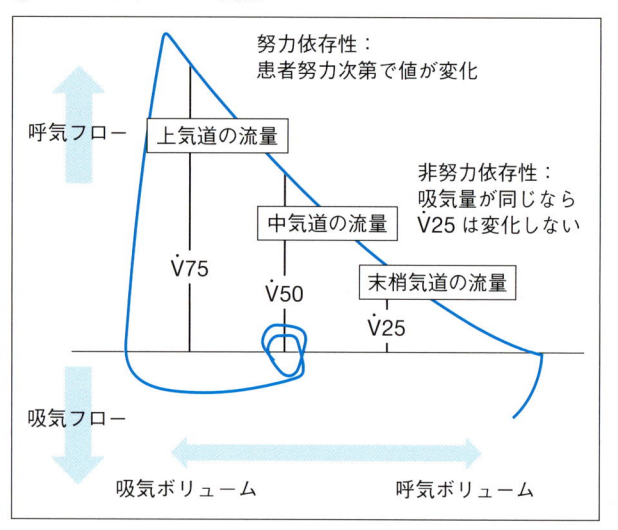

スパイロメトリーは何歳から可能か
- スパイロメトリーは，指導すれば5歳以上で測定可能である．
- 「風船を膨らませるように息を吹いて」「ケーキのろうそくを消すように息を吹いて」など，息を吐く要領を説明する．
- 最大吸気ができているか，吸気後すぐに呼気を始めているか，最大呼気努力をしているか，最後まで呼出できているか，咳や発語などのアーチファクトがないか，などに注意する必要がある．
- 測定の妥当性は，フローボリューム曲線のパターンでも判定できる（❽❾）．

スパイロメーター
- スパイロメーターには気量型と気流型がある．

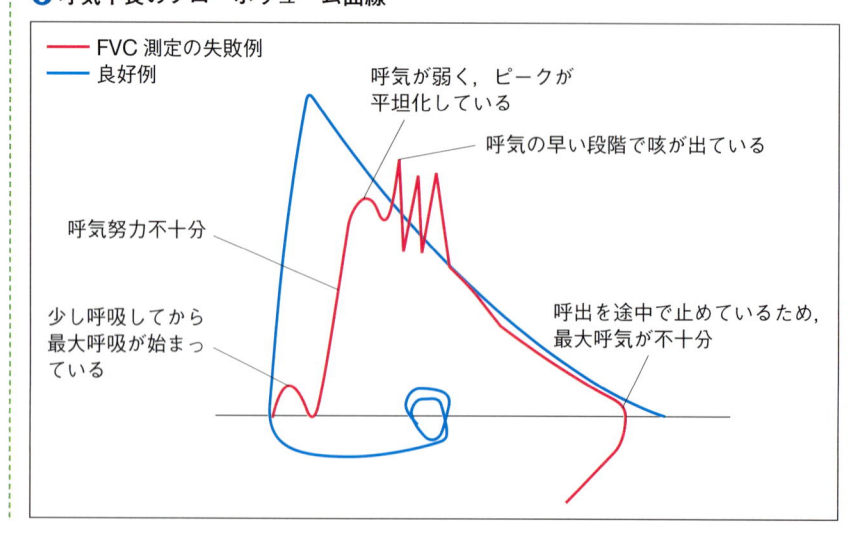

❾ 呼気不良のフローボリューム曲線

> ### 呼吸機能検査の保険点数
>
> 　呼吸機能検査等判断料 140 点は 1 月 1 回算定でき，フローボリューム曲線（強制呼出曲線を含む）は 100 点で，曲線を描写し記録した場合に 1 月に 1 回算定できる．計算によって求められる努力肺活量，1 秒量，1 秒率，MMF，PFR などは別に算定できない．
>
> 　呼吸機能検査フローボリューム曲線 100 点を算定し，呼吸機能検査等判断料 140 点を加えると 240 点となり，1 月に 10 人検査すると 2,400 点，1 年で約 29 万円の収入となる．

MMF：maximum mid-expiratory flow（最大呼気中間流量）

PFR：peak flow rate（ピークフロー値）

- ▶ **気量型**：気量を微分して流速を算出し，精密呼吸機能検査（機能的残気量，肺拡散能力検査，気道抵抗など）の測定ができるが，高価である．
- ▶ **気流型**：診療所で使用されるスパイロメーターで，差圧式流量計や熱線流量計を用いて流速を測定し，流速を積分して流量を算出している．努力呼気曲線からフローボリューム曲線を同時に得ることができる（❻）．

スパイロメーターの測定項目

- ❿ にスパイロメーターの測定測目を示す．

スパイロメトリーの解釈

- 小児では %FEV より 1 秒率のほうが喘息の重症度を反映するとされ，米国のガイドラインは 1 秒率 85% 以上を正常としている．
- フローボリューム曲線は非発作時の評価が重要で，とくに末梢気道を反映する下行脚に注目する．健康児や軽症喘息児では，下行脚はやや上に凸であるが，喘息児ではより重症になるほど下に凹になり，$\dot{V}50$，$\dot{V}25$ が低値を示して，末梢気道で気流制限が生じていることがわかる（⓫）．

❿ スパイロメーターの測定項目

vital capacity（VC；肺活量）
ゆっくり呼吸した際に測定され，最大呼気位から最大吸気したときの吸気肺活量と最大吸気位から最大呼気したときの呼気肺活量を測定し，大きい値を肺活量とする
forced vital capacity（FVC；努力性肺活量）
最大吸気位からできるだけ速く最大努力呼気をして得られる肺活量
%vital capacity（%VC；対標準肺活量）
VC の性別，年齢，身長から求めた標準値に対する割合．肺活量は性別，年齢，身長により異なるので %VC で評価するが，6 歳未満の予測式はない
FEV_1（1 秒量）
努力呼吸開始から 1 秒間の呼出排気量
$\%FEV_1$
FEV_1 の性別，年齢，身長から求めた標準値に対する割合
FEV_1/FVC（1 秒率）
1 秒量を努力性肺活量で割ったもの

⓫ フローボリューム曲線のパターン

正常　気管支喘息　肺気腫
喫煙者　肺線維症　上気道狭窄

- 慢性咳嗽などで喘息を疑ったときには可逆性試験を行うと診断に有用である．また，喘息のフォロー中に検査すると経過がよくわかる．成人では，改善量 200 mL 以上かつ改善率 12% 以上で気道可逆性ありと判定する．小児の基準はまだ確立されていないが，成人の基準に従ってもよいといわれている．

スパイロメーターの価格
- スパイロメーターは 35 万円程度である．

⊃ 文献
1) 内田正志．小児腹部エコーマスターガイド．東京：診断と治療社；2005．

⊃ 参考文献
- 河村一郎ほか．特集：エコーを聴診器のように使ってみよう．外来小児科 2009；12：30-72．
- 内田正志．小児腹部超音波診断アトラス．東京：ベクトル・コア；2002．
- 小熊栄二．小児科医が理解すべき画像診断のリスクと正しい知識．小児科 2012；53：773-84．
- 小児アレルギー学会．呼吸機能検査．濱崎雄平ほか監修．小児気管支喘息治療・管理ガイドライン 2012．東京：協和企画；2011．p.71-6．

ハード　医療活動の基本を支える

魅せる検査
耳鏡・ビデオ機器による鼓膜所見，ティンパノメトリ
―急性中耳炎，滲出性中耳炎の診かた

天野出月，村上綾子 | あきつこどもクリニック

- 急性中耳炎，滲出性中耳炎は一般小児科医が頻繁に遭遇する疾患である．両疾患ともに自然治癒率の高い疾患ではあるが，一方で頻度は低いが後遺症や合併症が存在する．それぞれの疾患に対し耳鼻咽喉科領域からガイドラインが出されており[1,2]，症状のみではなく鼓膜所見に重点をおいたスコアリングと，その合計点数による治療選択が提唱されている．
- 今後，小児科医が効果的に中耳炎治療に関わっていくためには，まずは正確な鼓膜所見をとれることが必須となる．そのうえで的確な治療を選択し，紹介すべきケースでは適切なタイミングで耳鼻咽喉科専門医につなぐことが求められる．

急性中耳炎

- 近年，耐性菌の増加により，急性中耳炎に対する抗菌薬の適正使用が議論されている．小児科医側からは，多くの急性中耳炎は自然治癒傾向が強いため初期には抗菌薬を投与をせず経過をみるという考え方が提案されている．一方，耳鼻咽喉科医側からは急性中耳炎の重症化・難治化対策として，細菌培養・薬剤感受性検査の結果に応じた抗菌薬選択を行うという，ガイドラインに沿った治療の流れがある[*1]．
- 急性中耳炎に対し，一元的な治療論は述べられないが，いずれの治療を選ぶにしても，鼓膜所見を正確にとり適切な治療へつなげる必要がある．

症状

- 急性中耳炎の症状には耳痛（耳いじり），耳漏，発熱などがあげられるが，年齢によってその訴える症状は異なる．とくに重症化・難治化しやすい2歳未満の児では，中耳炎の頻度が高いにもかかわらず，耳の痛みを訴えることはないため注意を要する．耳いじりや夜泣き，寝つきの悪さ，長引く膿性鼻汁などがみられる場合には積極的に中耳炎を疑う．
- 子どもが「耳の奥が痛い」と訴えた場合，安易に中耳炎と判断してはいけない．外耳炎や外耳道異物，プール後の耳垢塞栓の膨張など，耳鏡を入れてみればわかる疾患もあるが，咽頭炎からくる放散痛にも考慮しなければいけない．耳と咽頭は同じ知覚神経が関与しており，しばしば「耳の痛み」と表現される．
- 発熱と急性中耳炎の重症度は必ずしも一致しない．感冒初期に発熱があり

*1
小児科医が中耳炎に抗菌薬が不必要であると述べる背景として，耳鼻咽喉科医に比べて比較的軽症の中耳炎を診る機会が多く，自然治癒を経験することが多い点があげられる．一方ガイドラインでは鼓膜所見を重視しているので，自然治癒群であっても抗菌薬を投与する例が出てきてしまう．

中耳炎を認めても，中耳炎が発熱の直接原因であることは少なく，上気道炎そのものによる場合が多い．また，高熱が数日にわたって続く場合には，むしろ中耳炎以外のフォーカスを探すべきである．微熱の遷延，または感冒がおさまりかけたころの二峰目の発熱などが中耳炎でよくみられる熱型である．

治療

- 小児急性中耳炎の主要な原因菌*2 は肺炎球菌およびインフルエンザ菌で，*Moraxella catarrhalis* がそれらに続く．日本では肺炎球菌の約 50〜65％が，インフルエンザ菌の約 50〜70％が薬剤耐性をきたしており，起因菌の感受性に基づき重症度に応じて抗菌薬を選択する必要がある．
- ガイドラインでは，**付表 ❶〜❹** に示すように，重症度に応じてアルゴリズムを選択し，経過観察または抗菌薬を投与して治療を進めていくことが提唱されている[1]．

> *2
> **Hib ワクチン，肺炎球菌ワクチン導入後の原因菌**
> 定期接種として導入されてからまだ日が浅いため，わが国での疫学調査は限定的である．また新規抗菌薬（TFLX，TBPM-PI）の導入時期と近いため，ワクチン単独での比較は難しい．今後，起因菌の変化に関するデータ分析が待たれる．

肺炎球菌迅速検査キットの利用

起因菌検査として培養検査・感受性検査が最も確実な検査方法であることは間違いないが，検査結果を得るまでに時間がかかるという欠点がある．しかし肺炎球菌迅速検査キットは 20 分未満で肺炎球菌の有無を判定でき，抗菌薬の選択を行ううえでの有用な判断材料となる．2011 年からは中耳炎および鼻副鼻腔炎の細菌抗原診断として保険適用（保険点数 210 点，判断料〈月 1 回に限る〉144 点）となっている．

培養との一致率は約 80％と良好であるが，イムノクロマト法により検出していることから死菌の検出の可能性，抗原量が少ない場合の偽陰性の可能性，常在菌の検出の可能性，薬剤耐性菌やその他の起因菌の検出ができないなどがあることを念頭におく必要がある．

経過の見方

- 全身状態が改善していても鼓膜所見が改善していないことはよくあることである．「解熱したから」「耳の痛みがなくなったから」といって安易に治癒と判断すべきではない．
- 中耳炎の治療経過では，あくまでも鼓膜所見の推移が重要であり，ワンポイントの所見による治療効果判定は不十分と考える．最新の 2013 年版ガイドラインでは，抗菌薬の効果判定までの期間を内服開始から 3 日後とこれまでより短く設定しているが，これも鼓膜所見の推移を正確に判断できてこそである．
- しかし施設によっては画像保存が難しいことも多く，前回所見の具体的な記録がない場合や複数人で診療している場合には，正確な経過を追うことができずに誤った判断を下してしまうことがある．そこで，急性中耳炎の初期状態から治癒するまでの一連の鼓膜所見を基準化した OMNI cycle

OMNI cycle：Otitis Media Normalization / Improvement cycle

❶ 鼓膜内視鏡でみた急性中耳炎の経過（OMNI cycle）

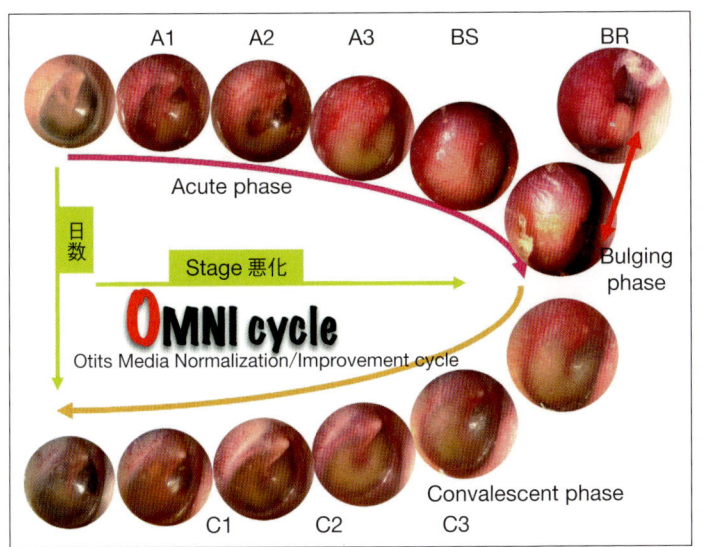

OMNI cycle は急性中耳炎の流れを急性期（Acute phase），鼓膜膨隆期（Bulging phase），寛解期（Convalescent phase）の3つの相に分類している．このように病期分類を行うことにより病態の把握がしやすく，一貫性のある診療を行うことができる．

❷ OMNI cycle を用いた鼓膜所見の説明

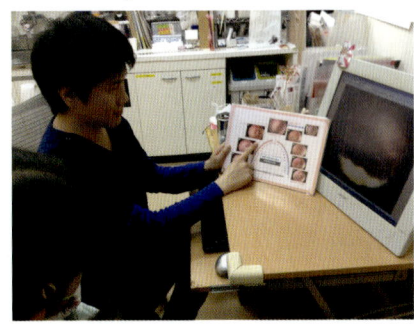

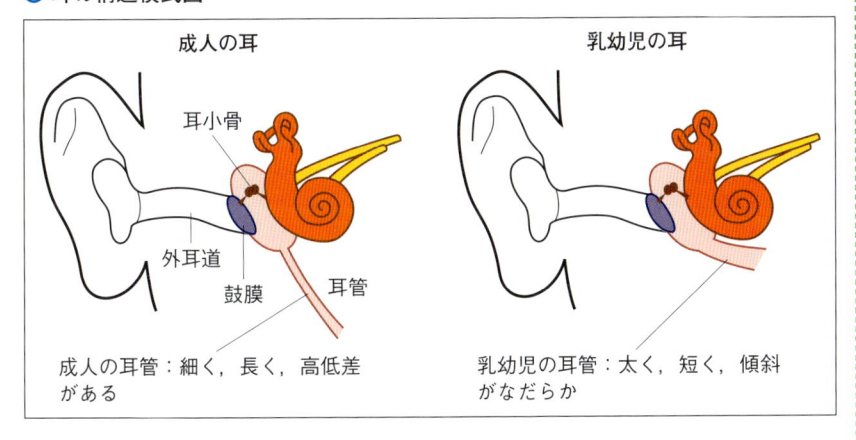

❸ 耳の構造模式図

成人の耳管：細く，長く，高低差がある

乳幼児の耳管：太く，短く，傾斜がなだらか

（❶）を用いた経過記載が簡便かつ有用である[3]．またこの図を実際の鼓膜所見と照らし合わせながら病状説明を行うことにより，保護者の理解が得られやすい（❷）．なお，耳の構造模式図（❸）を使い，中耳炎の発症メカニズムについて説明をすることも家族の理解に役立つ．

- 小児の耳管は太く短く水平であるため経耳管的に感染を受けやすく，先行する上気道感染に続いて中耳腔に炎症を起こしたものが急性中耳炎である．入浴の際に水が入ったり，子どもが耳の穴に指を突っ込んだことが原因ではない旨を説明する．鼻水が原因とわかれば，その後の鼻汁吸引処置にも協力的になる．

❹ ポータブル吸引器スマイルキュート®
（興伸工業）

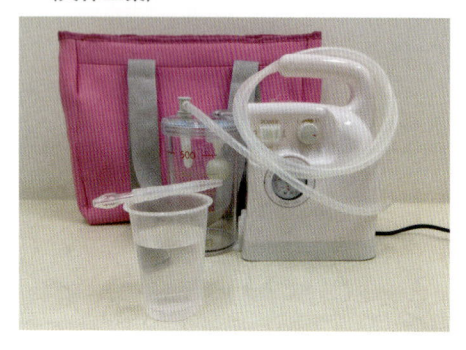

❺ 鼻処置のしかた

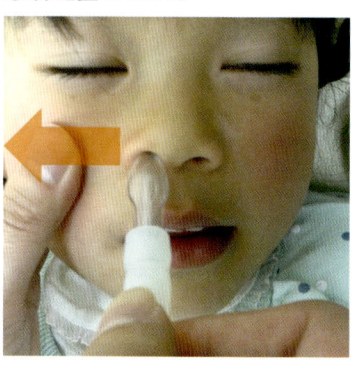

片側ずつ，吸引側の鼻唇溝を外側方向によく引っ張りながら丁寧に吸っていく．乳幼児の鼻腔内は柔らかく，陰圧になるとすぐに閉じてしまうため，引っ張るのがコツである．それでも吸引が不十分な場合には洗浄水（塩・重曹混合溶液）を適宜使用しながら吸引を行うとよい．

耳鼻咽喉科へ紹介するタイミング

- 小児科医の立場では，耳鼻咽喉科へ紹介するタイミングとは鼓膜切開を検討するタイミングといってもよい．日本では，2013年版のガイドラインでトスフロキサシン（TFLX）やテビペネムピボキシル（TBPM-PI）といった新しい抗菌薬が推奨されるようになり，鼓膜切開例は減少している．しかしこれらの薬は2009年に承認されており，耐性株の動向が変化し，鼓膜切開例の減少は一時的にとどまる可能性もある．とくに再発例，難治例の場合には漫然と抗菌薬を投与するのではなく，鼓膜切開も考慮して耳鼻咽喉科に紹介することも重要である．

鼻処置

- 小児科医にとって鼻処置はあまり一般的ではないようだが，経験的に有効であることが知られている．口で吸うタイプや乾電池式タイプのものが一般家庭で使われることが多いようだが，電源式のものに比べると吸引力は劣る．筆者はポータブル吸引器スマイルキュート®（興伸工業）（❹❺）を使用しており，貸出対応もできるため便利である．
- 一部では，鼻腔内吸引器の使用により鼻粘膜の損傷のおそれや鼻汁のさらなる流出の誘発を懸念する声があるが，鼻処置により哺乳や睡眠などの改善がみられるだけでなく，膿性鼻汁が長引くケースでは吸引器の使用のみで劇的な改善がみられる[*3]．

📖 滲出性中耳炎[*4]

- 小児では90%以上が就学前に罹患するとされていて，小児における最大の難聴の原因である．95%が自然治癒することが知られている一方で，30〜40%で再発し，5〜10%は治癒までに1年以上要することのある，長い経過を要する疾患でもある．
- 治療が必要な理由は大きく2つあり，一つは難聴の改善であり，もう一つは鼓膜の病的変化と後遺症の予防である[*5]．

症状

- 主な症状は難聴や耳閉塞感であり，「聞き返しが多い」「テレビの音量を大きくする」などを主訴に来院する，などと教科書的には書かれているが，

[*3]
日本ではエビデンスには乏しいが，急性中耳炎，滲出性中耳炎，鼻副鼻腔炎のガイドラインにおいて補助療法として記載されており，近年は海外でも支持するガイドラインやエビデンスが発表されてきている．

[*4]
滲出性中耳炎
耳管機能の低下や「鼻すすり癖」によって中耳が陰圧化され，急性炎症を伴わずに中耳腔に滲出液の貯留を認める状態．

[*5]
日本では，2015年1月に日本耳科学会，日本小児耳鼻咽喉科学会より小児滲出性中耳炎診療ガイドラインが発行されている[2]．

❻ 滲出性中耳炎の鼓膜所見

a．正常　　　　　b．滲出性中耳炎

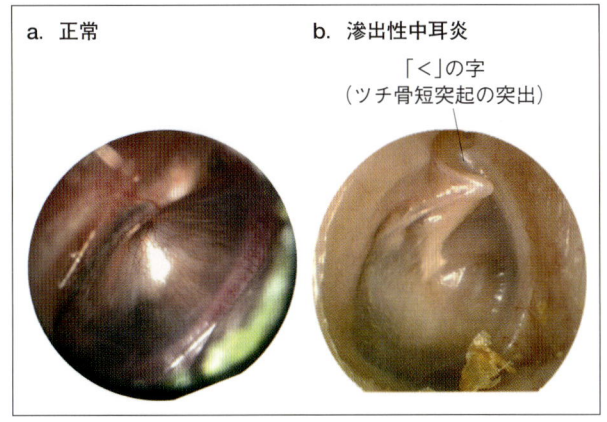

「く」の字
（ツチ骨短突起の突出）

a：正常の鼓膜所見（デジタルマクロビュー〈ウェルチ・アレン社製〉を用いた鼓膜写真）．
b：滲出性中耳炎の鼓膜所見（内視鏡による鼓膜写真）
（上出洋介先生のご厚意により提供）

実際には慢性経過のため本人や家族からの訴えがないことも多く，通常の診療のなかで偶然発見することもまれではない．診断後に，そういえばと保護者が難聴のエピソードを語りだすケースも多い．
- 軽度の難聴で指示が聞き取れない場合だと，「ぼんやりした子」「人の話をよく聞かずちょろちょろする子」などというレッテルを貼られて見逃されることも多く，気づかれないまま学習の場での支障が出たり，友人や家族とのコミュニケーション不良の原因となっているケースをしばしば認める．
- 最終的な言語発達への大きな影響は一般的にはないとされるが皆無ではなく，耳を診る機会のある小児科医がまずは所見に気づき，一歩踏み込んだ具体的な質問[*6]をすることが診断の第一歩である．

診断
- 滲出性中耳炎の診断は，鼓膜の観察により中耳貯留液を確認し，かつ急性ではないことの確認が必要である．鼓膜所見はバラエティに富んでおり，陥凹，膨隆，混濁，光錐の減弱や消失，中耳貯留液の存在などである．中耳貯留液も漿液性～粘膿性まで多様である．
- はじめのうちは慣れていない小児科医には難しく感じるが，ここであきらめてはいけない．少なくとも難聴を伴うような滲出性中耳炎では，鼓膜の陥凹に伴ってツチ骨柄が強く内陥しており（❻b），これを意識してふだんから見慣れていくと，診断率が上がる．

ティンパノメトリ[*7]
- 鼓膜所見から診断するのは難しいが，滲出性中耳炎では鼓膜の可動性の減弱や低下も重要な所見である．気密耳鏡で鼓膜の可動性の評価も行えるが，より客観的に評価を行うことのできるティンパノメトリは有用である．

*6
滲出性中耳炎を見つける問診例
「集団の中で会話に参加できずポツンと取り残されている様子はないですか？」「後ろから来ている車の音に気づきますか？」「とっさの一言（あぶない！ どいて！ など）に対する反応が鈍くないですか？」

*7
ティンパノメトリ
密閉した外耳道内の空気圧を変化させて鼓膜，中耳のコンプライアンスの変化を測定することにより中耳腔の貯留液の存在を推測する．

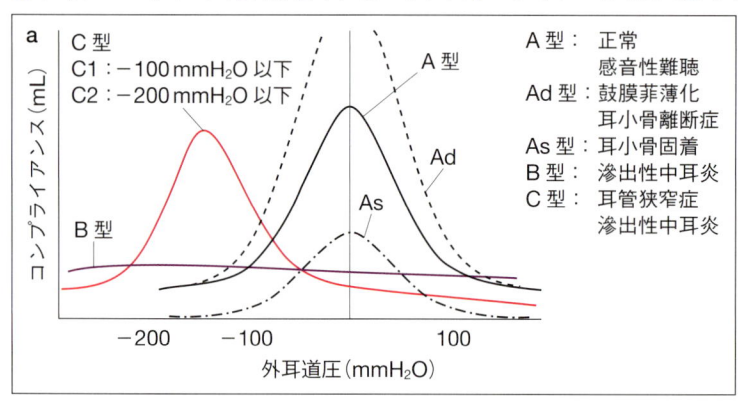

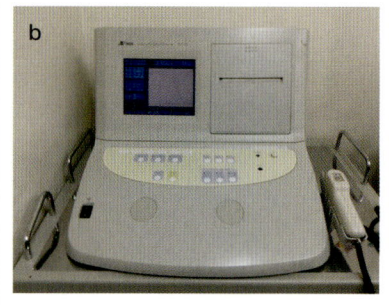

❼ **ティンパノグラムの型(a)とインピーダンスオージオメータ RS-33 リオン(b)**

```
a  C型                              A型  ： 正常
   C1：−100 mmH₂O 以下                      感音性難聴
   C2：−200 mmH₂O 以下               Ad型 ： 鼓膜菲薄化
                                          耳小骨離断症
                                   As型 ： 耳小骨固着
                                   B型  ： 滲出性中耳炎
                                   C型  ： 耳管狭窄症
                                          滲出性中耳炎
```

- ❼に示すように，圧によりA(As, Ad)型，B型，C(1, 2)型に分類されるが，滲出性中耳炎と診断するのはB型もしくはC2型の場合である．耳垢塞栓がある場合には評価が困難であるが，多少の耳垢程度はまったく問題ない．
- この検査は侵襲性が低く，主に中耳貯留液による難聴が問題となる3歳以上の学童ではたいていの場合はスムーズに行える．検査の結果を実際にグラフとして出すと，保護者の理解を得られやすく，かつ自信をもって耳鼻咽喉科へ紹介できるため，小児科医にとって心強いツールの一つであるといえる．

治療，耳鼻咽喉科へ紹介するタイミング

- ガイドラインでは付表❺に示すような治療方針を推奨している．急性中耳炎後に滲出性中耳炎へ移行することも少なくないが，急性中耳炎後の無症候性貯留液の多くは3か月以内に消失する．一方で3か月を超えて残存する場合の改善率は半年で26％，1年でも33％にとどまることに注意が必要である[4]．このことから，高度の難聴を伴わない罹患期間3か月未満の滲出性中耳炎が一般小児科での経過観察可能な範囲であろう．
- 滲出性中耳炎の保存的治療としてエビデンスがある選択肢はカルボシステインのみであり，保険適用がある唯一の薬剤である．第2世代抗ヒスタミン薬，鼻噴霧用ステロイドの使用はアレルギー性鼻炎が合併する場合にのみ考慮されるとされ，有効性は認められていないことに注意したい．また，鼻副鼻腔炎を合併しているものではマクロライド療法（クラリスロマイシン少量長期投与療法）も選択肢の一つである．自己通気用の風船を用いた耳管通気も有効であるとされるが，小児科ではあまり一般的ではない．
- 耳鼻咽喉科への紹介を考慮すべきものは❽の3つの場合である．

❽ **耳鼻咽喉科への紹介を考慮すべき場合**
- 3か月以上治癒しない滲出性中耳炎
- 3か月以内であっても両側の難聴で日常生活上支障が出ている場合
- 片側であってもアテレクタシスや癒着，真珠腫などの病的変化をきたしている場合

症例：4歳，男児

耳の違和感を主訴に受診．両側の中耳腔に漿液性貯留液が充満．聞こえに関して母親に尋ねたところ「小さなころから聞き返しの多い子だっ

たため変化を感じない」「言葉が遅く，言語療法に通っている」とのこと．ティンパノメトリを行い，両側B型，両側滲出性中耳炎の診断．今までにも，感冒などで受診時に同様の指摘がされていたが，継続して治療はされていなかった．その後，耳鼻咽喉科でチュービング（鼓膜チューブ留置術）を行い，言語表出について順調に改善がみられている．

鼓膜所見のとり方

用意すべき機器
- 鼓膜を観察する機器として，耳鼻咽喉科医は内視鏡を使用することが一般的であるが，小児科医はデジタルマクロビュー（ウェルチ・アレン社製）で十分である．機種によってはパソコンなどの画面や外部モニタに投影することが可能であり，保護者とともに鼓膜所見を確認することができる．所見を供覧することにより疾患や治療内容への理解が得られやすく，ぜひ導入をお勧めしたい．

鼓膜の見方
- ❾に鼓膜の見方をステップ順に示す．

❾ 鼓膜の見方

ステップ1：ポジショニング
- 小児の場合，鼓膜を観察するにあたり児の固定は大切なポイントの一つである．
- まずは児の耳の高さが観察医の目の高さになるように椅子の高さを調節する．
- 乳児では，❿aのように保護者に体と頭を固定してもらうことも可能だが，基本的には保護者以外にもう一人介助者が必要である（❿b）．
- 正面を向いて座らせ，可能なら保護者の両足で子どもの足を挟み込んでもらう．
- 保護者に子どもの手首をしっかり持って膝の上で固定してもらい，介助者が顔のみ横に向けることで，保護者の腕や子どもの肩が観察のじゃまにならずにすむ．

ステップ2：耳鏡の挿入
- 観察者は片手で耳介を後上方へと引っ張り，外耳道をまっすぐにしたうえで耳鏡を"そっと"外耳道に挿入する．
- 観察者は児の急激な体動に対応できるように常に気を配る必要がある．

ステップ3：鼓膜の観察
- 正常な鼓膜であればツチ骨・光錐が観察できる．
- 初心者は外耳道後壁を鼓膜として観察してしまうこともあり，この2つをランドマークにして，まずは鼓膜を観察することに慣れる．
- 児が啼泣した場合にはしばしば鼓膜が発赤してしまうため，児が泣く前に所見をとることが推奨されるが，現実には難しいこともある．多少発赤があっても気にせず，あくまでも貯留液に着目する．

耳垢除去[*8]
- 鼓膜所見をとるにあたっての最大の障壁は耳垢の存在である．耳垢除去は一般小児科医で無理に行う必要はないが，もし行うのであれば⓫の器具を用意することが望ましい．
- 鼓膜が半分以上観察できている場合やツチ骨が確認できている場合には除去の必要性は少ない．耳垢除去が必要と判断した際は，耳鏡を挿入し光源

[*8] 耳垢がとりにくい場合には，決して無理をするべきではない．カルテに「右耳は耳垢で観察できず」のように記載をし，保護者にもその旨を説明し，痛みなどが出た際には耳鼻咽喉科で耳垢除去と中耳炎のチェックを受けるように伝える．

❿ 鼓膜観察時のポジショニング

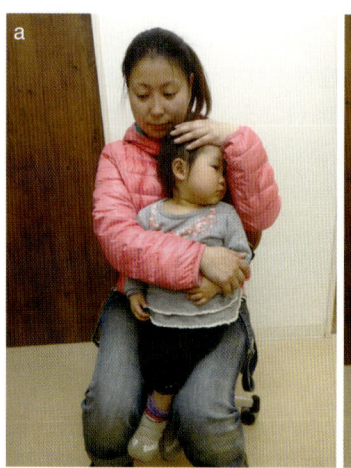

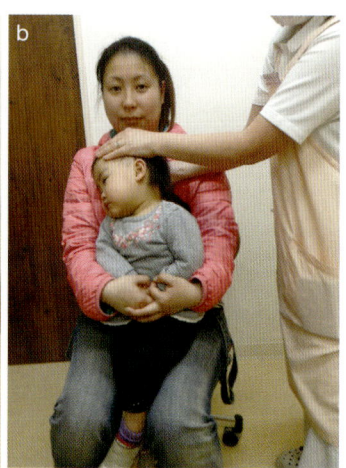

⓫ 耳垢除去に使用する器具

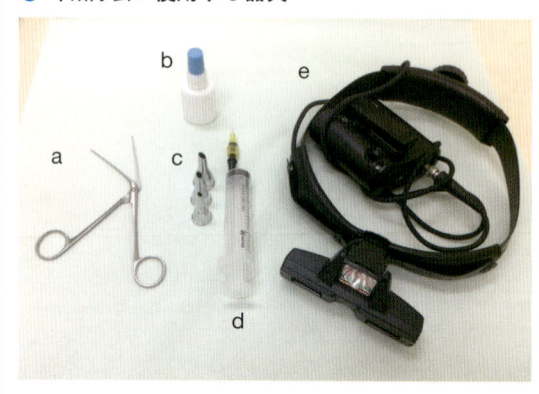

a：耳垢鉗子．小此木式，麦粒状（永島医科器械）．
b：耳垢水．
c：耳鏡．小児はサイズ3前後が使用しやすい（永島医科器械）（c下）．
d：耳洗浄用シリンジ（胃管チューブから自作）．
e：ルミビュー（ウェルチ・アレン社製）．

⓬ 耳垢除去のしかた

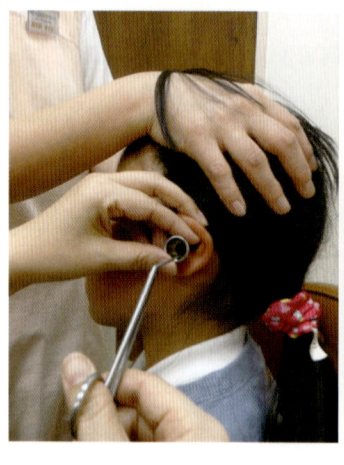

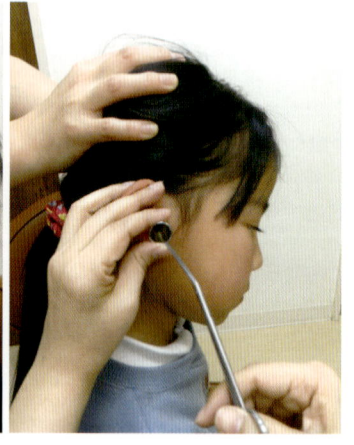

*9
耳垢除去時に出血した際には5,000倍希釈アドレナリン液を含ませた綿球やガーゼを用いて圧迫止血をし，止血を確認してから帰宅してもらう．これを怠った場合には，次回の鼓膜観察が困難になったり，帰宅後に耳からの出血に気づいた保護者の不安・不信感を増大させてしまう．正直に出血の旨を伝え，すみやかな処置が必要である．

付き拡大鏡で観察下に，耳垢鉗子を用いて耳垢除去を行う(⓬)．
● 巨大で乾燥した耳垢の場合には，無理に引っ張り出すと外耳道を傷つけてしまうため*9，耳垢水による前処置が必要なこともある．次回受診時の前日から当日にかけて集中的に点耳して耳垢を軟らかくする．

家庭での耳垢除去

保護者から質問されることが多いが，筆者は基本的には推奨をしていない．綿棒などで耳垢を押し込んでしまい，かえって状況が悪化してしまうこともある．耳掃除により外耳炎を起こしたり，まれではあるが鼓膜穿孔を起こしたという経験もあるため注意が必要である．耳垢は自然に外に出てくるものであり，柔らかいタオルで耳介をそっと拭う程度で十分である．

おわりに

- 近年，日本でも一般小児科医が耳鏡を握り，積極的に鼓膜所見をとり中耳炎（急性・滲出性）の治療を行うことが多くなった．優れた機器の登場やガイドラインの普及により，今後はさらに小児科医が中耳炎の治療を行う流れが加速すると考えられる．
- しかし，診療の中心は適切な鼓膜の観察と，抗菌薬を中心とした薬剤の適切な投与である．進歩していく新しいエビデンスを参考にしながら，日々の診療に役立てたい．

文献

1) 日本耳科学会，日本小児耳鼻咽喉科学会，日本耳鼻咽喉科感染症・エアロゾル学会編．小児急性耳炎診療ガイドライン2013年版．東京：金原出版；2013.
2) 日本耳科学会，日本小児耳鼻咽喉科学会編．小児滲出性中耳炎診療ガイドライン2015年版．東京：金原出版；2015.
3) 上出洋介．「診撮」正常鼓膜と病的鼓膜の所見を読む．小児耳鼻咽喉科誌 2013；34：245-51.
4) Rosenfeld RM, Kay D. Natural history of untreated otitis media. Laryngoscope 2003；113：1645-57.

知恵の実

地球からポリオがなくなる日はもうすぐそこに

　2001年から毎年，インドのNID（National Immunization Day 全国ワクチン一斉投与日）に参加している．NIDは年2回実施され，インド全国で一斉に5歳以下の子どもたちへポリオワクチン投与を行う．インドで5歳以下の子どもの数は1億7千万人．インドでは2011年1月のポリオ患者を最後に3年間野生株ポリオの発生がみられず，2014年1月にポリオ撲滅国と認定された．しかし世界からポリオがなくならない限りNIDは続けられる．

　スラム街でのワクチン投与活動には日本ではとても想像できない困難さを伴うが，1日500～1,000名にワクチンを投与し終えた後の充実感は得難いものだ．何よりもインドの子どもやお母さんからもらう感謝の言葉と笑顔は，日本へ帰国してからの日々の診療へのエネルギーを私に与えてくれる．

　残るポリオ常在国は3か国（ナイジェリア，パキスタン，アフガニスタン）となった．ナイジェリアでは2014年7月からポリオ発生はみられず，この状態が続けば，今年9月にはポリオ常在地のリストから外れる予定である．人類は天然痘ウイルス撲滅に続き，ポリオウイルス撲滅の日をもうじき迎えようとしている．しかし，テロや内戦の悪化でポリオワクチン投与活動がままならないことが懸念されている．子どもたちがポリオという悲惨な病気から解放されるためにも，世界は平和であってほしい．

　インドの輝く瞳の子どもたちに会いに，来年もまたポリオワクチン投与活動へ行くつもりだ．

関場慶博（せきばクリニック）

ツール

診療の確実性を上げる

患者さんにクリニックを知ってもらう方法，伝え方

白岡亮平 | キャップスクリニック代官山 T-SITE

医療機関が情報を伝える方法—広告と広報

- クリニック経営において，患者，地域の人に医療機関の存在を知ってもらう方法といった場合，いちばん初めに思いつくものはどのようなものであろうか．多くの人は，駅看板，電柱看板といった「広告」をまず初めに思い浮かべるであろう．しかし，より多くの人にクリニックの存在，そしてクリニックで実施している医療の内容などを知ってもらうためには，「広告」を出すだけでは成り立たないのが今の時代である．

- 多くの情報がさまざまな媒体を通じて入手できる時代であり，医療においても，従来の「広告」だけでは，多くの情報に埋もれてしまい，医療機関が伝えたい内容を伝えることができず，医療の情報を必要としている人がその情報を入手できなくなってきている．医療機関には情報を必要としている人に適切に，必要な情報を提供していくことが求められている．

- そのような社会の変化のなかで，患者，地域の人にクリニックを知ってもらい，適切な情報を共有していくために必要なこととして，「広告」の概念と「広報」という概念を共存させていく必要がある．

- 広報がめざすものは，さまざまなコミュニケーションを通じて，「社会と良い関係をつくりだす」という好意の獲得であり，そのためには，知ってもらい，わかってもらう必要がある．広告が「不特定多数」を対象とするのに対し，広報は特定の人を対象にしている．また，広告は情報の方向性が一方通行であるのに対し，広報は双方向であるという特徴がある．手段としては，広告はもっぱら看板などの広告媒体であるのに対し，広報では多様な手段と機会が存在する．

> ▶ 広報・広告機能は，クリニックを運営するうえで，医療機関として継続していくための経営的な要素だけではなく，患者に対し適切な情報を提供し，より良い医療サービスを地域の人々と一緒につくりあげていくための手段として，とても重要になる．
>
> ▶ 医療広告の目的をしっかりとふまえ，適切な情報を選択し，情報発信の手法を工夫しながら，患者，医療機関，そして社会全体にとって有益なものをつくりあげていく必要がある．

医療広告とは

- 厚生労働省は，医療広告を考えるときに押さえておくべき医療サービスの基本的な考え方として，❶に示す2点をあげている．つまり，命，健康といった非常に特別なものを扱っていること，医療機関と医療を受ける側には，知識の差が著しいという現実を医療機関は知ったうえで医療の広告を作成することとしている．医療機関は，その医療サービスを受ける側との間で，必然的に対等ではない関係性がつくられやすく，より患者の目線に立った，客観性がありわかりやすい広告をしなければならないことを明示している．
- 医療に関する広告として掲載可能な事項としては，医療広告ガイドライン[1]では「患者の治療選択等に資する情報であることを前提とし，医療の内容等については，客観的な評価が可能であり，かつ事後の検証が可能な事項に限られるもの」とされている．
- また，厚生労働省は，上記の内容を担保するために，❷に示す4つの内容を医療広告では禁止している．
- 患者へ医療情報を提供する場合には，本来の医療広告の目的を念頭におきつつ，❷の内容に抵触しないかを常に考えて作成しなければならない．
- 医療広告を考えるときに，「広告」とは何をさすのかも押さえておく必要がある．❸の①「誘因性」，②「特定性」，③「認知性」のいずれの要件も満たす場合には，「広告」として扱われる．
- また，医療機関から地域の人へ情報を提供するうえで，広告としてみなされないものも知っておく必要がある．具体的には，❹のものなどがあげられる．つまり，医療広告として扱われないものに関しては，情報として患者，地域の人へ届けることができる．

医療広報とは

- 医療広報の"広報"とは，"public relations"の訳語であり，コミュニケーションをもとに「社会と良い関係をつくりだす」という好意醸成の考えが根底にあり，公衆との関係づくりととらえ，双方向のコミュニケーションをめ

❶ 医療サービスの基本的な考え方

- 医療は人の生命・身体に関わるサービスであり，不当な広告により受け手側が誘引され，不適当なサービスを受けた場合の被害は，他の分野に比べ著しいこと．
- 医療は極めて専門性の高いサービスであり，広告の受け手はその文言から提供される実際のサービスの質について事前に判断することが非常に困難であること．

(厚生労働省．医療広告ガイドライン[1])

❷ 医療広告で禁止されている内容

- 比較広告
- 誇大広告
- 広告を行う者が客観的事実であることを証明できない内容の広告
- 公序良俗に反する内容の広告

(厚生労働省．医療広告ガイドライン[1])

❸ 医療広告の定義

① 患者の受診等を誘引する意図があること(誘因性)
② 医業若しくは歯科医業を提供する者の氏名若しくは名称又は病院若しくは診療所の名称が特定可能であること(特定性)
③ 一般人が認知できる状態にあること(認知性)

なお，①でいう「誘因性」は，広告に該当するか否かを判断する情報物の客体の利益を期待して誘因しているか否かにより判断することとし，例えば患者による体験手記や新聞記事等は，特定の病院等を推薦している内容であったとしても，①でいう「誘因性」の要件を満たさないものとして取り扱うこと．
また，②でいう「特定性」については，複数の提供者又は医療機関を対象としている場合も該当するものであること．

(厚生労働省．医療広告ガイドライン[1])

❹ 医療に関する広告とは見なされないもの

・学術論文，学術発表等 学会や専門誌等で発表される学術論文，ポスター，講演等
・新聞や雑誌等での記事 費用を負担して記事の掲載を依頼することにより，患者等を誘引するいわゆる記事風広告は，広告規制の対象となる
・体験談，手記等 自らや家族等からの伝聞により，実際の体験に基づいて，個人が出版物やしおり等により公表した場合や口頭で評判を広める場合
・院内掲示，院内で配布するパンフレット等 院内掲示，院内で配布するパンフレット等
・患者等からの申し出に応じて送付するパンフレットやEメール
・医療機関の職員募集に関する広告
・インターネット上のホームページ

(厚生労働省．医療広告ガイドライン[1]より抜粋)

ざすことにより，社会と良い関係を築くための手段であることを認識する必要がある[*1]．そして，そのコミュニケーションに関わる患者，地域社会，医療機関が信頼関係を構築していくことが最大の目的となる．

● また，相互のコミュニケーションに関わる3者が，それぞれ❺に示す3つのステップをふむことが必要になる．

● 広報は一般的な広告・宣伝活動とは異なり，その効果を数値で表すことが困難であり，社会との双方向のコミュニケーションを通じて「心のつながり」を実現し，良質な医療，良好な経営環境の維持・改善をめざすものである．

日本HIS研究センターの定義から考える

● NPO法人日本HIS研究センターでは，医療機関における広報を以下のように定義している．

> 「病院などのヘルスケアを提供する組織が，広く社会から信頼が得られるよう，社会の要望に耳を傾け，互いの利益のためによりよい情報を伝えようとする包括的な組織活動」

● では，この定義のなかの文言について考えてみると，まず「広く社会から信頼」を得るということは，ある一定の個人や集団だけではなく，より広く，多くの人にとって価値のあるものを提供することが求められているということを意味している．また，その情報を提供する個人だけが「社会」なのではなく，その情報を提供する組織自体も一つの「社会」である．つまり，その組織の構成員からも信頼が得られるようにすることが求められていることになる．

● 次に「社会の要望に耳を傾け」ということには，患者の声はもちろんのこと，社会の問題点にもしっかりと目を向けるべきであるということが含まれていると思われる．とくに医療というのは，医療を提供する側と提供される側では大きな知識・情報の差がある．しかし，医療を提供する側の要

[*1] 良い関係性を築くためには，知ってもらい，わかってもらう必要があり，それを実現するためには，一方向のコミュニケーションであってはならず，相互的なコミュニケーションの結果として改善していく必要がある．

❺ 相互コミュニケーションのための3つのステップ

① 相手の声を聴き，理解する
② 聴き取った情報をもとに情報を発信する
③ 情報発信により得られた結果から，自らの行動を改善し，信頼を獲得し継続的な関係性を築く

望が，常に正しいわけではない．そこで，社会としての動きや制度としてのあり方も一つの社会の要望になるわけである．個人だけではなく，社会としての要望を聞くことが医療広報活動には必要となる．
- さらに，「互いの利益のために」ということは，医療は患者，社会，医療機関が互いに協力し合ってつくりだしているものであり，どちらかだけの利益になることではなく，必ず互いの利益になるものでなくてはならないことが明記されている[*2]．
- そして，「包括的な組織活動」という点も重要である．ただ単に，何か文字情報を提供するだけではなく，さまざまな物を使用し，さまざまな場所と時間で，さまざまな人を通して行う包括的な活動であり，さらに一人で行うことではなく，組織として行うことが必要であることを定義している．
- 医療の現場には，さまざまなコミュニケーションが存在する．医療のすべてには，何かしらのコミュニケーションがついてまわり，言い換えれば，医療プロセスはコミュニケーションの集積であり，医療広報活動も一つの医療プロセスの一部であることを認識しておく必要がある．

[*2] とかく，医療は「ボランティア精神」「献身」といったものが美徳のように取り上げられるが，医療という特殊な領域である以上，そのような姿勢をどこかにもちながらも，やはり医療を提供する組織として，自身の組織の存続のためのマネジメントを追求することも必要である．

医療広報の目的とそれに基づいた広報活動の必要性

- 医療広報の目的は，具体的に ❻ に示す5つに分類される．
- ❻ に示す内容をふまえ，何を目的としているかを意識しながら広報活動をしていく必要がある．とくに医療機関としては，本来の使命である公的医療活動と事業法人の一員としてのコンプライアンスといった両面において社会的責任があり，その役割を担うために医療機関としての広報が必要なのである．そして，この公的な役割を重視し，地域とより適正な医療情報を共有することで，結果的に経営的にもメリットとなり，経営と公的機関としての役割の両立が可能になる．

❻ 医療広報の目的

- 公的機関としての透明性の確保
- 医療の質の担保
- 医療現場での職員の意識の統一
- ブランディング
- 地域社会における健康リテラシーの向上

広告事例

- 医療広告の一番の目的は，そこに医療機関があることを知ってもらうことである．ただ，これまでの医療広告はどれも同じような形式，デザインで，情報の項目も均一に提供されてきた[*3]．
- 医療広告の規制は，あくまで「文言」の規制であり，回数，頻度，サイズ，デザインに規制はない．デザイン力を駆使し，患者に知ってもらうための魅力的なメッセージを発信することはたいへん有力な手段になる．ただ今の時代，医療機関の情報などは，すぐにインターネットやスマートフォンで，どこでも誰でも，すぐに入手できるのが現実である．つまり，広告はあくまできっかけであり，その広告から患者や地域の人が自ら情報を収集できる時代になっている[*4]．
- 患者や地域の人が，病気になったり健康の問題で困ったときに，「そういえばそこに○○というクリニックがあったな」と思い出してくれるような広告をすることは，患者や地域の人たちへの貢献にもつながる．
- 一例として休診日のないクリニックの駅看板の事例を示す．

[*3] とくに，駅看板，電柱看板などでは，「医療機関名」「診療科」「診療時間」「休診日」を中心とした，どれも代わり映えのしない広告ばかりである．

[*4] インターネットの普及に伴い医療広告のあり方も，「できる限りの情報をその広告媒体の中に盛り込んで提供する」から「有益な情報を必要最低限でかつ，人の目にとまるような表現方法で情報収集のきっかけを提供する」に変化しなければならないと考えられる．

❼ キャップスクリニックの広告例

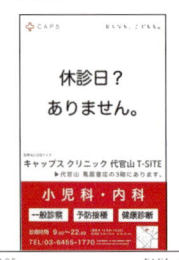

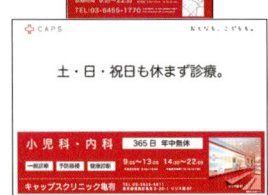

①「○○クリニック　診療科　小児科・内科　午前診療9時〜13時，午後診療15時〜19時，休診日なし，電話番号○○-△△△△-□□□□　保険診療　予防接種あり，乳幼児健診有，成人健診有，院長○○太郎，××駅前徒歩3分」
②「休診日？　ありません．365日，おとなもこどもも．○○クリニック」（❼）

- この①と②の駅看板の場合，どちらのほうが印象に残るであろうか．
  ▶ インターネットやスマートフォンが普及していなかった時代は，当然，①のほうが情報量が多く，そこですべての情報を得ることができ，患者にとってたいへん有益な広告になっていたはずである．しかし，今の時代は，どの医療機関も広告を行い，病院の紹介をしているなかで，①のような広告ではまったく印象に残らず，情報がたくさん載っているからといって来院にはつながらないであろう．
  ▶ しかし，②はその医療機関の特徴を的確にとらえ，さらには不必要な情報を極力そぎ落とし，より患者や地域の人の印象に残る広告となっており，そこから自分自身で必要な情報を検索し，来院につなげていくであろう．
- 現在の日本の医療機関数は，経営的な観点からみて飽和状態といえる[*5]．つまり，需要と共有のバランスからして，地域の人が自分で医療機関を選ぶ選択肢が増えている時代となっており，地域によって差はあるが，患者にとっては，医療機関が近くにあって当たり前，そしてそれを患者自身が選別し受診する時代となっている[*6]．

> ▶ 医療広告のあり方として，ただ単に医療機関が存在することを表現するのではなく，患者や地域の人自身が情報を獲得することのできるきっかけづくりと，その後の医療機関の選択において納得感をもって受診できるような情報提供が必要になってくる．
> ▶ 自分自身で情報を取りにいくときにカギになるのが，インターネット上のホームページ情報である．広告という観点と，広告には入らないインターネット検索によるホームページ情報を組み合わせて情報提供をしていくという連携が効果的になるのである．

📋 広報事例

- 広報活動を3つの視点から，具体例をあげて述べてみる[*7]．

理念の共有と発信

- 一般企業同様，医療機関は一つの組織であり，その経営方針や独自性を「あるべき姿」や「目標」といった形で表現することは，患者や地域の人々との信頼関係の構築，そしてそこで働くスタッフにとって組織としての一体感を形成するために非常に重要な要素である．

[*5] 全国の受療率から患者数を想定し医療機関数の割合をみると，ちょうど経営が成り立つか成り立たないかの瀬戸際にある．（2011年財政制度等審議会財政制度分科会に，日本医師会が「平成24年度予算編成に向けての日本医師会の見解—定例記者会見」として提出した資料に，損益分岐点比率は一般診療所で92.3%と示されていることによる）

[*6] 多くの選択肢があるなかで，患者は，自分の納得感を重視して医療機関を選ぶようになるであろう．つまり，与えられた情報だけではなく，自分自身でその情報を入手し，それによって自分自身が納得し，そして受診という行動につながるわけである．

[*7] ここであげたものは，広告，そして広報活動のごく一部である．このほかにもさまざまな媒体や手法がある．

- 医療を受ける側は，医療機関がどのような理念・方針のもとに医療を提供しているのかを知ることによって，医療機関への理解が深まり，信頼関係の構築に大きく役立つであろう．医療は，提供する側と受ける側の相互の協力によって成り立っているため，医療機関が実現したい目的を患者や地域の人々が知ることによって，協力関係を築きやすくなる[*8]．
- 医療機関としての理念を発信する方法にはいくつかのものがある．この場合，広報というと「広報誌」や「ホームページ」といったものが連想されやすいが，それだけではなく，さまざまな手段を組み合わせて行う[*9]．組織と社会とが常に交流し，双方向のコミュニケーションを行うことが広報の手段であり，理想的なあり方である．
- とかく一方通行な情報提供をよくみかけるが，常に患者や地域の人々，そしてスタッフとの会話，対話，声がけなどが，医療広報の根底を支えていることを認識する必要がある．

適切な医療情報の提供

- 医療におけるトラブルの原因の一つとして，「医療機関と患者・地域の人々との医療知識の格差」がある．医療従事者が常識と思っていることも，患者にとっては初めて知ったこと，聞いたことの連続ということがある．
- その医療知識の差を埋めていくことは，本来，「診療」が担うべき役割であるが，「広報」によって，それをより効率的に，より多くの人に実施することができる．今までも，医療機関において，「医療知識の格差」を埋めるために，さまざまな取り組みがなされてきているであろう[*10]．
- 適正かどうかは別として，一般的な知識などは，インターネットで検索し，入手できる時代である．そのような社会の変化のなかで，患者にとっては，目の前にいる人から発せられた言葉，そして患者自身にカスタマイズされた情報こそが価値があるものと感じるのである．医療を提供するその人独自の言葉で，患者に情報を選んで提供する取り組みが必要とされている．

患者の訴えに合わせた医療情報提供の試み

あるクリニックでは，医療情報を医師，看護師，クラークが協力して，病気や健康に関することを患者にわかりやすくかみ砕き，さまざまなプリントを50種類以上作成し，診察の状況や患者の訴えに合わせて，医師だけではなく，看護師，クラークが協力して情報提供を行っている．医療はただでさえ敷居が高く，難しいものとして認識されがちなところを，より親しみやすい言葉で，かつより詳しい内容を，患者に合わせて提供している取り組みである．この取り組みを行った結果，患者の健康や病気に対する理解度は向上し，よりスムーズな診療が行えるようになっているそうである．

このように，適切な医療情報を工夫し，提供することは，患者にとって有益なだけでなく，日々の診療を効率化し，医療を提供する側の負担も減らしていく重要な取り組みである．

[*8] たとえば，ある医療機関のスタッフが患者に，「何回も受診しなくていいですよ」という言葉をかけたとする．ある患者は，「心配だから来ているのに，見放された」と感じてしまうかもしれない．そこで，その医療機関が「患者さんがご自身で健康管理ができるような医療を提供していきます」「私たちは，日本の医療費の健全化のため，不必要な受診・検査を減らしていきます」という理念を掲げ，常にその理念を実現すべく診療を行い，その理念を患者に伝えていた場合には，先ほどの言葉は，患者自身に「自分で健康管理をするためのアドバイスなのだな」というメッセージとして受け取ってもらえるようになるであろう．このことは，患者に限ったことではなく，共に働くスタッフも同様である．自分たちの行動の判断基準がなければ，同じ医療機関であるのにもかかわらず，それぞれのスタッフがまったく異なる言動をとってしまうことになり，そうすると患者は戸惑い，場合によってはその戸惑いはクレームとなり，対応するスタッフに負担を強いることになってしまうであろう．

[*9]
- 新聞，雑誌，専門誌，テレビ，ラジオといったさまざまなメディアにおけるパブリシティ活動
- 独自制作の広報誌や情報提供冊子の発行
- 講演会の開催
- アンケートや苦情・投書への対応といった公聴活動
- 朝礼などの院内コミュニケーション
- インターネット，IT技術（ホームページ，メールマガジン，SNSなど）を用いた多様なコミュニケーション
- 診療時の会話・受付時の対応などの直接的な患者とのコミュニケーション　など

患者アンケートとその報告

- アンケートの実施とその報告も大事な広報活動の一つである．患者にとって医療機関というのは，なかなか意見を伝えにくい場所の一つである[*11]．医療機関としては，そのような特殊な状況であることを理解し，患者や地域の人がどのような意見をもっているのかについて，さまざまな形で公聴する機会をもたなければならない[*12]．
- その一つとして，患者アンケートの実施とその報告があげられる．医療機関として患者や地域の人々の意見を聞き，その結果に対して改善していこうとする姿勢を示すことは，医療機関の信頼を構築するうえで必要な要素である．

> ▶今まで，医療機関を知ってもらうためには，広告などを用いて，直接的に医療機関を紹介することが主な方法であった．しかし，医療の広告が乱立するなか，その手法を変えていかなければならない時代になっている．
>
> ▶医療機関としての信頼性を高め，そして地域とのつながりを重視し，より間接的な方法で医療機関の存在を知ってもらうことが求められている．時にはすぐに結果につながらないような，地域における健康リテラシーの啓発活動や地道な取り組みが効果的であり，後に患者からの支持につながってくる．
>
> ▶クリニックを知ってもらうことは，その存在を医療機関が直接的にアピールするのではなく，患者や地域の人が必要とする存在になることがまず先である．選択したくなるような医療機関であることの実績を一つずつ積み上げていくことこそが，今後の医療機関の広報のあり方になると思う．

文献

1) 厚生労働省．医業若しくは歯科医業又は病院若しくは診療所に関して広告し得る事項等及び広告適正化のための指導等に関する指針（医療広告ガイドライン）．
http://www.mhlw.go.jp/topics/bukyoku/isei/kokokukisei/dl/shishin.pdf

---

[*10] 医療機関では，製薬会社，各種学会などが作成したパンフレットがおかれていたり，ポスターなどが貼られているのをよくみかける．しかし，それをじっくり見ている患者はどれほどいるであろうか．どの医療機関にも同じポスターが貼られていたり，おいてあるパンフレットは患者にとっては他の医療機関でも見られるありふれたものとなり，ほとんどが情報提供の手段として，効果的なものではなくなってしまっている．

[*11] 近年，患者が医療機関を選ぶ機会が増えているため，一概にはいえないが，自分の健康を預けている立場にそのような意見を言うことは，自分自身に不利益を被る可能性があると考えてしまう患者も少なくない．

[*12] アンケート以外に，診療所主催セミナー等での意見交換も一つの手段である．

ツール　診療の確実性を上げる

ツールを使った説明・管理

須貝雅彦｜おひさまクリニック

- 筆者は小児科外来における「ツール」[*1]という言葉を，診療の確実性を上げるための補助的手段として用いる．小児医療というくくりのなかでも，無数のツールがある．受診されていない人への一般的な小児医療の啓発などに用いるツールも多種多様にある．本項では医療現場での使用を中心に述べる．

*1
ツール
ツール(tool)とは日本語に訳すと道具，コンピュータ用語としては，何か作業するときに補助的に用いられるソフトウェア，プログラムのことをさす．

ツールの使用目的

- インターネットの時代となり情報が過剰にあふれ，また，その同時性により新しい情報がさらに新しく書き換えられるようになった．一方，スマートフォンの爆発的な普及により，情報へのアクセスは格段に身近なものへと変化した．しかしながら，情報通信の進歩とは一見逆らうように，あふれかえる情報のなかで，必要な情報を得られない，どの情報を選ぶべきかわからない，という保護者に意外なほど多く出会う．診察室内の会話中に，「どうしてこういう話をされるのだろう」と疑問をもちつつ傾聴していると，保護者が相談する相手もなく，まったく方向違いの情報に振り回されていた，ということも珍しくない．
- 以上のような背景から，現代では，診察室での説明はかつてのような決まった情報を伝えるだけの画一的で一方的なものでは十分ではなく，より正確で双方向，より個別的(患児に直接必要な情報)であることが求められていると考えられる．
- この目的に沿う補助手段としてのツールには，材質として主に紙媒体，アプリやソフトなどのデジタル媒体があり，製作者で分類すれば，自作のもの，他社(者)が作ったもの(出版物，インターネット上に公開されているものなど)多々あり，それぞれに利点と欠点がある．
  - ▶紙媒体：物理的に書き込めたり，気軽に手渡せる，という利点があるが，作成し印刷した時点から情報が古くなっていく，という欠点がある．
  - ▶デジタル媒体：紙媒体に比べ，情報の更新を随時していけるという利点があり，また空間的な問題を解決できる可能性を秘めている．欠点としては，かなり身近にはなってきたものの紙媒体のような使い方ができにくいことである．
- それぞれのツールには一長一短があり，どのようなものを「どう用いるか」が大切である．
- 以下にツールを用いる場面を，① 診療現場，② 予防接種スケジュール，

③学校関連書類に分けて，例をあげながら，その利用目的や方法について具体的に述べる．

ツール利用の実際

一般診療での利用
診察時の説明

- 疾患の説明やその治療法，ホームケアの仕方などは，たとえ診察室で時間をかけて丁寧に説明しても，十分に理解し実行できる保護者ばかりではない．そのため，説明の要点をまとめたものがあると，自宅に帰ってからも医師の説明を思い出すことができ，安心して子どもの経過をみることができると期待される．
- 診察室におけるツールは，その目的から，❶に示す機能を備えていることが理想的と考えられる．
- 出版物では，エビデンスレベルが高く，定期的に改定されている，気管支喘息や食物アレルギーなどの診療ガイドラインは，情報の信頼性は一般的に高いが，そのままでは保護者には難解なことが多いため，わかりやすい説明を加える必要がある[*2]．
- どのツールを用いるとしても，使い方として筆者が大切だと思うことは，保護者とのコミュニケーションを築くうえでは，医師やスタッフがそこに書き込みをするという小さな行為である[*3]．
- デジタル媒体については当院では実際に使用していないが，さまざまなアプリ，ソフトなどが登場している．利用されるようになってまだ日が浅く，いろいろな可能性のある分野であるが，紙媒体と同様に医師を含めたメディカル・スタッフが患児の状態情報の伝達に直接関わることが大切である．

診察後の対応・受診

- 帰宅後に悪化した場合の対応や次回の受診をどうするかということは，保護者にとって重大な関心事である．まず，家庭での様子を医療者側が具体的に把握する必要がある．そのためには，書き込み欄のある体温表が便利である（❷）．これは医療機関で独自の工夫が施されたものが紙・デジタルいずれの媒体でもインターネット上に多数公開されており，自院に適したものを参考にするとよい．
- 紙・デジタルいずれの媒体の場合でも，いつ記載するか話し（筆者は測定したときにと伝えている），家族は色違いで記載するようにしてもらい（家族内感染がわかりやすい），そして次回受診のタイミングについて説明・記入すると保護者にはわかりやすい．注意すべき点は，難しくなりすぎないことである．グラフの書き方がわからない保護者がいることにも留意する．
- 慢性疾患に関連するものとしては，喘息日誌，肥満症の体重，夜尿症や便秘の記録，頭痛やめまいの出現の記録などがあり，これらの記録期間は長期に及ぶため，モチベーションの維持にも役立つ工夫[*4]が必要となる．

---

❶ 診察室のツールに必要な機能

- 情報の発信：こちらから伝えたいことをわかりやすく確実に伝えることができる．
- 確実な伝達：説明の際に保護者の理解度を推量しやすいものであること（それによって理解を深めてもらえる）．
- 内容の再現：伝えられたことを保護者が思い出すことができる．

[*2] 『お母さんに伝えたい 子どもの病気 ホームケアガイド（第4版）』（日本外来小児科学会編，東京：医歯薬出版，2013）は，複数の医師による検討がなされ，改訂を重ね内容が新たに書き換えられており，また自由にコピー・加工することが認められているなど信頼性・利便性が高く，医療機関の外来では用いやすいであろう．

[*3] 当院でも印刷したツールをよく使用するが，そこに書いた何気ないこと（下線や日付程度のものでも）が意外と保護者に強い印象を与えていることを後から聞かされて驚くことがある．

[*4] 簡単で楽しい，たとえば好みのキャラクターの使用など．

❷ 保護者用体温表

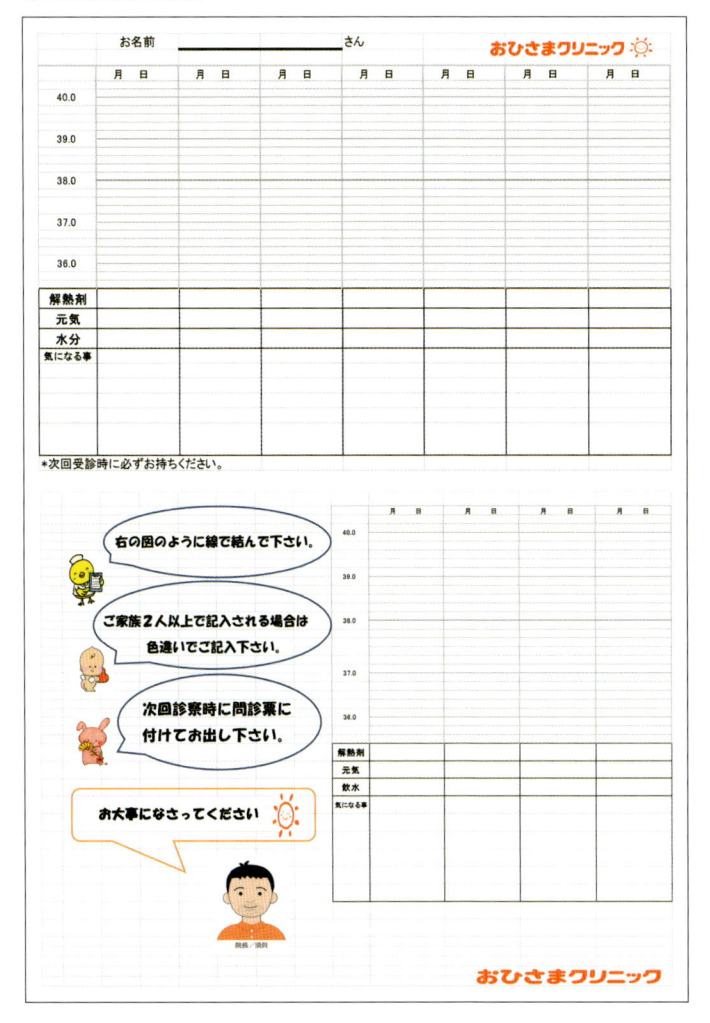

予防接種スケジュールでの利用

- また，夜間や休日の診療体制は地域によってさまざまで，知らない人にとっては不安要素の一つである．病状説明，受診のタイミングと併せて，時間外当番病院の情報についても説明しておくことが大切である*5．

- 近年，大きく遅れていた日本の予防接種が世界的なスタンダードに急速に近づいているなかで，とくに保護者に予防接種の必要性を理解してもらい，多数のワクチンをきちんと受けてもらうためのしくみづくりは，安全で確実なワクチン接種の普及をめざすうえで必要条件である．これも疾患の場合と同様，理解しやすくかつ個別的な対応を行うことがポイントであり，ツールを用いることによって円滑に行うことが期待できる*6．

- 当院でもスケジュールの説明をわかりやすく，確実に伝える方法を試行錯誤し，学会などに参加し他院での試みを参考にしつつ改善を重ね，某製薬会社の協力を得て，現在は❸のようなスケジュール表を用いて説明している*7．

*5
休日・夜間診療の案内については，自院（あるいは地域医師会）のHPに情報があると保護者にとって便利かつ安心であろう．

*6
当院が開院した2008年当時，扱っていた予防接種の種類はまだ少なく，「管理する」という段階にはなかったが，その年末のHibワクチンに始まって，年を追うごとにワクチンの種類・回数が増加し，それとともに何をどのように接種していけばよいか指導することも増えてきた．

*7
作成当初は単にカレンダーのようなものであったが，曜日の色分けなどを行って見やすさに配慮したり，転記しやすさなどについても常に改善し続け，また新たなワクチンが登場した場合にも臨機応変に変更している．

❸ ワクチン接種早見表カレンダー

- 予防接種スケジュールは便利なアプリなどもある．とくに接種日を前もって知らせるリマインダー機能などはアナログ媒体にはない親切な機能である．しかし，医療機関によっては同時接種や接種できる種類と曜日に制限がある場合があり，アプリでの設定との間に齟齬が生じることもある．いずれを利用するとしても，ワクチン接種の意義とともに自院で説明することが大切である．

学校関連書類

- われわれの診療の対象となる児童の主たる生活の場ともいえる学校とのつながりが大切であることはいうまでもないが，実際に学校とスムーズに連携することの難しさを感じている医師も多いと思う．医療機関から発する，学校生活管理指導表や学校感染症による出席停止に関する書類などは，一見ツールには見えないが，患児や疾患を通して学校とコミュニケーションをとることができ，利用の仕方によりツールとなりうる．そのためには，学校がどのような情報を必要としているかを把握し，医師が積極的に関わる姿勢を示す必要がある．

- 例として学校生活管理指導表（アレルギー疾患用）[1]をあげる．この指導表の目的は，学校生活において急速な症状悪化による対応が必要な児童に対し，医師の指導のもと，学校生活を安全に過ごせるようにする，となっている．指導表が学校でどのように使われているのか，その一例を❹に示す．学校が求めている情報は，主としてふだんの学校生活での注意点と緊急時の対応である．学校では指導表をもとにして面談や緊急時対処を教育

❹ 学校生活管理指導表のアレルギー管理プラン

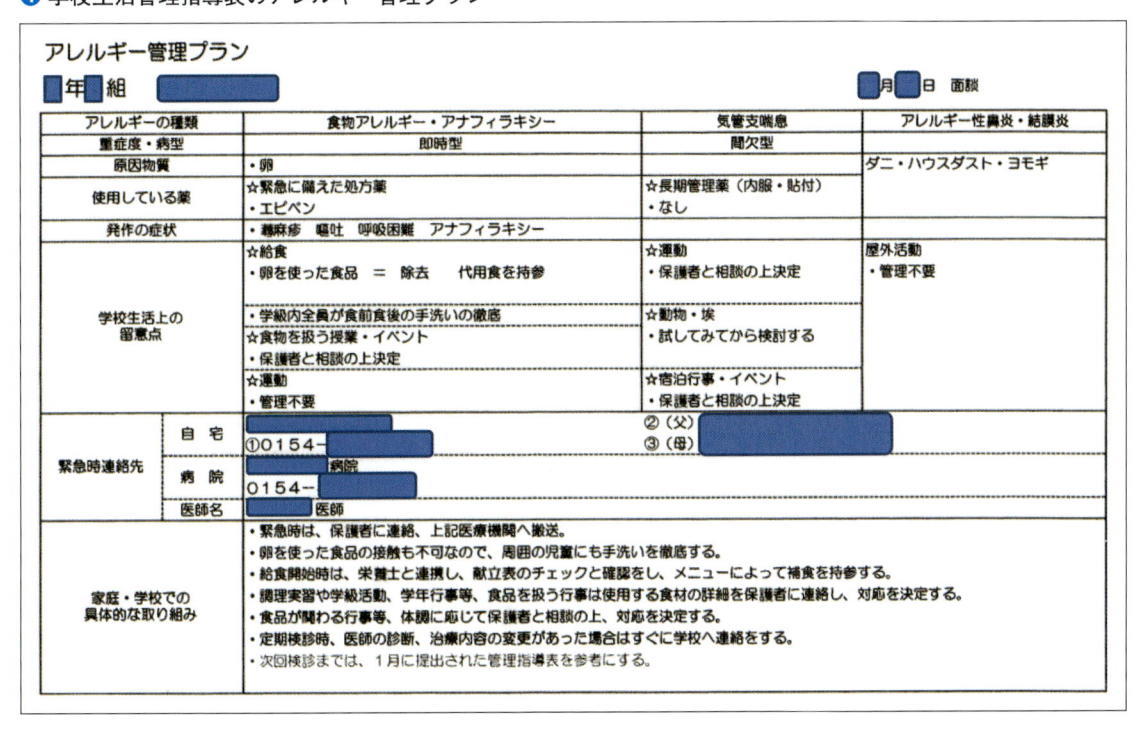

*8
当院が位置する北海道釧路市・釧路町では，平成24年4月の学校保健法施行細則の改定に合わせて，地域での学校に通知する書類を「意見書」として統一した（❺）．

- 委員会や消防署と確認している．最近になってアレルギー疾患への理解や緊急時の連携が教育現場で急速に整備されてきており，この機会に医師の側も積極的に関わることが望まれる．
- 学校感染症による出席停止を学校に通知する書類については，診断書を要する場合や医療機関からの書類を要さない地域もあり，学校や地域によって取扱いに違いがある*8．診断病名を伝えることのみならず，疾患の扱いについて幼稚園・保育所や学校と共通理解をもつことを重要なコンセプトとしている．
- インターネットによる情報の氾濫，抗原迅速検査の普及などにより，保育・教育現場での医療情報は混乱しているところが多いものと考えられる．園医・校医として顔の見える関係をふだんから築くことはもとより，感染症やアレルギー疾患といった学校にとって身近で重要な疾患について，園・学校と相互理解を深めることは重要であり，学校書類はそのきっかけとして大いに利用する意義があると思われる．

❺ 学校感染症等に係る登校に関する意見書

まとめ

- 本項では，主としてツールの利用方法について述べてきた．デジタル媒体は今後，利用者やデバイスの進化により時々刻々と変わっていくことであろう．
- ただ，情報技術が進歩しても，具体的な診察と診断が重要であることは変わりなく，あふれる情報のなかで不安ばかりが高まっている保護者や学校などに，医師が関わることの重要性は小さくなるどころか，むしろ増している．ツールは医療者と患者のより良いコミュニケーションを構築する方向で進歩していくことが望ましい．

> ▶ ツールを利用する利点は，医師や患児が何を伝えたいか，何を知りたいか，ということを明確にして共有しやすくすることである．
>
> ▶ ツールとは，医療者と患者が互いに何を伝えたいかという毎日の診療現場の熱意と誠実さのなかから，医師やメディカル・スタッフがどのような方法で伝えるかを考えて作成・利用するもので，その行動自体が自院のコミュニケーション力を高めていくことにつながっていくと確信している(それはきっと楽しい作業になるはず!)．

文献

1) 文部科学省スポーツ・青少年局学校健康教育課監修．学校のアレルギー疾患に対する取り組みガイドライン．東京：日本学校保健会；2008.
http://www.gakkohoken.jp/book/ebook/ebook_01/01.pdf

知恵の実

待合室にテレビ復活

近年，多くの小児科医院の待合室からテレビが消え，絵本の本棚に変わっている．当院でもそうだった．しかし，数年前から待合室にテレビが復活．放送しているのは，院長手作りのスライドショー．内容の例をあげれば，けがの治療法(湿潤療法)，毛虫皮膚炎，水分摂取の方法，病気のときの入浴の考え方，予防接種のすすめなど．季節によって，また予防接種のあり方が変わったときなどに内容を変更している．時には院長の趣味紹介も登場する．1枚のスライドが20秒，60枚のスライドをつくって20分ものが完成する．そのスライドショーが自動的に繰り返すようになっている．

診察終了時に，「外のテレビで見たんですけど，うちの子もいびきをかくんです」とか，「B型肝炎の予防接種って必要なんですね」「先生，音楽されるんですか」など．乳幼児健診だけでは話すことができない健康教育や啓発，交流のチャンスになっている．

吉永陽一郎(吉永小児科医院)

ツール　診療の確実性を上げる

診療予約
―予約制に適さない"診察"の待ち時間対策

隠岐直紀｜おき医院

- 小児科外来サービスにおいて，患者・家族とのコミュニケーションによる信頼関係の確立は重要であり，とりわけその障害となる不満の最大要因（診察までの長い待ち時間）は最初に取り除いておきたい．
- とはいえ，急性疾患の患者が多い小児科の外来診療は完全予約制にすることができない．その理由は，1人あたりの診察時間を一定にすることが困難だからである．逆に，乳幼児健診と予防接種は予約制が適している．
- よって予約制が適している予防接種・健診は「診察時間を約束する」未来日付の日時予約とするが，予約制が適さない診察は「順番のみを約束する」当日外来の順番受付とし，その順番受付でいかにして患者の不満を解消するかについて述べる．

受付業務の一般的な流れ

業務の流れ（❶）*1

*1 業務の流れの主軸は，人（患者）の流れと紙情報（カルテ，診察券）の流れである．

- 診察前後の一般的な業務の流れは，以下のとおりである．
  ▶ 患者は ① 来院すると，② 受付窓口へ行き，用件を伝え，保険証を提出する．再来であれば ⑦ 診察券を提出．また，初診であれば問診票に記入する．窓口側スタッフは提示された診察券を元にカルテの準備を行い，問診票を添えて書類を ④ 診察室へ送り，診察の待ち行列に加える．
  ▶ 診察は，用意されたカルテの順番に行うので，診察室側のスタッフが声がけするまでは患者は ③ 待合室で待つ．診察室側スタッフは，患者を

❶ 施設レイアウトと動線

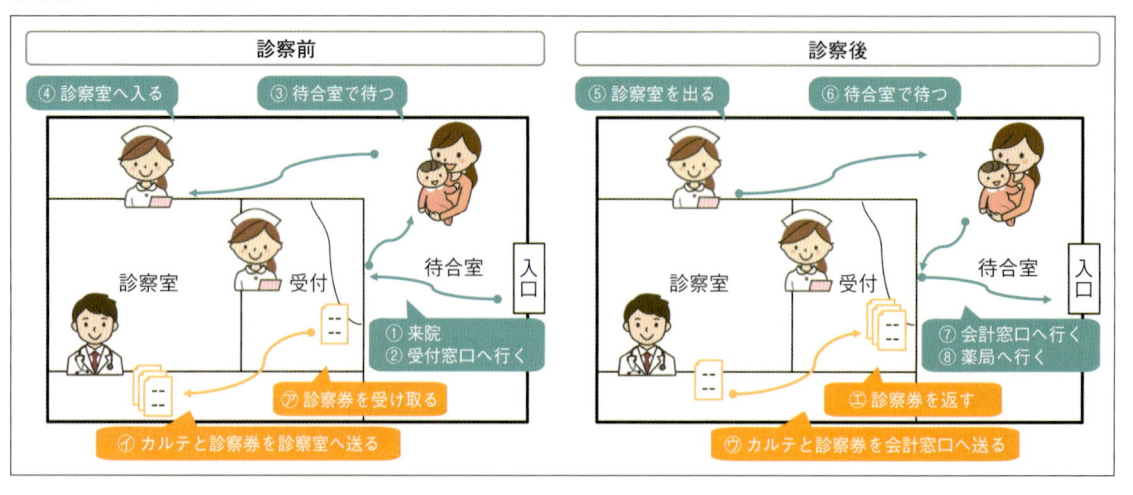

④ 診察室に案内し，診療の内容に応じて診察室，検査室，処置室，点滴用ベッドなど場所を変えて診療介助を行う．
▶ 診察後に，診察室側スタッフが記入されたカルテを ⑨ 会計窓口へ送り，会計の待ち行列に加える．患者は ⑤ 診察室を出て，⑥ 待合室にて会計を待つ．窓口側スタッフは，会計計算後処方箋と領収書を用意して，患者に声がけする．患者は ⑦ 会計窓口にて費用を支払い，処方箋，領収書，㊀ 診察券，保険証を受け取り，⑧ 薬局へ向かう．

● 診察室側スタッフの主な業務は，診察室，検査室，処置室といった空間にいる患者のエスコートと診療の介助であり，基本的なペースは医師の診察スピードに応じて進められる．窓口側スタッフの主な業務は，受付業務と会計業務とそれに伴う患者応対業務であり，患者来院や問合せのタイミングで作業が発生するので，基本的なペースは患者に合わせる必要がある．

● これらの業務は，適度な受診者数であれば問題なくスムーズに業務を進めていくことができるが，受診者数が多くなりすぎると患者への問合せ応対に追われ*2，本来するべき作業ができなくなり，窓口業務が停滞することになる．

滞在時間と滞在人数

● **滞在時間の長さ**：患者にとっては，待合室で待つ時間は，院内に拘束されている時間となり，いわばがまんの時間である．平成17年厚生労働省実施の「患者受療行動調査」の結果(❷)では，診察までの待ち時間の長さによって患者の満足度が変わることがわかる．

● **滞在人数の多さ**：人が多いということはプラスにもマイナスにも大きくエスカレートしやすい．スポーツの応援やコンサートは人が多いほうがよいが，電車やバスは人が多すぎると不快になる．同様に，待合室に患者が多くなってくると，自然と不快な方向へエスカレートしていく*3．待ってい

*2
受診者数が多くなりすぎるとなぜ患者問い合わせが増えるのか．原因は，院内での「滞在時間の長さ」による不満と「滞在人数の多さ」による不快感である．「今何人待ちですか？」「あとどのくらいですか？」といった問合せの急増は，この場から逃れたい患者の訴えである．

*3
患者が増えすぎた待合室の喧騒は，窓口スタッフへのプレッシャーとなり，それが診察室へも伝わり，診察側スタッフのみならず，医師自身の焦りともなる．診療所全体の雰囲気を殺伐としたものにする．

❷ 待ち時間と待ち時間満足度の関係

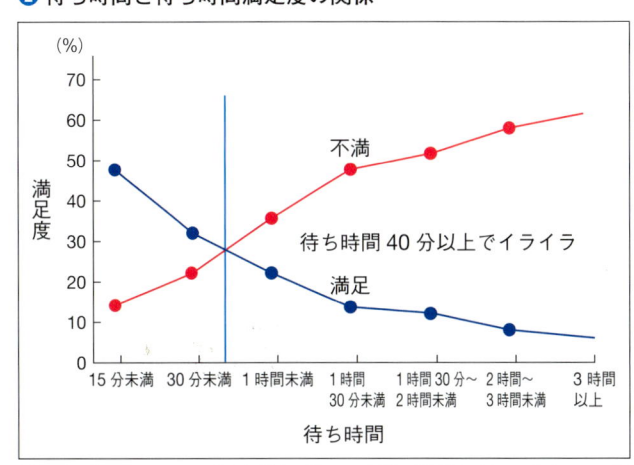

待ち時間「30分から1時間未満」の間に，不満が満足を上回る「がまんの限界ポイント」がある．
（厚生労働省「平成17年患者受療行動調査」http://www.mhlw.go.jp/toukei/saikin/hw/jyuryo/05/kekka2.html をもとに筆者作成）

る患者への声がけで不快感を緩和したいところだが，患者全員へ平等に声がけすることは困難なのが，滞在人数が多い場合の問題点である．
- 以下に，院内での「滞在時間」と「滞在人数」をコントロールするために行っている当院の運用方法を紹介する．

アイチケットを用いた受付業務の流れ

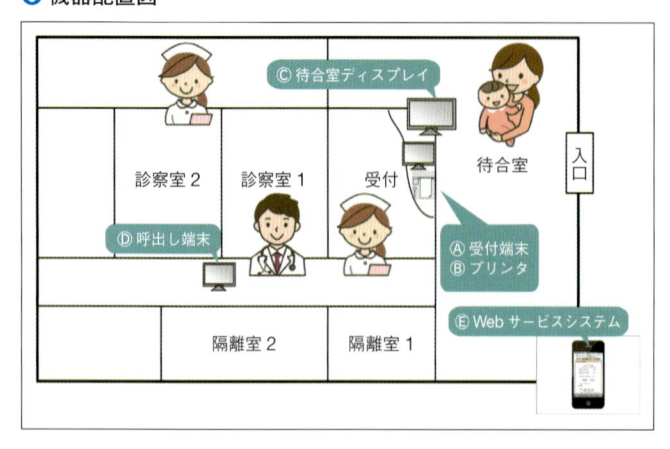

必要な機器と配置（❸），アイチケットの操作画面（❹）

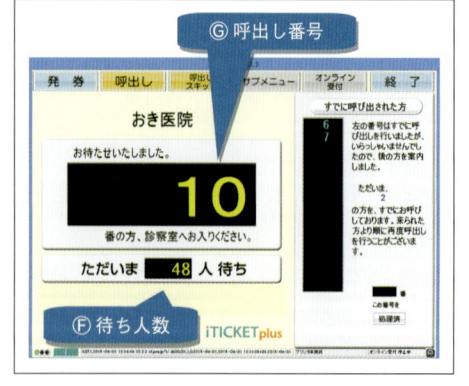

- アイチケットは，窓口に設置するⒶ受付端末とこれに接続したⒷレシートプリンタとⒸ待合室ディスプレイ，診察室に設置するⒹ呼出端末で構成される院内システムであり，その院内システムとインターネット回線を介して接続されるアイチケット社のⒺ患者向けWebサービスシステムとで構成される．
- アイチケット操作画面のⒻ待ち人数は，これから受付をしようとする患者が知りたい「現在の診療所の混雑状況＝"待ち状況"」を表す．Ⓖ呼出し番号は，すでに受付をした患者が知りたい「現在の診察の進捗状況＝"呼出し状況"」を表す．この待ち状況と呼出し状況という情報を，院内ではⒸ待合室ディスプレイに表示し，待合室で待っている患者，あるいは来院したばかりの受付前の患者に情報提供を行う．院外ではⒺ患者向けWebサービスシステムで自宅や車で待っている患者，これから来院しようと考えている患者に情報提供を行う．

業務の流れ

- アイチケットを導入しても，業務の流れは受付業務の一般的な流れと基本的には変わらない．スタッフ側からみれば，一般的な業務の流れのなかに「患者に番号券を手渡す」と「呼出し番号を進める」のステップを加えるだけでよい．
- アイチケットは待ち人数が多くても，患者が楽に待てるので，受診者数がかなり増える．繁忙期には診察時間が夜遅くになり，医師もスタッフもへとへとに疲れていても，患者は自分の順番が近くなるまで自宅で待機でき

アイチケットとは

ここで紹介する診療予約システムは，アイチケット株式会社の製品「iTICKETplus/アイチケットプラス」（以下，アイチケット）である．アイチケットは診療予約システムであるが，このシステムは一般的にいわれる"予約"ではないので"当日外来の順番受付システム"といったほうがわかりやすい．銀行の整理券の発券機と番号案内表示機をインターネットにつないだようなシステムである（2014年7月，同社から「iTICKET Cloud/アイチケットクラウド」という順番予約と日時予約の両方ができるシステムが発売されている）．

---

❸ 機器配置図

❹ アイチケットの操作画面

るので，昼間の患者とそれほど変わらずに受診する．
- 患者側からみるとアイチケットの受付方法は，窓口受付^{*4}とオンライン受付^{*5}の2つある．

窓口受付

- 患者はⓒ待合室ディスプレイに表示されている待ち状況を確認し，どのくらい待たないといけないのかを確認したうえで受付を行うので，受付段階で「待つ覚悟」ができる．
- 窓口側スタッフはⒶ受付端末で「発券」ボタンをクリックして，番号券を発券する．番号券は2枚，Ⓑレシートプリンタに印刷される．1枚を患者に手渡し，もう1枚を診察券と一緒にしてクリアファイルに入れ，カルテの準備を行う．患者は手渡された番号券で自分が何番目かがわかり，Ⓒ待合室ディスプレイのⒼ呼出し番号との差で自分の前に何人いるかがわかる^{*6}．
- イレギュラーな例として，保護者が高齢者などの場合に，待ち人数が多いにもかかわらず，帰宅せずに長時間待合室で待っていることがある．その場合は，本人に説明したうえで，待合室に待っている他の患者が一巡した後に診るようにしている．

オンライン受付

- 患者はスマートフォン，携帯電話やパソコンでアイチケットのⒺWebサービスシステムにアクセスし，現在の待ち状況を確認できる(❺)．待ち状況と自分の都合とを勘案したうえで，オンライン受付を行う．オンライン受付では，ⒺWebサービスシステム画面で自分の受付番号を受け取ることができる．
- 患者がオンライン受付を行うと，クリニックのⒷレシートプリンタに自動的に番号券が印刷される．番号券には受付番号，名前，生年月日，診察券番号，携帯電話番号が印字されているので，あらかじめカルテを用意しておくことができる．
- オンライン受付の場合，保険証の受取りや問診などは患者が来院してから行うので，自分の番号の5～6人前に来院してもらう．

朝から並んで待っている患者への対応

- 開院前から並んで窓口受付を待っている患者がいる．その人たちの前にオンライン受付が入ると，どうしても割り込まれたように思われるため，当院ではオンライン受付の開始時刻は窓口受付の開始の後になるようにスケジューリングしている．
- 診察開始時刻は9時であるが，スタッフは8時30分ごろに出勤し，玄関前に診察券入れを出す．患者は自分の診察券を診察券入れ(❻)に投函し，自分の好きなところで待っている（玄関前に立って並んでいなくてよい）．
- 9時に診察を開始し，15分後の9時15分にオンライン受付が自動的にスタートする．混雑している時期には，オンライン受付がスタートすると同時に，20人以上のオンライン受付の番号券が一斉に発行される．
- しかし，そのときすでに窓口受付が完了している患者のカルテが10人分

---

*4
窓口受付
患者が直接窓口に来て受付をすることをいう．

*5
オンライン受付
患者がスマートフォン，携帯電話やパソコンを利用して受付することをいう．

*6
たとえば，自分が20番で，待合室ディスプレイでの呼出し番号（現在診察している患者の番号）が5番であれば，自分の前に15人いることがわかる．窓口スタッフは「少なくとも1時間以上は待たなければならないので，一度帰宅していただいても結構ですよ」と伝えるとよい．また，院外でもスマートフォン，携帯電話で呼出状況がわかることを伝え，こまめに呼出状況をチェックして，「5人前」を目安に来院していただくように伝える．

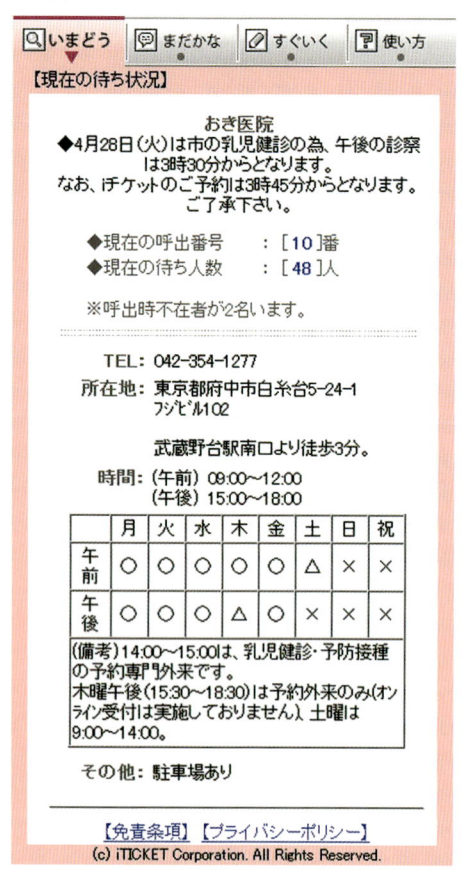

❺ スマートフォンによる現在の待ち状況の確認

程度はあるので，オンライン受付が大量にあったからといって，慌てて受付作業をしなくともよく，会計業務の合間に受付作業を進めていくことができる*7.

> ▶アイチケットを使って院内での滞在人数を減らすことは，患者の待ち時間に対するイライラを解消することのみならず，スタッフの患者応対の作業を減らし，作業ペースに余裕をもたせることができる（❼）．

*7
これは，オンライン受付の患者が直接来院していないため，窓口業務に余裕ができているからである．オンライン受付を使用せずにすべて窓口受付にした場合は，患者が一斉に窓口に並ぶことになり，患者応対に追われてしまう．

❻ 診察券入れ

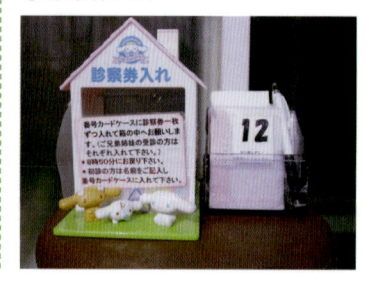

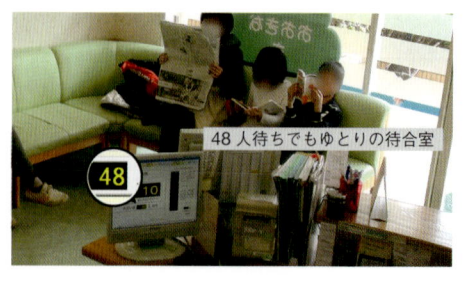

❼ 待合室の風景

救急対応
- けいれん発作や喘息発作などで急を要する患者の場合は，番号券を発券せずに直接診察室に入れる．これは基本ルールからすれば，割り込みされたようにみえるので，こういった場合には，すでに待合室で待っている他の患者へ声がけをする．
- スタッフは理由をちゃんと説明し，なおかつ「あと15分」とか「あと2人分待ってください」と必ず数字を加えて伝えるようにしている．このように声がけをしておくと，快く待ってもらえる．重要なのは全員に平等に声がけをすることであるが，これも院内の滞在人数が少ないからできることである．
- 患者の状態が重篤で時間がかかる場合は，アイチケットの臨時メッセージ機能という，待合室で待っている患者と院外で待っている患者に同時に周知する方法がある．

遅刻者への対応
- 遅刻者を呼び入れるタイミングは，その遅刻者が来院したときに待合室にいる他の患者が診察を終えた後にする．理由は，スタッフとその遅刻者のやりとりを見ている患者の「自分は順番を守って早めに来院しているのに」という感情に配慮するためである．

受診者数制限
- 午後から予定があり，午前診療の人数を制限しなければならない場合がある．そういった場合は，午前の受付人数が許容人数を超えたら，オンライン受付を手動で停止する．その際にアイチケットのお知らせ機能で受付停止と人数制限の理由を説明しておくと，トラブルなく受診制限をすることができる．ただし，直接来院される患者は通常どおり受け付ける．

診察と健診・予防接種の時間帯が重なったときの対応

- 当院では午前診療が9：00〜12：00で，健診・予防接種が14：00〜15：00としているが，午前診療の患者が多すぎて午前診療終了の12：00を超え，さらに14：00を割り込み，午前診療の時間帯と健診・予防接種の時間帯が重なる場合がある．こういった場合には，健診・予防接種予約の前半の患者にあらかじめ電話連絡を入れて，時間帯を変更してもらう．健診・予防接種は完全予約制で，あらかじめ台帳管理をしているので，午前診療が伸びる分の枠を後ろ回しにするようにしている（❽）*8．
- ただし，この場合健診・予防接種の時間帯と午後診療の時間帯も重なってしまうので，午後診療の開始前に出している診察券入れに「午前診療の患者が多く，診察時間が延びましたので，午後診療は15：30からとなります」と掲示することにより，患者の来院時間をコントロールする．

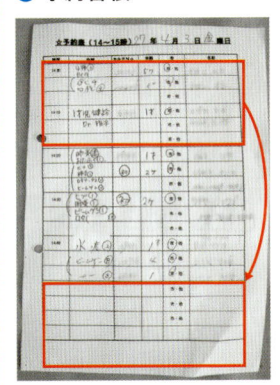

❽ 予約台帳

*8
たとえば，午前診療が14：15までかかると判断した場合に，14：00〜14：20予約の数名に電話をして，15：00〜15：20に来院してもらうように依頼する．こうすることによって，14：00〜14：20に来院する予定だった患者は15：00〜15：20に来院し，14：20〜15：00の患者はそのまま予定どおりに来院してもらうことができる．

> **受診者数を減らさずに患者の不満を低減するには**
> ●待合室にいる患者への声がけを大切にする．
> ●院内での「滞在時間」と「滞在人数」をコントロールする．
> ●システムに縛られず，患者への「情報発信ツール」と考えて予約システムを利用する．

まとめ―医療サービスの中心にあるのは何か

- 医師が患者を診察・診断し，治療をするのが医療サービスなら，予防接種，健診，育児相談，栄養相談も医療サービスに当たる．しかし患者に対するサービスはそれだけでは終わらない．患者が玄関から入ってきた瞬間からサービスは始まるのである．
- 予約システムを使っても，待合室で待たされると忘れられているのではないかと心配になって，「あとどのくらいですか？」と聞いてくる患者がいる．「あと○分くらいですよ」と一言言ってもらえれば，その時間の長短にかかわらず，患者は安心するのである．
- いくら予約システムが充実しても，スタッフの「気づき」が最後は患者に安心感を与える．医療のIT化が進んでも，結局は人と人のコミュニケーションが大切であると，筆者は予約システムを利用して改めて感じた次第である．

ツール　診療の確実性を上げる

調剤薬局との連携
─小児科クリニックの立場から

久山　登｜くやま小児科医院

- 適切な受診のタイミングの判断や診断・処方について患者とその情報を共有することは，服薬のアドヒアランス向上のためにも，また医療機関にとっても大切な課題である．本項では，薬剤師との連携を図り，患者と薬剤師のコミュニケーションを取り入れてこれらの課題に取り組んできた筆者の医療機関の試みについて述べる．

「医療安全」と「医療の質向上」の取り組み

- 調剤薬局との連携の前提となる，筆者の医療機関での「医療安全」と「医療の質向上」の取り組みについて述べる．薬剤師とのコミュニケーションはこの2つの課題の応用の一つという位置づけである．
- 医療安全と医療の質向上の取り組みは，チーム医療とコミュニケーションという同一の方法論によって遂行される．米国医療施設評価合同委員会（JCAHO）による医療事故警鐘事例3,548件の分析で，一番の原因はコミュニケーションエラー（66％）であった．このことは，各メンバー間の情報伝達過誤，「個人」の気づきが「チーム」の気づきとして共有されていないこと，チームワーク技術（ノンテクニカルスキル）の未習熟など，リスクコミュニケーションが医療事故と医療の質向上の主要課題であることを示している[*1]．

JCAHO：Joint Commission on Accreditation of Healthcare Organization

チーム医療の5要素
- チーム医療の主要要素に，①良好な人間関係，②権威勾配の解消，③情報格差の是正，④向上意欲，⑤業務と人のゆとり，がある（❶）．

医療機関外のチーム医療へ
- チームワークづくりは診療所内だけでは不十分である．なぜなら，医療機関は開放系であり多くの関係機関と連携しているからである．
- 現在，筆者はチームづくりの対象を，行政（保健センター，教育委員会，学校），幼稚園と保育園，調剤薬局，近隣基幹病院に広げている．

薬局との継続的連携の必要性
- 調剤薬局は，調剤過誤や副作用のチェックのほか，今後の在宅医療のキーステーションという位置づけなど，医療安全と医療の質向上に占める役割は大きい．
- 筆者の処方箋は約10店舗の調剤薬局で調剤されており，また調剤が最も多い薬局はチェーン店で薬剤師が頻繁に交替している．したがって筆者の場合，特定の薬剤師との個人的関係は連携効果がなく，多くの店舗との継続的な連携作業が必要となる．

*1
当院はスタッフ17名の無床診療所であるが，各職種が役割は異なるが対等であること，指令系統に階層はあるが情報伝達は水平で階層がないこと，を不十分ながら配慮して日常的な情報交換を行っている．このように考えるに至った理由は，医療安全と医療の質向上の最大の障害者でありつづけてきた医師自身が変革を行い発端になってリーダーシップを発揮することが不可欠である，との骨身にしみた反省からであった．この作業には終わりがなく，終わりありが「終わり」である．

❶ チーム医療の5要素

良好な人間関係
- チーム医療では，助け合いやミスの相互カバーと指摘が必要である．良好な人間関係はミスや建設的提言を互いに許容する前提となる．
- チーム医療では，改善やリスク予防の提案は時に既成事実を覆す否定的提言として現れることがある．このような提言は，チーム医療の成熟がなければ有益な気づきと成果に結びつかず，反発や埋没という結果に終わることが多い．良好な人間関係は，否定的かつ建設的な発言がスムーズに受け入れられるためにもぜひ必要である．

権威勾配の解消─「先生」と呼ばない
- 権威は情報を色づけて価値の上乗せを行うために互換性と水平性の阻害要因として働くので，メンバーの意見採用に優先順位がついたり，採用されないメンバーの不満や業務成績低下につながることがある．
- 権威ピラミッドの下位に属する成員にとっては，権威に依存することで各自の責任が不問になることにもつながる．
- 筆者の医療機関では，医師を「先生」の代わりに「さん」と呼んだり職種間格差を解消する工夫などで水平性を確保すべく努めている．しかし「先生」の廃止および「さん」づけの奨励はメンバー各自の責任を増すことにつながるため，各自の能力の成熟をみながら根気よく浸透を図る必要がある．

情報格差の是正
- 情報格差は情報交換の阻害要因になる．
- 是正のための方法としては，院内勉強会および薬剤師との合同勉強会が位置づけられる．

向上意欲
- 向上意欲は自律的な業務の質の向上と従業員の定着率の向上につながる．
- 経営学では，向上に結びつく労働意欲と仕事の自由度（裁量）に相関があることから，管理を意識させない管理，あるいは目標管理などの手法が用いられる．
- 具体的には，勉強会や発表の機会をつくって責任をもってもらうことや，業務の裁量を増やして工夫や業績を他のメンバーが評価する，などがある．

業務と人のゆとり
業務内容と責任遂行は，ゆとりある労働環境から始まる[*2]．

---

*2 筆者は，「医療安全」と「医療の質向上」は「ゆとり」から，「癒し」は「ひま」「おせっかい」「マニュアルを外れた」ところから，そしてなにより「人を癒す」ことは「自分が癒される」ことから生まれると考えている．医療安全と医療の質向上はある程度の余剰人員が必要と考えている．

合同勉強会の提案は医師から

合同勉強会は医師（筆者）からの提案によって発足した．理由は，筆者が地域の薬剤師会の数十人の薬剤師と情報交流の機会をもってきた経験から，薬剤師に医師との情報交換の要望が高いことがわかり，筆者の医療機関で勉強会が実現可能という感触を得たからである．
勉強会以外にも，医師からの提案が薬剤師との情報交換の発端となることを筆者は多々経験している．しかし医師と薬剤師との間には暗黙の上下関係が生じやすく，薬剤師からの提言が阻まれていた．医師と薬剤師との連携は，薬剤師からの要望を待つのではなく，医師から薬剤師に最初に働きかける必要があると思われる．

*3 合同勉強会は2013年3月から開始され，2015年7月現在継続中である．対象は調剤薬局6店舗の薬剤師で，入れ替わりはあるが20名余りが参加している．間隔は2週間に1度で昼休みに30〜50分程度である．

📖 薬剤師と医師の合同勉強会[*3]

- 合同勉強会では，薬剤師と医師の情報の質と量を増すこと，両者の関係を良好にして情報の流れをよくすること，業務の楽しさと向上意欲，などを図っている．結果として，薬剤師との連携による処方過誤の発見と訂正および薬物有害事象の予防と発見という「医療安全」，医師への患者情報のフィードバックとアドヒアランス向上という「医療の質向上」に寄与することを目標としている（❷）．

共有すべき医療知識の方針と勉強会のテーマ

- 医療の意思決定は，統計的事実（エビデンス）と主観的事実（ナラティブ，バイアス）の重みづけを選択する，そのつど1回限りの行為である．そのため，この両者の理解を共有すべき医療知識（❸）の方針とし，テーマ（❹）に盛り込んだ．勉強会のテーマ決定と資料作成は医師が行い，医師の説明と並行して意見交換を行っている．

❷ 合同勉強会の達成目標と最終目的

達成目標
- 薬剤師と医師とのチーム医療：情報の質と量および流れの向上
- 情報の質と量：薬剤師と医師の医療知識の増加，調剤意図共有
- 情報の良い流れ：良い人間関係，垂直から水平への関係づくり

最終目的
- 医療安全：処方過誤の発見と訂正，薬物有害事象の予防と発見
- 医療の質の向上：医師への患者情報のフィードバック，アドヒアランス向上

❸ 医師が薬剤師に共有を期待する医療知識

- 薬剤業務以外の医療業務の理解：問診，診察，検査，医師と患者のコミュニケーション（方針と見通し，再診の目安，心理的交流），投薬，投薬以外の治療，の一連の過程の理解
- 疾患についての知識
- 医療機関の方針：筆者の医療機関の方針，また医療機関ごとに技量や役割が多様であること
- 医療の不確定性，非合理性，個別性，目的の多様性
- 医療が客観（エビデンス，統計）と個別（ナラティブ，バイアス）を両義的に，時に対立的に包含すること
- 共感の役割の大きさ

❹ 合同勉強会のテーマ

- 医師の診療意図と基本方針：受診と投薬を極力少なくする
- 代表的な小児の疾患：
  ・急性の呼吸器と消化器感染症
  ・気管支喘息
  ・アトピー性皮膚炎
  ・食物アレルギー
  ・じんま疹
- バイタルサインの意義とトリアージ
- 診療回数と投薬を減らすために行うべきこと―不要な医療を減らす（患者と医療職の合意形成）
- 抗菌薬の適正使用と薬剤特性
- 予防接種
- 診断における問診と検査の位置づけ
- 遺伝子検査のあやうさと商業主義
- 不定愁訴の位置づけと対応
- エピペン®講習会
- うつ病
- 認知症の対応
- 「困った患者」とその対応：アンケート
- 医療安全とチーム医療
- 発達障害とその対応
- 在宅医療での薬剤師の役割
- 医療の不確定性や非合理性とゴールの多様性

合同勉強会の成果[*4]

- 合同勉強会での情報共有を薬剤師が患者説明に生かしており，医師の処方箋への医療情報の記載も有益であった．薬剤師の情報共有と処方箋の記載は，患者への情報提供を通して薬の理解，アドヒアランス，医師の情報再確認として患者への還元もされていた．筆者も患者から薬剤師の説明についての肯定的反応を得ている．また再診が，医師が意図した指定日や症状変化に合わせて行われる傾向が強まった．このように合同勉強会による薬剤師と医師の情報伝達の改善は，医療安全と医療の質の向上の両者に反映されるようになった．
- また薬剤師のトリアージや市販薬依存症状（鎮痛薬依存性頭痛など）の受診勧奨など臨機応変な臨床的判断能力習得も，合同勉強会の目標である．この目標は一朝一夕で達成されるものではないが，今後の成果をめざしていきたい．

薬剤師と医師の双方向性の情報伝達

- 医師→薬剤師→患者への情報伝達経路が改善しつつあることはアンケートで確認されたが，まだ薬剤師から医師への情報伝達は疑義紹介を除いてほとんど行われていない．チーム医療は双方向の情報伝達システムなので，今後は患者情報のフィードバックが目標である．

[*4]
合同勉強会の成果について，参加薬剤師を対象にアンケートを行った．アンケートに回答者の選択バイアスがあるのを前提としても，患者に相対する業務に関する設問で肯定的回答が多いことは，実業務で一定の成果があることを示している．
自由記載の設問では，多様な記載が得られた．記載はおおむね肯定的で，具体的な成果が多くあげられている．服薬指導だけでなく不定愁訴などの医療相談についても，薬剤師の情報交換と相談の業務の向上につながっていることが伺われる．

合同勉強会の受益者

受益順：患者（最終受益者）→医師（最終責任者）→薬剤師

- 合同勉強会は当初，薬剤師にチーム医療と医療情報共有の当事者意識を保有してもらうことを意図して開始され，働きかけの方向性は医師→薬剤師であった．しかし関係の進展につれて患者，医師，薬剤師3者間の双方向性に変容しつつある[*5]．
- 合同勉強会を通して，医師が暗黙に前提していた薬剤師との共通理解が実際には予想よりはるかに少ないことや，共通理解のために医師の自覚的な情報伝達の工夫が必要なことが共有された．また医師に発想がなくて薬剤師がもっている患者や薬剤の重要な視点について，医師は多く教えられた．

薬剤師と医師のチーム医療には社会的合意形成が必要

患者，薬剤師，医師の情報交換：どこでも誰でも気軽に

- 薬剤師と医師との合同勉強会は多くの長所があるが，一般に普及するのは困難であろう．また薬剤師が処方箋を受けるすべての医師と人間関係を構築したり，すべての科の医師の専門知識を有することも不可能であり現実的ではない．
- したがって最終的には特定の薬剤師と医師間のチーム医療ではなくて，どこでも誰でも気軽に患者，薬剤師，医師の円滑な情報交換ができるような社会的合意が形成される必要がある．これについては，行政，医療機関，薬局，患者すべての関係の成熟が必要と思われる．

📄 処方箋への記載と電子カルテの現状

処方箋の記載事項について

- 筆者は，病状に合わせた的確な受診の選択やアドヒアランスの向上と慢性疾患のドロップアウトを防ぐ試みを行ってきたが，十分な成果をあげてこなかった．それには❺のような理由が考えられる．
- そこで筆者は処方箋に説明事項を記載することを始めた（❻）．説明事項を処方箋に記載することの利点は次の4点である．

- 患者が医師の口頭の説明を忘れた際，薬の手帳で再確認することができたり，第三者（家族の他のメンバー）が説明内容を把握できる．
- 薬剤師が医療の専門的な相談相手であることを患者が認知する．
- 治療目標・意図を薬剤師と共有することによって薬剤師の服薬指導の質が向上する．
- 薬物有害事象を記載することによって薬剤師が把握する．

[*5] 筆者は当初薬剤師がいちばん益を得ると考えていたが，医療安全と質の向上の受益順は患者（最終受益者）→医師（最終責任者）→薬剤師であり，成果がフィードバックされるにつれてこの受益順が診療で実感されつつある．

❺ アドヒアランス向上などの十分な成果があがらない理由

- 口頭の説明の忘却：人間の記憶は時間経過とともに指数関数で表される急速な減衰を示し(Ebbinghausの忘却曲線)，2日もすれば1/5以下に減少する．せっかく医師が説明を行っても，帰宅後の患者の記憶に残らない．
- 情報提供者である薬剤師の役割が引き出されていない：患者の側にも，医師と同じように薬剤師の専門性についての理解が不十分である．このため，薬剤師の情報提供業務が十分活用されていない．
- 医師と患者が把握する薬物有害事象が薬剤師に十分情報提供されていない．

❻ 処方箋への医療情報の記載

- 「熱や主症状が続いた時の再診の予定日を記入(〜症状が改善しないならば○日に再診)」
- 「軟膏の塗る部位，回数，終了時，再開時，他の軟膏との併用の有無，他の軟膏に替える時期」
- 「終了時再診」「服薬完了後終了」「〜の症状のあるとき服用」
- 「〜の症状消失○日服用した後終了」
- 「〜の薬と併用(他の医療機関の薬と併用，あるいは終了後開始)」「〜の薬は中止」
- 「薬局で直ちに服用(ステロイド，抗ヒスタミン薬，イナビル® など)してから帰宅」
- 「吸入がうまくできないときは〜円の補助具購入を勧める」
- 「漢方薬はココアに混ぜて服用」「服用できないときは無理に服用しなくてよい」
- 「〜薬は〜の副作用のため禁忌(減量投与)とする」
- 「明日容態を○時に電話連絡ください」「〜症状が増悪するときは，○日に△△病院を受診」

- 説明事項の「医療安全」と「医療の質向上」への成果は次の4点である．

  - 医師の説明事項が患者の記憶に定着して，増悪時や指定日の再診の率が上がった．
  - 服薬開始，中止，再開の質問が減って，患者の服薬理解度が向上した．
  - 患者の側の意識変化：患者の固定観念(薬剤師は単なる薬の手渡し役で医療情報提供者ではない)が変化して，薬剤師の情報伝達業務の信頼性が向上した．
  - 薬物有害事象を薬剤師が把握し，処方チェックが向上した．

- 処方箋への詳細な記載を行ったことによりこのような成果が得られ，処方箋記載が有益であることがわかった．

電子カルテのヒューマンファクター

- 処方箋の詳細な個別記載を現行の電子カルテで行うのは困難である．現行の電子カルテは，「人間に電子カルテを合わせる」のではなく，「電子カルテに人間を合わせる」仕様になっていて，ヒューマンファクターの配慮はいまだ未整備の現状である．電子カルテで処方箋に患者の個別情報を入力するためには電子カルテシステムの改善が必要である．

📋 調剤薬局との連携の実際と具体的な利点

- ここまで述べてきた連携が，業務にどのように反映されているかについ

て，具体的な利点を次に述べる．

医療安全

- **副作用情報の指摘**：治療に主眼をおく通常の診療では発見されない副作用が，薬剤師の聞き取りの結果発見される事例をしばしば経験するようになった．患者が遠慮して医師に言い出さない場合も多く，薬剤師と医療機関の良好な関係が薬剤師の介在者としての積極的役割を果たすことにつながっていると推測される．
- **誤投薬の指摘**：薬局から多数の疑義照会を受けるようになり，修正している[*6]．

医療の質の向上

薬剤師の患者説明の向上

- **薬の説明**：漢方薬の処方意図，抗菌薬（ウイルス感染による不要例，大量投与例），軟膏の塗り方（プロアクティブ療法，ステロイドの必要性など），薬の継続と中止の時期[*7]．
- **医療機関の診療意図の徹底**：医療機関と薬局での説明の首尾一貫性を図ることで，患者の医療行為への信頼が向上したと実感している．

調剤業務の向上

- **薬の変更**：服用しにくい薬，好みの薬の指摘を受けての変更が増えた（味の良い薬，粉末→シロップや錠剤，軟膏の変更など）．
- **薬の一包化**：認知症などのアドヒアランス不良例には，一包化（1回分の薬を1袋にまとめる）が有効なことがある．しかし，医師の必要性の認識は必ずしも高くないのが現状である．一包化を患者から医師に言い出しにくい場合，薬剤師の介在によって医師に必要性を理解させるのも方策である．小児科では一包化の必要性は少ないが，内科での必要例は薬剤師からしばしば勉強会で取り上げられている．
- **調剤の合理化**：在庫管理は薬局にとって重要である．筆者は，機会があれば使用しなくなる薬や今後使用を予定する薬の情報を薬局に伝えている．また合同勉強会を行う薬局同士の関係が深まった結果，薬の融通が円滑になり不要な在庫が減った．また薬の変更の疑義照会の手間をなくすため，他の薬（先発，後発）に変更したときには医療機関への連絡の必要がないこと，あるいは事後連絡でよいこと，を勉強会で申し合わせてある．

複数の薬局との連携のメリット—勉強会と意図を記入した処方箋

- **服薬意図を記入した処方箋**：筆者の医療機関の処方箋交付を受ける薬局は10余（7余の市町村）になる．合同勉強会に参加する薬局内での診療意図の浸透は上がったが，処方箋を交付されるすべての薬局の参加は現実的ではない．診療や服薬意図を書き込んだ処方箋交付が，勉強会より現実的な効果があると考えて実行している．
- **処方箋への記入例**：「咳など感冒症状のあるとき服用」「服用終了時再診」「飲み切り終了」「〜月〜日再診」「〜の症状のとき服用」「〜月〜日に電話連絡（受診）ください」「〜（リンデロン®）は薬局ですぐ服用」「昼の処方分は幼稚園帰宅後の服用でよい」「他の先発品，後発品への変更可」などであ

---

*6
誤投薬の指摘例
- 投与量の誤り
- 薬剤名の誤り（リンデロン® VGとリンデロン® V，フルタイド®とフルメトロン®など）
- 他の医療機関の薬の併用に気づかず処方した場合
- 禁忌薬の誤投与
- 二重投与あるいは投与忘れ
- 分2と分3の誤り

*7
薬剤師の説明により，服薬のアドヒアランスが向上した．とくに抗菌薬についての不十分な理解と軟膏の塗り方の不徹底は以前からの懸案であったが，薬剤師の役割によって改善してきている．また慢性疾患の継続治療での定期受診率が上がったり，服用忘れや服用忌避が減少したと実感されるようになった．

る．

頻用薬の選び方，品揃え，後発品（ジェネリック）
- 処方の簡素化：① 患者の利益（副作用リスク軽減，手間軽減）と ② 薬局の利益（処方工程の簡素化→ミスの減少，調剤時間短縮）の2つの点から投薬は簡素化を心がけている．感冒に中枢性鎮咳薬（アスベリン®）や抗ヒスタミン薬（ペリアクチン®）を処方しない，抗菌薬は必要を絞って投与する，無投薬を心がける，長期投与で受診回数軽減を図る，などである．
- 約束処方化：開業医の扱う疾患はほとんどがコモンディジーズで，特殊な調剤が必要となる事例は少ないため，約束処方化を進めて調剤時間（患者の薬局滞在時間）の短縮を図っている．
- 類似効果の薬の品揃えを減らす：処方の簡素化と在庫管理の合理化の観点から心がけている．

間違えやすい薬とその対策
間違えやすい薬
- リンデロン®（V軟膏，VG軟膏，DP軟膏，ローション），ビーソフテン®（クリーム，油性クリーム，ローション，スプレー）．

チームコミュニケーションのポイント

- 自分の失敗が一番のチャンス．
- 「チーム業務」とは「自分で行う」のではなく「人に依頼する」業務のこと．
- 人（「自分」と「他人」）は必ず間違える．「「他人が間違えるのはいけない」けど「自分が間違えるのはいい」」を変える必要がある．
- 自分と人は考え方が必ず違う．「自分と違うなんてだめ」から「自分と違うのはなぜ？」「自分と違う良い点は？」へ．
- 人は「褒める」と動く，「否定する」と動かない，「感情の生き物」である．叱る前に褒める—褒める理由を探すうちに人の長所が見えてきて，新しいチームワークの可能性が開ける．
- チーム業務では，結果をフィードバック（反省と前向き助言）することが必要．
- チームは「チーム内の人間関係」のためでなく「第三者（患者，住民）」のため．
- チーム業務は自覚と意識をもって改善しないとよくならない．みんなが「動くだろう」ではなく，「動いていただく」ように考えて行動する必要がある．
- コンフリクト（組織のあつれき，意見の食い違い，対立）を，前向きのチャンスととらえる．
- とっさのときほど，ふだんの自分が出る—とっさのときに出ないためには，ふだんから実行．

- 漢方薬：桔梗湯と桔梗石膏，小柴胡湯と柴胡清肝湯，小建中湯と大建中湯，抑肝散と抑肝散加陳皮半夏，など．

対策
- 処方箋（カルテ）の薬名に棒線を引いて受付と薬局の注意喚起．
- ツムラの製品番号を漢方薬に併記．
- 医療機関交付時にダブルチェック，ヒヤリハット報告を定期開催して改善策を全体討議．

その他の対策
- 処方箋の期限切れ対策として，処方箋に有効期限を赤い判子で表示．
- 服用困難な薬（クラリスロマイシンなど）を薬局から積極的に医師に報告してもらうように，合同勉強会で伝える．
- 連携の実際は，いずれも医師と異なる薬剤師の視点をいかに円滑に医療機関に取り込むかにかかっている．コミュニケーションのお膳立てが重要になる．

参考文献
- JCAHO http://www.jointcommission.org/
- チームステップス［日本版］医療安全―チームで取り組むヒューマンエラー対策．東京慈恵会医科大学附属病院医療安全管理部（2012/12/3）
- Team STEPPS teamstepps.ahrq.gov/
- "Memory" A Contribution to Experimental Psychology. Ebbinghaus（1885/1913）http://www.princeton.edu/~achaney/tmve/.../Forgetting_curve.html

---

知恵の実
小児科クリニックと連携する際，院外薬局として心がけていること

① 体重，年齢をもとに正しい用量の薬剤を渡す：体重換算表をもとに用量に間違えがないか必ず確認する．また，処方箋の記載方法については製剤量か成分量か，1回量か1日量か，記載内容を統一し安全を図りたい．

② 渡した薬剤が正しく服用されているかフォローする．：DI online（https://medical.nikkeibp.co.jp/inc/all/di/column/matsumoto/）のコラム「極める！小児の服薬指導」（松本康弘）は，薬局で服用されている実例が紹介され，現場で参考になることが多い．これらを実践してみると子どもへの服用に自信がつくであろう．

③ 体調変化に対応するとき，医師の協力の下，同じ指導内容を薬局が用意する：小児科の処方箋を服薬指導するとき，保護者から薬以外の質問を受けることがある．母親が疑問に思うことは「熱があるときはどうしたらいいのか？」「どのくらい具合が悪くなったら再診するのか？」などさまざまである．そのようなとき，薬剤師が提供するサービスとして，処方医との連携を基盤とした病状の説明を薬剤師ができるとよい．共通の資料を使うことで，医師に聞き忘れても薬局で同じ回答を入手できるため，薬局を利用する患児・家族にメリットがある．

太田匡泰（弘前市薬剤師薬局）

ツール　診療の確実性を上げる

院内処方の魅力
―薬の説明と渡し方

塚田次郎｜塚田こども医院

- 現在，日本の医療では医薬分業が主流であり，院内処方はしだいに減少してきている．新しく開業する医療機関はほとんど医薬分業を選択するのが普通であろう．
- 当院は1990年に開業し，当初は医薬分業であった．しかし，いくつかの疑問が生じ，1996年，院内処方に変更したという経緯がある．医薬分業と院内処方の両者を経験するなかで，それぞれの利点や欠点を実際に知ることができるようになった．
- 院内処方は患者の利便性に優れている．また処方薬についての説明を医師自身が責任をもつことで，より適切に行うことができる可能性がある．院内処方こそが開業小児科医にふさわしいのではないか，とも考えるに至っている．
- 具体例を示しながら，以上の点を詳述する．

院内処方に変更した経緯

- 開業当時は院内処方を行う医療機関が大半であり，医薬分業はまだ少数派であった．当時から，国は医薬分業を強力に推進しようとし，保険点数による誘導を行っている．院内処方の技術料は低価格のまま据え置き，他方，院外処方を選択した医療機関の処方箋料を高額にし，いわゆる薬価差[*1]が減少するなかでも，利益が出るようにする仕組みである[*2]．また調剤薬局の技術料は，院内処方の医療機関と比べて極端に高く設定している[*3]．そのような状況下で開業にあたっての経営方針を考えたとき，医薬分業を選択せざるをえなかった．
- しかし不安もあった．調剤薬局がしっかり機能しなければ受診者に不便をかけてしまうし，筆者自身が思い描く外来小児科医療を実現することはできなくなる．小児に用いる薬剤はいろいろな工夫が必要であり，患者の保護者への説明も重要だからである．そのため処方箋を受け取る調剤薬局は固定されていて，さらに医院の近隣であるほうがよい．いわゆる「門前薬局」である．
- 医療保険の制度上は，院外処方を行う場合に特定の調剤薬局へ誘導することは禁止されている．主に経済的なつながりを排除するためである．実際には日本の医薬分業の大半は門前薬局であり，国がめざした面分業は少数派である．なかには薬局が中心になり，その周囲に複数の医療機関を誘致するような「スーパー門前薬局」も出現している[*4]．
- 当院の開業にあたっては，調剤薬局と密に連絡をとりあい，近接する土地

[*1] **薬価差**
医薬品の購入費と，保険請求の価格との差益．

[*2] 現在は薬価差はゼロに等しく，薬剤によってはマイナスもあり，薬価差に依存した経営は過去のものとなった．

[*3] 逆にいえば，院内処方の技術料が不当に低いのだが．

[*4] 調剤保険点数では，特定の医療機関からの処方箋の割合が高率になると点数は低くなるが，この「スーパー門前薬局」は面分業を行っているとみなされ，点数の減点はない．

- に，当院と同時に開業していただいた．開業後も定期的に会合をもち，医薬品についての学習のほか，当院から薬局に要望を伝え，薬局からもさまざまな情報提供を伝えてもらった．開業小児科として，医院と薬局は一体と考えていたからである．
- しかし，事態は少しずつ変化していった．調剤薬局はさらに店舗を増やし，いわゆるチェーン薬局として展開するようになった．その一つが，先に指摘した「スーパー門前薬局」だった．薬局経営は利益追求の一手段と考えているのではないか，とも感じるようになった．同時に，当院との意見交流も次第に疎遠になっていった．調剤する薬剤師が誰だかわからず，「顔の見える関係」ではなくなっていった．当院の処方箋を適切に調剤しているのだろうか，当院の受診者を丁寧に対応しているのだろうか，そんな不安もいだくようになった．
- 開業から5年ほどがたち，医院の機能や役割が徐々に拡大してきた．外来受診者数が飛躍的に増大した．予防接種や乳幼児健診が個別化され，とくにワクチンの種類や回数が増大していった．こういった状況に対応するため，予約制を導入し，看護師などのメディカル・スタッフを増員し，医院の増築にも着手した．また小児科外来においても子育て支援の重要性が増してきた．小児科医にしかできない子育て支援として，新たに「病児保育」を始めることも検討し始めた（その後，2001年に開設した）．
- 院内の体制は自身の努力で向上させることができたが，大きなネックになっていたのが院外処方であった．残念ながら当初の構想どおりにはなっておらず，むしろ受診者に不便をかけているのではないか，という不安が増大していった[*5]．こういった問題を解決するためには，医薬分業をやめ，院内処方を採用すべきだという結論に達した．かくして開業から6年後の1996年，当院は院内処方に変更するに至った．

利便性の向上

- 院内処方を選んだ大きな理由の一つは，受診者の利便性の向上である．一つの医療機関のなかで診療と調剤が行われるので，待合室は1か所でいい．通常はそれで完結する．いわば「ワンストップ医療機関」である．
  - 小児科外来の利用者は小児とその保護者である．とくに幼い子どもを連れての受診は，保護者に多くの負担を強いることがある．さらに小児科受診の大半は急性疾患である．発熱，咳嗽，嘔吐など，急性期の症状をもつ患児は，少しでも早く診療し，早く処方薬を受け取り，早く帰宅させたいと願う．どうしても待ち時間が生じるが，その間も落ち着いた状態で，安静にして待つことが望ましい[*6]．
  - 伝染性疾患への配慮はどうであろう．クリニックでは適切に隔離できても，調剤薬局では隔離室を完備しているだろうか．同じ待合室で，他の人に感染させてしまうことはないだろうか．
  - 当地（新潟県）のような雪国では，降雪時の負担はさらに重くなる．外出時はそうとうの「重装備」をしなければいけないが，それをクリニックと

*5 実際に受診者への聞き取りをしてみると，それまでの院外処方には不満の声が多かった．不便さなどをがまんしながら，当院に通院していたということも改めて知った．

*6 当然のことであるが，院外処方では医療機関の他に調剤薬局でも待ち時間がある．時間的な負担のみならず，患児と保護者双方の肉体的・精神的負担は，院内処方の場合よりも明らかに大きい．

調剤薬局のそれぞれで行うのは，大変な手間である．程度の差はあれ，降雨時にも同様のことが生じるわけで，雪国だけの問題ではない．
- ▶小児は服薬が困難なことも多い．内服ができないときには坐剤，貼付剤などを使用したり，時には注射することもある．また剤形についても，水剤，散剤，錠剤のどれが服用できるか，実際に試してみて初めてわかることもある．いずれの場合も，院内処方であればその場で確かめることができ，対応は容易である．
- ▶時にはけいれん疾患や喘息発作などで緊急に投薬が必要になることもあるが，院内処方であればただちに対応できる．点滴治療の際には，ベッドサイドにいながら薬剤を手元に届けることができる．
- いずれの場合も，院内処方では受診者側の負担を大幅に減らすことができる．利便性は大いに高いと評価してよいだろう．
- 医療費負担について言及しておく．今の保険制度では医薬分業は高点数に設定されている[*7]．院内処方に比べて，医院と調剤薬局とを合わせた医療費はより高くなり，当然患者の窓口支払いも高額になる[*8]．

的確な薬剤情報の提供

- 医薬分業で医療機関から調剤薬局に伝えられる唯一の文書は「院外処方箋」である．そこには病名や症状経過などは書かれていない．薬剤の名称，分量，使用方法などの記載があるが，なぜその薬剤が必要で処方されているのかを薬剤師が知ることはできない．受診者に問診をし，それを推測するのみである．そこに行き違いが生じる可能性もある．
  - ▶ある薬剤に複数の効能がある場合，医師の意図は院外処方箋だけではわからない．適応病名によって使用量が異なる場合も，適切な処方であるかどうかの確認ができない．
  - ▶副作用などの注意も，年齢や患者の背景によって異なる．調剤薬局ではどうしても最大公約数的な説明になってしまわないか[*9]．
  - ▶小児の処方量は，年齢だけではなく，体重によっても調整される．院外処方箋には体重は記載しない．適切な処方量の確認には，薬局でも体重を測定する必要がある．実際に実施しようとすれば，また保護者に負担を強いることにもなる．
- 院内処方であればこういった問題は生じない．カルテ（診療録）を共有したり，閲覧することで，疾患や患者についての情報は容易に得られる．医師の処方意図も明確に把握でき，処方薬の用量などの確認も適切に行える．もし疑義があれば，同じ施設内であるのでただちに照会し，それを解消することができる．こう考えると，院内処方は医薬分業に勝るシステムということができる．
- 当院が常時使用している薬剤は内服，外用，注射を合わせて約200種類である．限定されていることで，薬剤情報を適切に管理し，的確に受診者に提供することが可能である．
- 薬剤のすべてに「お薬の説明」という名称の薬剤情報を作成し，処方時にそ

[*7] 院内処方に対する不当に安価な点数設定が問題ではあるが，一方で調剤点数が適正なのかは疑問の余地がある．

[*8] ただし，現在は自治体による小児に対する医療費補助が充実してきたために，実際の支払額には大きな違いがなくなっている．

[*9] たとえば抗ヒスタミン薬を調剤するときに，成人であれば眠気の副作用から自動車などの運転やアルコールの摂取に注意を促す必要がある．小児にそのような指導をすることはないが，一律につくられた説明文では小児用薬剤にも入っているものが散見される．
患児に熱性けいれんの既往や家族歴があれば，発熱時の抗ヒスタミン薬使用は熱性けいれんを誘発しやすい．薬局での病歴聴取が的確になされないと，問題が生じる可能性がある．

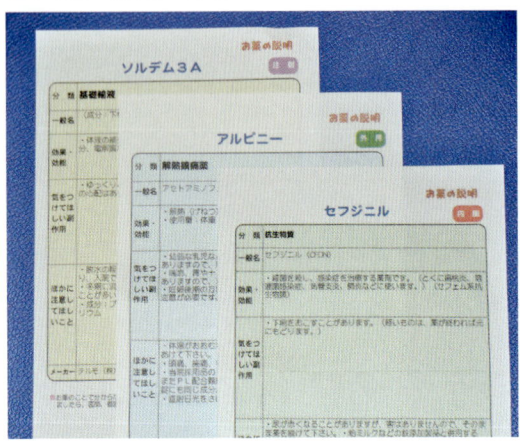

❶「お薬の説明」の作成

「お薬の説明」は薬局で使用しているが，特別に必要があるものは医師が診察時に直接手渡し，それをもとに薬剤の説明をしている．注射薬についても同様の説明を作成してある．院内で注射が必要になった際には，医師からその必要性や注意すべきことを簡潔に伝えることができる．
個別の「お薬の説明」は適宜改訂し，新しく採用する薬剤はそのつど作成している．

❷『くすりのしおり』の作成

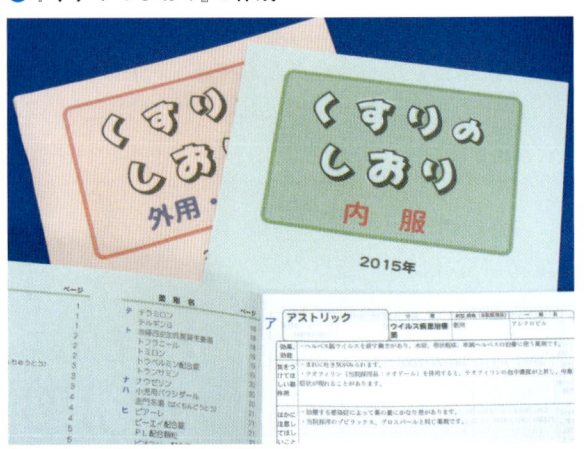

個々の薬剤の情報は「お薬の説明」と同じだが，それをまとめて冊子にすることで，家庭で保存していただき，必要なときに調べることができるようにしたものである．
『くすりのしおり』は1年から2年ごとに改訂版を発行し，内容が常に新しいものになるようにしている．

*10
「内服編」と「外用・注射編」の2種類．無料．

れを渡している(❶)．内容は添付文書を平易なものに書き換え，そこに当院での処方意図がわかるように追記している．院内で作成し，印刷しているので，適宜変更が可能であり，新たな副作用情報も遅滞なくもりこむことができている．

- また，この説明をまとめて『くすりのしおり』*10 という名称の小冊子も作成し，受診者に配布している(❷)．
- 子どもの病気や予防などについて，保護者向け解説書の作成に積極的に取り組んでいる医療機関も多いことだろう．当院では薬剤に特化したパンフレットも作成し，外来での指導に役立てている(❸)．

❸ 薬剤に特化したパンフレットの作成

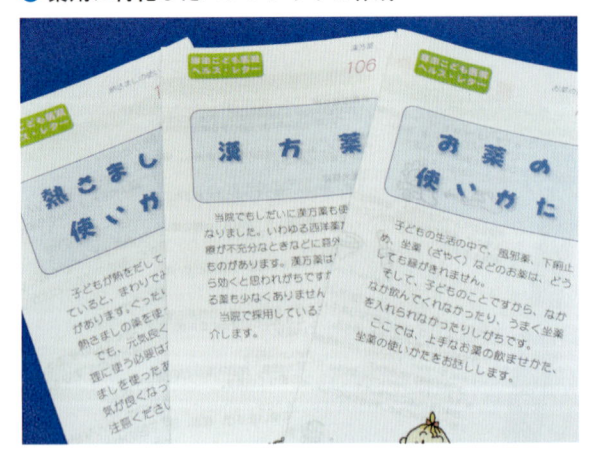

❹ PTP包装に薬剤名と主な効能・効果が記されたシールを貼る

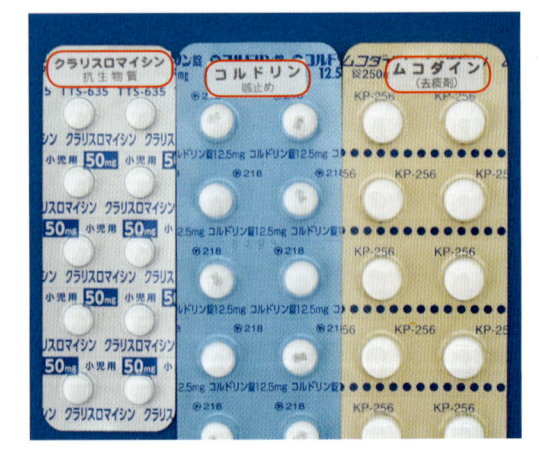

- こういった各種の情報提供は，院内処方だから可能だと思う．少なくとも筆者の医薬分業実施当時は実行することができなかった．院内処方になり，自身の処方薬についてすべての責任をもつことになったのが契機であった．この経験から，院内処方のほうがより的確な薬剤情報の提供が可能だと思える．
- 医療機関の規模が大きくなると，院内薬局であっても意思疎通が難しくなる面がある．その点では，当院のような小規模の開業小児科医こそ，院内処方がふさわしいといえるのではないだろうか．

薬剤情報提供の工夫

- 院内で薬剤を調剤するにあたり，受診者に薬剤情報が適切に伝わるよう，筆者はさまざまな工夫をしている．
- まずは薬剤の名称と効能が，薬の現物を見てすぐわかるようにした（❹）．当時は薬剤の名称がわかりにくかった[*11]．当院では薬剤名がすぐわかるように，小さなシールを作成し，PTP包装などに貼るようにした．薬剤名のほかに主な効能・効果を加えてある（「抗生物質」「咳止め」などのように）．こうすることで，患者（保護者）が何のために使う薬剤か，服用のつど明確に意識することが可能である．
- 製薬メーカーの方針も次第に変わり，現在は名称を日本語で印刷することが多くなった．情報提供の観点からも当然の方針である．しかし，それが何のための薬なのかは，名称だけではただちにはわからない．当院のような情報提供は，まだ少ないようだ．
- 小児科では乳幼児に水剤（シロップ）を使うことが多い．その多くは，水剤容器に入れて渡すため，内容がわかりにくい．とくに複数の薬剤を混合している場合はなおさらである．当院では同様に作成したシールを水剤容器に貼付し，内容がなんであるか明示している（❺）．調剤の間違い防止にも役立っている．
- 散剤（ドライシロップ）についても薬剤情報提供の工夫をした．散剤の包装に，直接薬剤名と主な効能・効果を印字している（❻）．
- 自動分包器には印字機能が付いているものがある．通常は患者氏名などを印字するが，そこに薬剤名などを印字している．頻用する薬剤は予製をつくるときに，1包装分の容量も印字することで，調剤業務がスムーズにでき，また間違い防止にもなる．

*11 たとえば錠剤のPTP包装には，略語や英文名の表記はあっても，日本語の表記はあまりなかった．軟膏などの外用も，容器に直接名称を印字することはなく，印刷された紙が付いていたが，それも簡単にはがせるようになっていた．当時は薬剤情報を患者に伝えることには消極的であったようだ．

> **患者が服薬をするまでが医療**
>
> 院内処方にあたってさまざまな創意工夫をしているが，医師の業務ではないと思われるかもしれない．しかし，患者が服薬をするまでが一連の医療であり，最後まで目を行き渡らせられるのは，院内処方ならではの魅力ともいえよう．

❺ 水剤容器に混合されている薬剤名が記されたシールを貼る

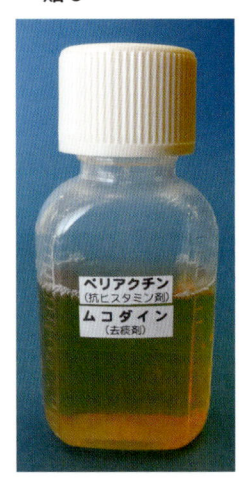

❻ 散剤（ドライシロップ）の包装に薬剤名を印字する

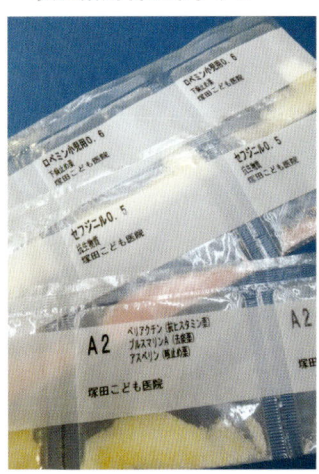

❼ 1回分の錠剤を1つのビニール袋に入れる

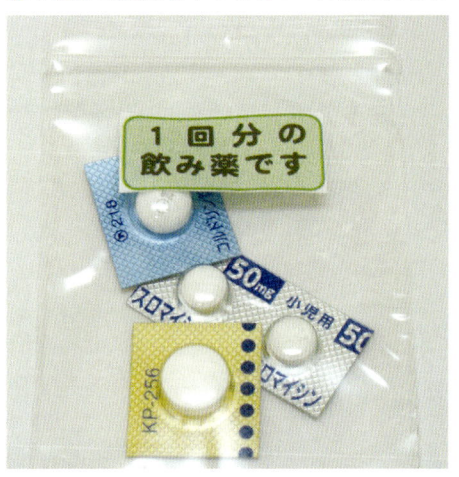

- 複数の錠剤を処方する際に，1回の服用量が異なることがある．このような場合は1回に服用する錠剤を1つのビニール袋に入れ，薬袋に貼付している（❼）．目で見てわかるので，間違い防止に役立っている．

開業小児医療の発展のために

- 当院のように，一度始めた医薬分業をやめるのはまれなケースであろう．しかし，実際に院内処方を経験してみると，患者にとってはとても優れたシステムであることを日々実感している．患者（保護者）からの支持も大きく，やりがいを感じている．一方で，院内処方に関する保険点数は低廉であり，経営上の判断からは導入しづらく，維持するのも困難である．また薬剤師を確保し，調剤業務により責任をもつこともなかなか難しい．

- 今後もさらに医薬分業が進展し，院内処方は「化石の制度」となっていくかもしれない．しかし，医薬分業になればすべての課題が解決するということはない．むしろ，患者側に不便をかけるなどの問題が生じてくる．メリット・デメリットを考慮し，問題があればそれを改善する努力が必要である．

- ことさらに薬剤師との対立を促しているのではない．医師と薬剤師は，患者のためにより良い医療を追求していくという基本認識のもと，しっかり協働して医療を展開していくべきである．

- 当院の取組みは院内処方では参考になることが多いことだろう．医薬分業では，「反面教師」かもしれないが，具体的な提案として前向きにとらえてほしい．拙著が開業小児科の発展のための一助になることを願っている．

ツール　診療の確実性を上げる

帳票

小笠原安子，横田俊一郎｜横田小児科医院

- クリニックや病院は，養育者が子どもを連れて訪れる施設の中で，最もストレスを感じる場所の一つかもしれない．このストレスを緩和するために，建物設計や院内装飾，待ち時間の短縮などに工夫を凝らすことはいうまでもない．それにもまして大切なのは，医師を含めたスタッフ全員が養育者とのコミュニケーションを円滑に進めることにより，良質な医療を提供し，来院者の満足度を高めることである．
- 養育者が満足できる質の高いコミュニケーションを行うには，限られた時間のなかで多くの患者を診察しなければならない小児科医一人では困難であり，補佐するためのスタッフとツールがどうしても必要とされる．
- 本項では，これら帳票[*1]をより良いコミュニケーションの道具として使うための工夫を，筆者らのクリニックの例をあげて述べる．

*1
帳票
「金銭や物品，役務（サービス）の取引や出入りを記録した，帳簿や伝票などの定型的な書類の総称」と定義される．

当院での診療の流れ

- 以下は，当院に患者が来院してから帰るまでの流れである．

患者来院→受付→問診（看護師A）→診察（医師）→診察フォロー・処置（看護師B）→会計

- 患者が来院してから医師とコミュニケーションをとれる時間は診察室の中にいる3〜5分間だけである．この限られた空間と時間を養育者と医師にとって有意義な場とするために，スタッフは患者のいわゆる「待ち時間」を使ってできるだけ多くの情報を得なければならない．
- いかに多くの知識と技術をもつ優れた医師でも，患者の情報がなければ，その能力を生かすことはできない．問診票や電子カルテは，医師とスタッフとの共同作業において欠かせない情報伝達の道具として使われる．

問診票

- ❶は当院で使われている問診票である．統一の書式を使い，質問を細分化することによって，聞き手（看護師）の技量による偏りがないよう，また電子カルテに入力する際に事務スタッフが入力しやすいように工夫されている．
- 医師からみると，今日来院した最も重要な心配，目的を知ることが第一に必要である．これは簡単そうで，実は難しいことも少なくない．問診が症状の羅列にならないよう，まず受診理由を聞き出すことを忘れないようにしたい．

❶ 問診票（横田小児科医院）

```
患者番号 : *1                        前回来院日 平成 26年 8月31日
    ヤマダ  タロウ                              男      5 歳
    山田   太郎      殿（平成 21年 5月 5日生）
─────────────────────────────────────────
＜主訴＞・熱    ・咳    ・鼻水   ・咽痛  ・嘔吐  ・下痢  ・頭痛  ・腹痛
        ・便秘  ・口痛  ・腫れ   ・耳痛  ・目痛  ・目脂  ・尿    ・発疹
＜受診理由＞
  □ 定期的な病気    ・アトピーなどの湿疹  ・喘息  ・花粉症  ・夜尿症の経過
        経過：_____
  □ 前回からの継続
        ・経過（溶連菌・水痘・中耳炎・ムンプス・インフルエンザ）・改善  ・変わらず  ・悪化
  □ 検査    ・検査結果の説明  ・尿検査  ・血液型  ・アレルギー検査
─────────────────────────────────────────
  □ 発熱    いつから？ ____月____日    熱の範囲 ____〜____℃
            今日の体温 ____頃____℃    現在の体温 ____℃
  □ 咳  いつから？ ____月____日  ・こんこん  ・ゴホゴホ  ・ゼーゼー  ・ケンケン
                                ・ヒューヒュー ・ゼロゼロ  ・ケホケホ ・痰がからむ
  □ 鼻  いつから？ ____月____日  ・水鼻  ・黄色  ・青鼻  ・鼻づまり  ・くしゃみ
  □ 痛み いつから？ ____月____日  ・頭 ・のど ・おなか ・耳（左、右）・口の中
  □ 腫れ いつから？ ____月____日  部位：
  □ 吐く  いつから？ ____月____日____頃から____回
          最後に吐いたのは？ ____月____日____時頃
  □ 下痢  ____月____日____頃から___回/日  ・ゆるい ・ドロドロ ・水っぽい
  □ 便秘  最終排便は？ ____月____日____時頃
  □ 発疹  ____月____日____時頃から    かゆみは？ ・ある ・ない
          ・頭 ・足 ・手 ・おしり ・背中 ・おなか ・顔 ・その他（        ）
＜全身状態＞
        食欲は？   □ある   □ふつう  □ない
        機嫌は？   □よい   □ふつう  □わるい
        元気は？   □ある   □ふつう  □ない
＜今回のことで別の医療機関を受診＞
        □いいえ  □はい  日付（    ）場所（        ）
        その他（                                    ）
＜周囲にうつる病気の方がいたか？＞
        □いいえ  □はい （・家族内 ・集団生活） 病名（        ）
```

看護師問診の実際

- 当院では，診察前の問診は看護師が行う（看護師 A）．
- 問診を行う看護師の役割は大きく2つある．一つは，医師に患者の情報を正確に伝えること，もう一つは，養育者の頼れるアドバイザーとなり，時には良き相談相手なることである．これらの役割を果たすために，看護師は以下の点に注意を払う．
- **前回までの正確な情報を知って問診する**：電子カルテで前回までの病気の経過，家族構成，集団生活の有無，母親の就労の有無，母親の性格などを確認してから問診を始める．
- **話しやすい雰囲気づくり**：養育者は多くの不安を抱えて来院する．この緊張と不安を少しでも和らげ，多くの情報を得るために話しやすい優しい雰囲気づくりを心がける．

- **正確な情報の収集：**
  - ▶ 何が心配で受診に至ったかを聴き出すことがまず必要である．
  - ▶ 次に，養育者との会話のなかで知りえた情報のなかから，医師が必要とする情報を選択し問診票にわかりやすく記載する．
  - ▶ さらに，子どもの症状から病名をいくつか予想して，次の質問に移る．感染症が疑われれば，家庭や集団生活の場での感染症の有無，人混みへの外出の有無などを聴き出すことが診断につながることも多い．症状の経過についても明らかな日時を聴き出しておくことが役立つ．
  - ▶ また問診と同時に患者の状態を見極めることも大切である（トリアージ）．
- **患者・養育者とのコミュニケーション：**医師の診断は，インプットされた患者の情報量に大きく左右される．看護師は，毎回の会話を通して養育者と良好な関係を築き，養育者の信頼を得るように努めることが必要である[*2]．養育者の気持ちに寄り添い，養育者と同じ方向から子どもを見つめることができたとき初めて，共に子どもの成長について考える育児の支援者となることができる．

電子カルテ

システム

- 当院では2004年から全部で9台の一体型電子カルテ（電子カルテとレセコン〈レセプトコンピュータ〉の機能を併せ持つ）を使用している．これにデジタルX線やスキャナー，PCなどを院内LANでつなぎ，電子カルテと連携することで，検査データを含めたすべての情報を電子カルテで閲覧することを可能にしている．
- 当院では，看護師Aが紙の問診票に情報を手書きで記入し，これを事務スタッフが電子カルテに入力する[*3]．
- 電子カルテには，既往歴や住所，保険情報，家族情報，集団生活の場，禁忌薬，予防接種記録，成長記録なども，「タブ」や「マーカー」「メモ欄」[*4]を使用して，どのスタッフが見てもわかるように入力，整理されている（❷）．
- また熱型表記録や夜尿症の記録など患者が用紙に手書きで記入してきたものや，他院から送られた紹介状などは診察前に事務スタッフがスキャナーで取り込む方法で，さらには診療中に撮影された皮膚などの状態を記録するデジタル写真なども電子カルテに貼り付け保存する．このようにすることで医師の診察に必要な情報を毎回蓄積し，ペーパーレスでカルテの中で一括して管理することが可能となる．
- 電子カルテは診療録であるから，診療の内容はできる限り入力したほうがよい．しかし，すべてを入力することはできないので，大切なもの，とくに後になって役立つ情報を入力するよう心がけることが大切である．

テンプレートの活用

- 電子カルテに記載できる内容は多岐にわたるが，これらの情報を個別に入

[*2] 看護師が問診のなかで，「自分の顔を覚えていてくれる」こと，また「前日診察した兄弟の様子」や「明日に控えた園の発表会」まで気にかけてくれることは，養育者に「このクリニックのスタッフはいつもわが子を見守っていてくれる」という安心感をもたらす．実際，診察前の問診時や診察後のフォロー時には，当日の症状に対する心配やホームケアの仕方だけでなく，毎日の育児に対する不安や相談をもち込まれることも多い．

[*3] 最近は患者や看護師がタブレットなどを使用し直接入力するクリニックも多いが，当院では決まった病状以外の記述が多いため，従来どおりの手書き方式を採用している．

[*4] とくに電子カルテ上部のメモ欄には「メモ」「アレルギー」「既往歴」の3つの欄があり，この情報はいつでも画面上に出ている．患者の気になること（成長や発達の問題），集団生活の場，母親の性格や職業，保健所からの虐待疑いの情報なども記入している．アレルギー欄には，食物や薬剤，花粉などのアレルギーを入力，既往歴には川崎病など大切な疾患の既往を入力してある．当院の電子カルテにはないが，予防接種が自動的に一覧として示されるような表があると診療には大いに役立つはずである．

94 　●ツール　診療の確実性を上げる

❷ 電子カルテのタブ・マーカー

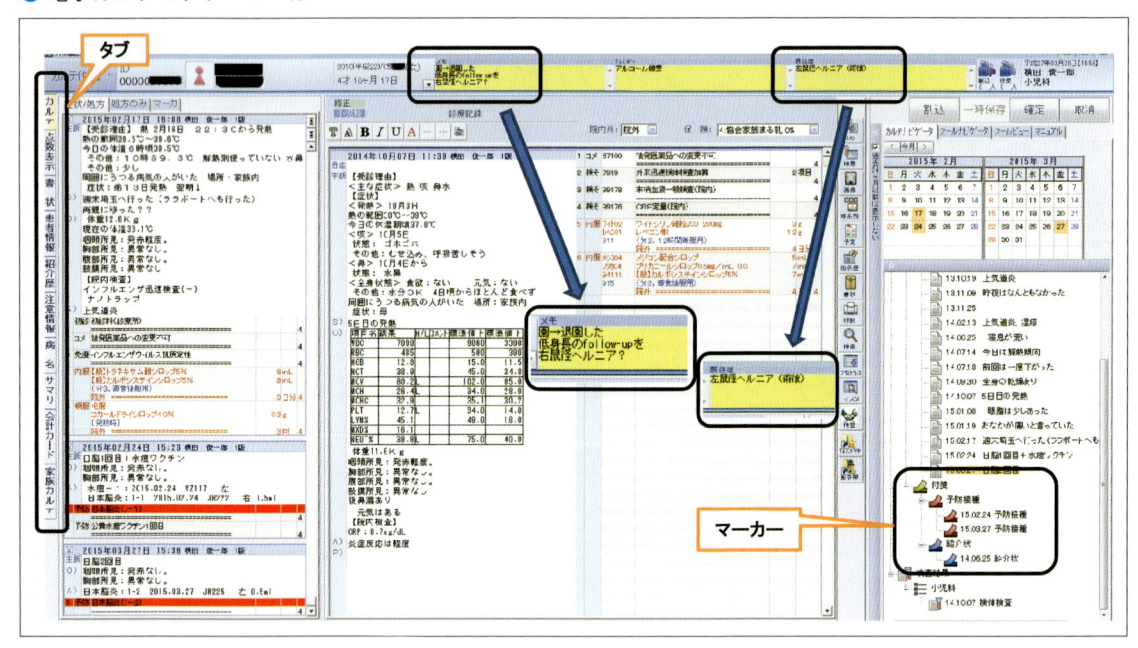

❸ テンプレートとその入力結果

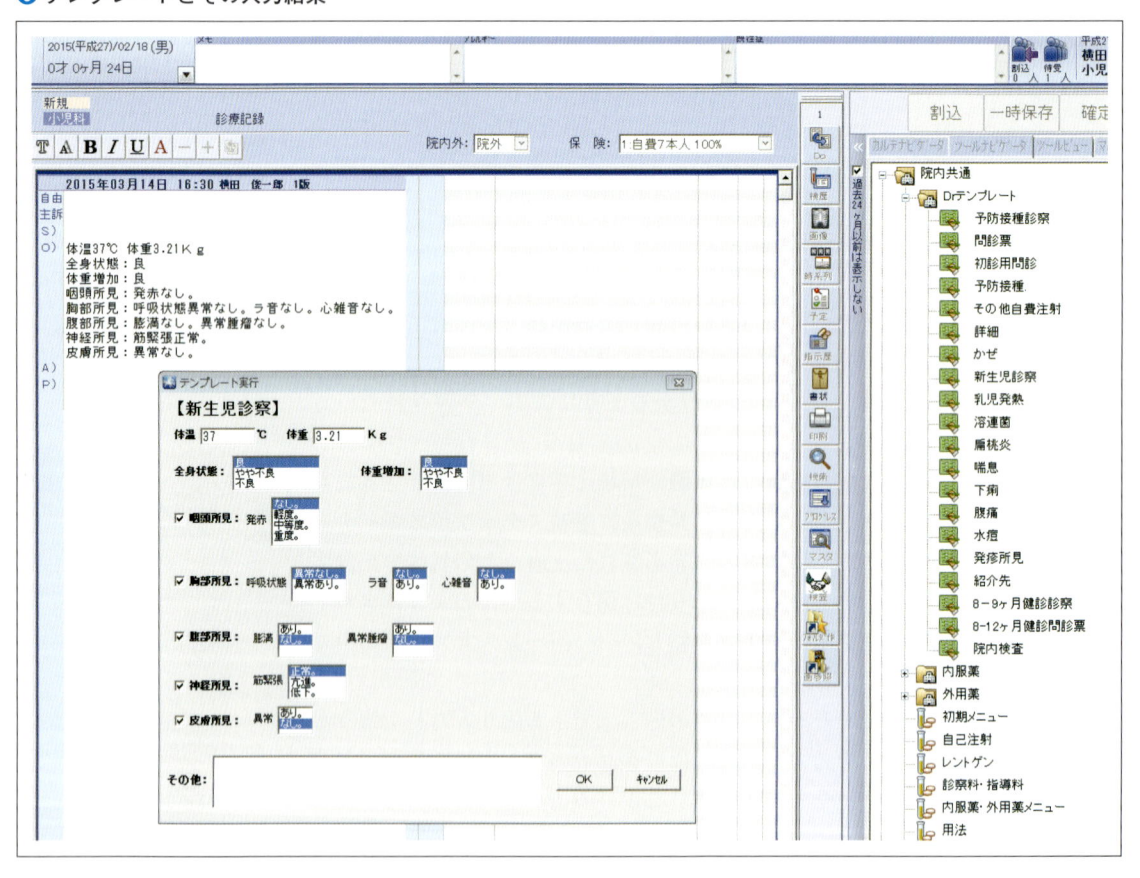

力できる時間はない．この問題解決のため，当院では約30種類のテンプレートを活用している．これらのテンプレートは，必要に応じて内容の追加や変更など自由にカスタマイズできるのも魅力である(❸)．
- 診察するのに必要な項目をあらかじめテンプレートとして作成しておけば，入力の省力化につながる[*5]．項目の数は少なすぎても多すぎても問題があり，クリニックごとの診療スタイルに合わせて考えるべきである．自由記載もできることは当然である．

[*5] テンプレートは便利だが，操作ミスに注意する．必ず画面を見直し，内容を確認する．

クラーク（診療助手）の活用

- 多岐にわたる情報をほぼ際限なく蓄積できる電子カルテであるが，医師が処方や検査結果を入力する際やこれらを確認する際に，ある程度の時間を要し負担を感じることも少なくない．これらの医師の負担を軽減し，さらに効率化を図るためにクラーク（診療助手）を活用することも有効な手段である．
- 当院では診察時，医師の隣にクラークが座る．クラークの主な役割は，限られた診察時間のなかで，医師が患者の診察，もしくは保護者とのコミュニケーションに専念できるように気を配ることである．そのため，クラークには医師から指示された処方や検査の入力以外にも，診察時の会話の流れに従って今必要な情報を蓄積された電子カルテの情報のなかから選択し素早く医師に提示する，会話のなかで提案されていた処方薬が実際に漏れていないか，またその形状や量を確認するなど，医師を補佐するための柔軟な思考と幅広い働きが求められる．

> **具体例：当院でのクラークの役割**
> 医師：「周りで熱を出している友達はいませんか？」
> 養育者：「友達の○○君が昨日熱を出し，ここで診てもらうと言っていました」
> クラーク：○○君のカルテを検索，画面に提示後，「その子は昨日受診して，インフルエンザでした」[*6]

[*6] 当院の電子カルテには同時に別カルテを提示できる「割り込み機能」も備えている．

- クラークの業務は，受付の事務スタッフが兼務することが望ましい．医師と一緒に診察の様子を間近にみることで，患者がどのような症状を抱えているかを知り，その症状に合わせたアドバイス方法を学び，次の受付対応時に生かすことができるからである．

その他の帳票─電子カルテの確実性を支える

- 患者の個別情報はすべて電子カルテのなかで一括して管理されるが，データの取り込みや入力は，一部人の手を介するため，入力漏れや入力ミスを完全に排除することはできない．また，一定期間医院での保存が義務づけられている帳票もあり，当院でも必要に応じてファイリングし，手許に保管しているものもある．

検査伝票

- 外部に検査を委託する場合，血液や尿，細菌培養など，検査の依頼とその検査結果は，インターネット回線（VPN 接続回線）を通じて送受信されている．検査データは，電子カルテの特定フォルダでいったん受信し，そこから電子カルテの個人ファイルに自動で振り分けられる．
- これら検査の際は，電子カルテに検査項目を入力すると同時に，依頼項目が記載された伝票が紙で出力される．当院では，検査項目漏れのミスを防ぐため，その内容に誤りがないかどうかを指示した医師，カルテに入力したクラーク，実際に採血をする看護師の三者がそれぞれ伝票上部に確認のサインをしてから検体採取にあたる．この確認方法をとるようになってから，検査項目の漏れや誤りが劇的に減少した．
- 検査会社から届けられた患者別の結果伝票は，養育者に手渡されるまでポケット付クリアファイルを使用し，実施月別にまとめて一時保管される．この際，患者カルテのメモ欄に「検査伝票あり」と記載しておけば養育者への渡し忘れを防止できる．
- 院内で行う血算（全血球計算）の結果は，院内 LAN を使って自動的に電子カルテに取り込まれる．検査器械から出力される血算や CRP の結果伝票は，カルテに検査項目を入力したときに出力される指示箋に貼り付けたうえで，日付順にまとめて二穴ファイルを使用し保管している[*7]．

予防接種問診票と乳幼児健診票

- 市町村に請求した後，手許に残る予防接種問診票や乳幼児健診票の控えについては，ワクチンのロット番号や乳幼児健診の結果などすべて電子カルテに入力済みではあるが，入力ミスの検証のためにも一定期間保管する必要がある[*8]．

紹介状への返事

- 紹介先からの紹介状の返事はすべて PDF ファイルとして個人のカルテに取り込まれる．一方，月別に出された紹介状の数，紹介先，患者 ID や名前を電子カルテ上で抽出し一覧表にする．これを目次に使用し，他院から送られてくる返事を二穴紙ファイルにまとめて保管・整理している．

帳票をどのように活かしていくか

データの検索

- 当院では可能な限りさまざまなデータを，紙ではなく電子カルテ内で一括管理している．電子化のいちばんの利点は，知りたい情報をピンポイントで短時間に検索できるという点である．
- 以下は，当院で検索機能を利用して行っている作業の一例である．
- **感染症情報報告**：当院は県の感染症定点に指定されている．このため週末ごとに，感染症発生動向調査をまとめ，データを保健所に報告する任務を負っている．このデータの抽出は，電子カルテの検索機能と PC 上の MS アクセスのソフトを連動させて行われる．調査報告は決まった用紙に記入し FAX で送信されるが，その後，当院ではこの用紙を二穴ファイルで保

VPN：virtual private network

CRP：C-reactive protein

[*7] 院内で行った検査全体を振り返る際には，意外にもこのファイルが効果を発揮する．

[*8] 診療録（カルテ）は「医師法第24条」により5年間，その他の書類や記録については，「医師法第21条1項14号」や「保険医療機関及び保険医療療養担当者規則第9条」により2年，もしくは3年間の保存義務があるとされているが，当院では念のため，問診票の控えを含め，診療にかかわるすべての書類を5年間保管している．近年大幅にワクチンの種類が増えたことで，これら控えの数も増加し，保管場所にも頭を悩ませる事態となっている．

❹ インフルエンザ調査票

No	市町村	診断日	発症日	カルテ番号	性別	年令	診断キット	キットによる診断	使用薬剤	ワクチン接種歴	公開メモ	非公開メモ（所属集団）
1	小田原市・南足柄市・他( )	/	/		男・女		ナノトラップ ドライケム 他( )	A・B	タミフル リレンザ 他	未接種 1回・2回		
2	小田原市・南足柄市・他( )	/	/		男・女		ナノトラップ ドライケム 他( )	A・B	タミフル リレンザ 他	未接種 1回・2回		
3	小田原市・南足柄市・他( )	/	/		男・女		ナノトラップ ドライケム 他( )	A・B	タミフル リレンザ 他	未接種 1回・2回		
4	小田原市・南足柄市・他( )	/	/		男・女		ナノトラップ ドライケム 他( )	A・B	タミフル リレンザ 他	未接種 1回・2回		
5	小田原市・南足柄市・他( )	/	/		男・女		ナノトラップ ドライケム 他( )	A・B	タミフル リレンザ 他	未接種 1回・2回		

存している．
- **調査・研究**：溶連菌，インフルエンザ（❹）などの抗原迅速検査の結果を電子カルテ上で抽出し統計をとることが可能である．この統計では，クラークが診察中に行った手書きの調査票も利用しファイリングしている．この作業は地域での集団生活の場ごとのインフルエンザの流行状況を知るのに役立っている．

情報の共有化

- 医師とスタッフは，電子カルテで患者情報を共有することで，全体がチームとして機能するよう心がけている[*9]．
- 当院では，電子カルテが全室に，どの職種のスタッフでも使用できる位置に備え付けられている．また，医師が日本語で平易な表現でカルテに記載することにより，事務スタッフでも会計時にカルテを確認し，予防接種の予約や次回の受診予定など，場に応じた声かけをすることが可能となる[*10]．

おわりに

- 電子カルテを含め，これらの帳票はあくまでツールにすぎない．しかしこのツールを最大限活用することによって，医師を含めたスタッフ全員が患者の情報を共有し，子どもとその養育者のおかれた環境と現在の状況を思い描くことができれば，それをもとに発せられる言葉は，これまでとは違った力をもって養育者に届けられるであろう．
- 養育者が来院時の不安を解消し，穏やかな表情でクリニックをあとにしていったとき，そしてその子どもたちの5年後，10年後の成長を想像するときが，われわれが幸福を感じる瞬間でもある．
- 小児科で子育て支援の役割が大きくなりつつある今，クリニックの情報ツールをいかに活用しグレードアップさせていくかが，クリニック成長のカギとなるかもしれない．

*9
スタッフにとって必要なことは，今自分がどの位置に立ち，その場所でどのような役割を果たすべきかを常に考えながら自ら行動することである．

*10
当院では医師だけでなく，看護師，事務スタッフ，あるいは常勤・非常勤のスタッフも区別なく同じ情報を共有し，医院全体で養育者の育児を支援していける環境を整えることを目標としている．

ツール　診療の確実性を上げる

メディカル・スタッフのブラッシュアップ

片山　啓 | 片山キッズクリニック

*1
- 下痢に対してミルクを薄めないほうがよいとなったこと.
- 食物アレルギーはアトピー性皮膚炎の原因ではなくむしろ結果，そして悪化要因の一つにすぎないとなったこと.
- 食物アレルギーについて，経口で免疫寛容，経皮で感作となったこと.

*2
PubMed
http://www.ncbi.nlm.nih.gov/pubmed

*3
MedLine（National Library of Medicine）
http://www.ncbi.nlm.nih.gov:80/entrez/query.fcgi

*4
医中誌
http://www.jamas.or.jp/service/ichu/about.html

*5
CiNii Articles
http://ci.nii.ac.jp/

SNS：social networking service

❶ 医師専用SNS

- m3
  https://www.m3.com
- MedPeer
  https://medpeer.jp
- MVC-online
  https://www.mvc-online.com
- Mediwa
  http://top.mediwa.jp
- Doximity
  https://www.doximity.com
- DocDoc
  http://docdoc.jp

- 今日，医学・医療の進歩の速さはすさまじく，つい先日までこれが正しいとして治療に使用し，患者に説明してきたことが，あっけなく覆されてしまうことをしばしば経験するようになった[*1]．正しい根拠に基づいた，より新しい治療を患者に届けるために，医療従事者はアンテナを広げて情報を収集し，批判的な目をもってそれらを取捨選択し，自らの知識として蓄積しなければならない．
- また，こうして得た知識を自らの医療機関の医師・看護師その他のメディカル・スタッフと共有し，すべてのスタッフが同じ説明を患者にできるようにする必要がある．
- 本項では，情報の入手経路とそれを自院のスタッフに伝える方法について考察する．

情報の収集

- 情報収集の経路としては，インターネット，学会，医師会，専門雑誌，MRなどが考えられる．

インターネット
- 情報を迅速に入手する手段として広く使われている．検索エンジン，SNS，ホームページ，メーリングリストなどがある．

検索エンジン
- 一般的な検索エンジンGoogle，Yahooなどと，医学論文検索サイトPubMed[*2]，MedLine[*3]，医中誌[*4]，CiNii Articles[*5] などがある．
  ▶ 一般的な検索で得られる情報は玉石混交であり，本当に信頼できる情報かどうか，常に検証することが必要である．
  ▶ 論文検索サイトでは論文の抄録を読むことができる．必要だと思われる論文については，Full textにアクセスすることもでき，有料あるいは無料で論文のコピーを入手できる．重要な論文についてはFull textを手に入れて，その研究デザイン・方法・結果の解析法について批判的に読み，確認する必要がある．

SNS
- 医師専用のSNSが複数存在する（❶）．いずれも医療関係のニュース，医師同士の意見交換や，MRからの情報，Web講演会，求人情報などを見ることのできるサイトとなっている．
- 医師同士の意見交換には建設的なものも多いが，なかには「あおり」「荒ら

し」と思われるような発言もある．匿名での議論の限界であろう．ニュース，薬品情報，講演会に利用価値がある．

ホームページ

- 有用なホームページとしては，各学会，厚生労働省，国立感染症研究所，「VPDを知って、子どもを守ろうの会」などと，製薬会社のものが考えられる（❷）．
- 学会ホームページ：日本小児科学会のホームページではその時点で必要な声明や勧告を出して医師の診療における意思決定に重要な指針を与えてくれるし，その他の学会のホームページでは個々の分野における診療ガイドラインをダウンロードできるものもある．
- 厚生労働省のホームページ：医療行政の方向を知ることができるし，パブリックコメントを募集していることもある．医師が個人として直接に国の健康行政に意見をいうことのできる数少ない場の一つである．
- 国立感染症研究所のホームページ：個々の感染症について，概念・病因・疫学・予防法・治療・社会的対処について重要な情報を得ることができ，また主な感染症についてその流行状況・病原体の分離状況についても情報を与えてくれる．
- 各製薬会社のホームページ：医療従事者向けのページが用意され，疾病や薬剤に関する情報を得ることができる．エピペン®やコンサータ®のように，ホームページを通じてWeb講習を受けることで初めて処方が可能になる薬もある．
- 「**VPDを知って、子どもを守ろうの会**」のホームページ：ワクチンやワクチンの接種時期について患者向けの説明を入手できる．

メーリングリスト

- 筆者がよく利用しているメーリングリストはJPMLC[*6]と「VPDを知って、子どもを守ろうの会」のメーリングリストである．
- JPMLCは参加者のすべてが実名で質問をし，回答をし，議論するという場となっている．分野別のフォーラムが設定されており，参加者は自分の興味のある分野に登録することで情報を得，また議論に参加することができる．
- 「VPDを知って、子どもを守ろうの会」[*7]のメーリングリストは会員専用となっている．正会員となるには年額50,000円の会費が必要となるが，年額5,000円の賛助会員という制度があり，こちらでもメーリングリストに参加できるし，配布用のパンフレットも入手できる．
- このほか，日経メディカル[*8]（有料），Wileyなどのメーリングサービスがあり，定期的に情報を送ってくれる．

学会参加

- 学会に参加することで多くの新しい研究成果を見聞することができる．内容的には，インターネットや論文よりも新しい知識を得られるのが学会である．発表すれば，自らの研究について意見を聴くこともできるし，アドバイスを受けられる．

VPD：vaccine preventable diseases

❷ 有用なホームページ

- 日本小児科学会
  https://www.jpeds.or.jp
- 日本小児科医会
  http://jpa.umin.jp
- 日本外来小児科学会
  http://www.gairai-shounika.jp
- 日本小児外科学会
  http://www.jsps.or.jp
- 厚生労働省
  http://www.mhlw.go.jp
- 国立感染症研究所
  http://www.nih.go.jp/niid/ja
- CDC
  http://www.cdc.gov
- ACIP
  http://www.cdc.gov/vaccines/acip
- コンサータ錠適正流通管理委員会事務局
  https://www.ad-hd.jp/
- エピペン処方のために
  http://www.epipen.jp/

CDC：Centers for Disease Control and Prevention, ACIP：Advisory Committee on Immunization Practices

[*6]
JPMLC
日本大学医学部の根東先生を代表世話人とする小児科医専用のメーリングリストである．
https://jpmlc.org/

JPMLC：Japan Pediatric Mailing List Conference

[*7]
VPDを知って、子どもを守ろうの会
http://www.know-vpd.jp/

[*8]
日経メディカル
http://medical.nikkeibp.co.jp/

- 学会は人とのつながりを確認し，また広げる場ともなる．いろいろな人と話すことで，一人では煮詰まりかけていた思考をリフレッシュし，明日からの診療・研究につなぐ力を得ることができる．
- 診療との兼ね合いを考慮する必要はあるが，学会にはできるだけ参加すべきであろう[*9]．

医師会
- 郡市区・県・国，各レベルの医師会がいろいろなテーマで講演会や講習会を開いている．そのなかで自分の興味に合ったものを選択して参加するだけでも相当な頻度になる．地域のなかでの人とのつながりをつくるチャンスにもなり，積極的に参加してみるといい．

小児科医会
- 小児科医会も各レベルで講演会・講習会・懇談会を開いている．子どもの心相談医のように一定の資格の与えられる講習会もあり，参加してみるとよい．

専門雑誌
- 各学会の発行する雑誌以外にも，小児科関連の雑誌が発行されている．国内で発行されている一般誌には，「小児科診療」「小児科臨床」「小児内科」があり，英文誌では「Pediatrics」「Journal of Pediatrics」「New England Journal of Medicine」など多数発行されている．
- 定期購読してもよいが，国内誌では広告に目を配り興味のある特集について購入してもよいし，海外誌については定期的にホームページを調べ，読みたい論文があるときに購入すればよい．もちろん，特定の論文だけ購入するのもよい．

MR
- 各製薬会社のMRは，その会社の製品についての情報を伝えに来るだけでなく，最近発行された関連分野の論文のリストや講演会の案内も持参してくれる[*10]．

メディカル・スタッフへの情報伝達と共有

- せっかく入手した情報も，院内の医師・看護師・受付などのメディカル・スタッフと共有できていなければ，現代のチーム医療では役に立たない．もちろん，情報の内容によって，医師だけ，看護師まで，そしてすべてのメディカル・スタッフにと，伝える範囲を変えることもあってよい[*11]．
- 医師に対しては，それぞれの専門分野で興味ある情報を手に入れたときに，まずその専門の医師に伝え，また専門医から情報をあげてもらい，内容についてそのつどディスカッションする．共有すべきものであれば医局に印刷物を置いて供覧してもらう．
- 看護師については，リーダーに口頭あるいは印刷物で伝える．リーダーは看護師間の連絡ノートに記載し，各看護師は読み終えたら署名をすることで伝達を確認している．質問があればそのつど受け付けて説明している．
- 受付・保育士はそれぞれ1か所に集まって仕事をしていることが多いの

[*9] 8名の小児科医が勤務している当院では，日本小児科学会，日本外来小児科学会は全員が参加できるように，その他専門学会は申し出により勤務日程を調整している．

MR：medical representative（医薬情報担当者）

[*10] 最近では，「院内感染予防」「接遇」など，その会社の製品とは直接関係のない分野のプログラムも用意してくれるところもあり，スタッフの研修にうまく組み入れれば便利である．

[*11] 筆者のクリニックでは，現在8名の小児科医，11名の看護師，6名の受付・事務，1名の臨床心理士，10名の保育士，2名の栄養士が勤務しており，職種によって異なった伝達方法をとっている．

で，始業前や昼休みに，口頭や印刷物を使って伝えている．
- 毎月1～2回，各社のMRに依頼して昼休みの時間帯に「勉強会」を開いている．内容は薬の説明であったり，予防接種の一般知識，接遇，院内感染防止，患者とのトラブルの予防と対処などであったりする．MRの説明と質疑応答の後，院内のスタッフだけで，学会発表の予行，症例についての相談，診療方針のすり合わせ，最近起こった問題の対処法などの話し合いをもっている．こうしてすべてのスタッフで知識を共有し，up date することで，質の高い医療を提供することをめざしている．

> ▶患者を迎え入れ，訴えに耳を傾け，治療に必要な処置と処方をしたのち，病状と家庭でのケアについてわかりやすく説明し，保護者に「安心」というお土産を持って帰ってもらうことは，一人の医師の力だけでできるものではない．その医療機関のすべてのスタッフが有機的に連携して一人ひとりの患者に向き合うことが，たとえ小さな診療所であったとしても求められている．
> ▶チーム医療の中心に立つ医師が積極的に情報を集め，それをわかりやすくスタッフに伝えていくことが肝要である．

母乳育児支援外来

ツール　診療の確実性を上げる：付加価値を生む外来

瀬尾智子｜緑の森こどもクリニック

*1 乳児期前半の主たる養育者は母親であることが多いので，ここでは「母親」という言葉を用いるが，生物学的母親に限定するものではない．したがって「その乳児の主たる養育者」と置き換えてもかまわない．ただし，特定の個人であって，複数の養育者をさすのではない．

- 当院開設時のモットーは，「子どもの健康を守り，子育てを支援します」である．子育て経験のある女性医師がワークシェアしながら，それぞれの興味のある分野での育児支援を中心にしたクリニックにしようというコンセプトでやってきた．
- 本項では，当院における経験をもとに育児支援の実際について述べる[*1]．

小児科クリニックにおける母乳育児支援の意義

- 厚生労働省が平成19（2007）年に出した「授乳・離乳の支援ガイド」[*2] は，

❶ 栄養方法の推移

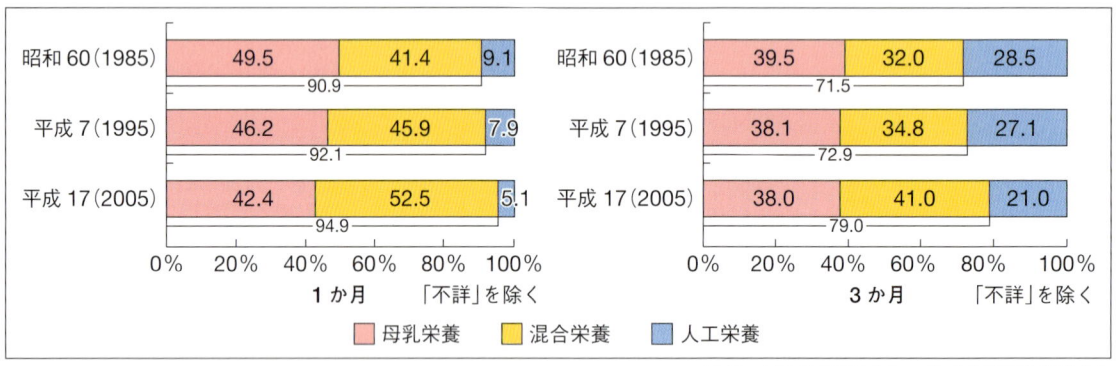

1か月
年	母乳栄養	混合栄養	人工栄養
昭和60（1985）	49.5	41.4	9.1
平成7（1995）	46.2	45.9	7.9
平成17（2005）	42.4	52.5	5.1

（母乳栄養＋混合栄養：昭和60=90.9，平成7=92.1，平成17=94.9，「不詳」を除く）

3か月
年	母乳栄養	混合栄養	人工栄養
昭和60（1985）	39.5	32.0	28.5
平成7（1995）	38.1	34.8	27.1
平成17（2005）	38.0	41.0	21.0

（母乳栄養＋混合栄養：昭和60=71.5，平成7=72.9，平成17=79.0，「不詳」を除く）

（資料：厚生労働省「平成17年度乳幼児栄養調査」）

❷ 授乳について困ったこと (%)

内容	総数 (n=2,722)	母乳栄養 (n=1,076)	混合栄養 (n=1,333)	人工栄養 (n=130)
母乳が不足ぎみ	32.5	20.2	44.7	6.9
母乳が出ない	15.6	5.7	19.5	56.9
外出の際に授乳できる場所がない	14.9	18.5	13.0	1.5
赤ちゃんがミルクを飲むのをいやがる	11.5	14.1	10.0	2.3
母親の健康状態	9.7	9.9	8.9	13.1
赤ちゃんの体重の増えがよくない	9.5	8.6	10.4	7.7
赤ちゃんが母乳を飲むのをいやがる	8.5	3.8	11.9	13.8
授乳が苦痛・面倒	7.9	5.7	9.5	6.9
母親の仕事（勤務）で思うように授乳ができない	4.2	4.3	4.7	0.8
相談する人がいない（場所がない）	1.6	1.1	1.7	3.8
特にない	29.9	41.1	22.0	21.5

＊栄養方法の「不詳」を除く（n=2,539）　　　　（資料：厚生労働省「平成17年度乳幼児栄養調査」）

母乳育児の推進や離乳食の進め方だけでなく，母子の愛着形成や子どもの心の発達への対応を含み，栄養指導ではなく育児支援という観点から作成された「支援ガイド」である．この元になった「平成17年度乳幼児栄養調査」によれば，10年前，20年前に比べ人工栄養の割合が減少し，母乳を与えている割合が増加しているのがわかる(❶)．一方，「母乳が不足気味」をはじめとする授乳についての困りごとは多彩で(❷)，母親が不安を感じる時期は「出産直後」が多く，次いで離乳食の始まる「4～6か月」であった(❸)．妊娠中の女性は96.0％が母乳で育てたいと考えており(❹)，産後は混合栄養も含めると96.5％の母親が母乳育児を開始するが，月齢が上がるにつれて人工栄養の割合が増していく(❺)．

*2
厚生労働省「授乳・離乳の支援ガイド」
http://rhino.med.yamanashi.ac.jp/sukoyaka/pdf/zyunyuu_all.pdf

❸ 授乳や食事について不安な時期

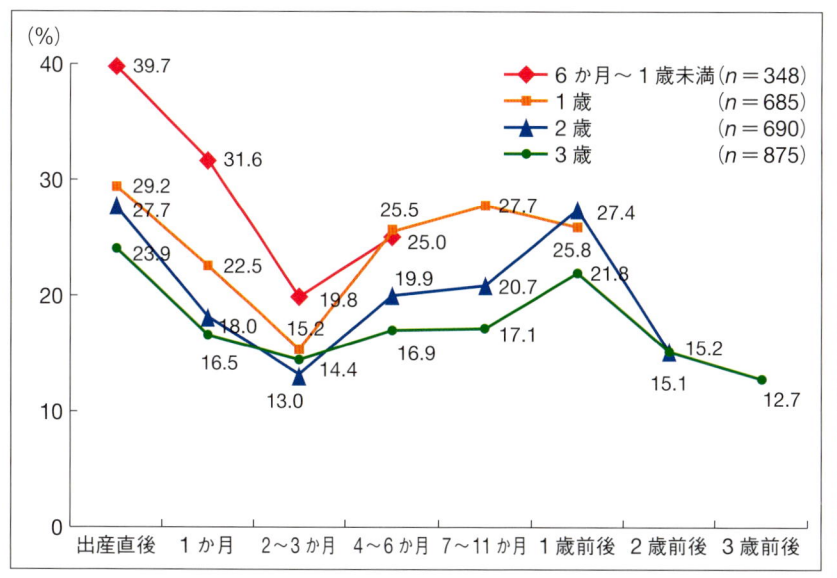

（資料：厚生労働省「平成17年度乳幼児栄養調査」）

❹ 母乳育児に関する妊娠中の考え

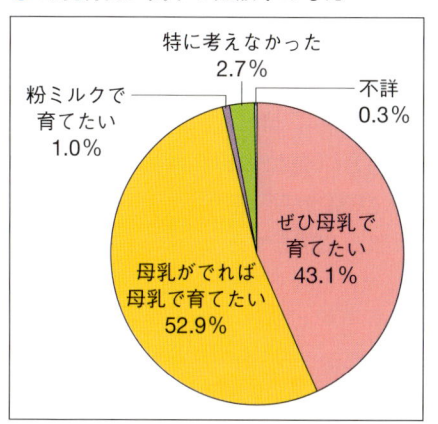

- ぜひ母乳で育てたい 43.1％
- 母乳がでれば母乳で育てたい 52.9％
- 粉ミルクで育てたい 1.0％
- 特に考えなかった 2.7％
- 不詳 0.3％

（資料：厚生労働省「平成17年度乳幼児栄養調査」）

❺ 授乳期の栄養方法（月齢別）

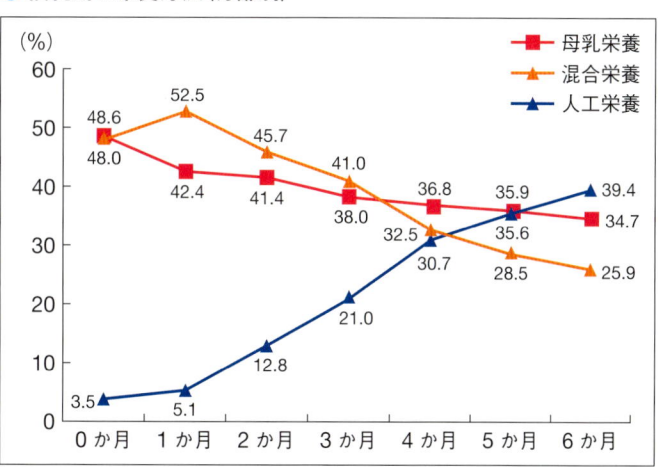

（資料：厚生労働省「平成17年度乳幼児栄養調査」）

*3
通常，産後3日目ころから母乳分泌が増加するが，産後4日では母乳育児が確立する前に退院することになり，母親と新生児は母乳育児が軌道に乗る前に自宅に帰ることになる．

*4
IBLCE®
米国ワシントンD.C.に本部がある国際NPOで，IBCLC®の認定を行う．
1985年から毎年試験を行っていて，2014年末で，世界中に27,000人以上，日本には900人以上のIBCLC®がいる．http://iblce.org（日本の国旗をクリックすれば日本語ページが表示される）．
IBLCE®：International Board of Lactation Consultant Examiners（ラクテーション・コンサルタント資格試験国際評議会）

*5
IBCLC®
受験のための一定の条件を満たし，IBLCE®の実施する世界共通試験に合格することで認定される．IBLCE®が行う世界共通試験を受験するためには，基礎的な医学知識，母乳育児に関する専門教育，カウンセリング技術，臨床経験などの条件を満たさなければならないが，医療専門職の資格をもつ必要はない．5年ごとに更新が必要で，10年ごとに再試験を受ける必要がある．日本におけるIBCLC®の団体は日本ラクテーション・コンサルタント協会（JALC）．http://www.jalc-net.jp
IBCLC®：International Board Certified Lactation Consultants（国際認定ラクテーション・コンサルタント）

● 母乳育児の初期の支援は主として産科施設でなされるが，最近は産科施設および産婦人科医の減少に伴い，入院期間が短縮傾向にある．以前は産後6日程度入院するのが一般的であったが，最近では4日で退院となる施設がみられる*3．一方，定期予防接種の開始が生後2か月であることから，小児科クリニックを乳児期早期から受診する機会が増えてきた．そこで，小児科クリニックで授乳に関する困りごとに対処すれば，より長く快適に母乳育児を継続することができると考えられる．

▶ 母親となった女性が最初に習得しなければならない育児の技術は授乳である．それゆえ，母乳栄養だけでなく混合栄養，人工栄養を含め，授乳に関する支援は育児支援の基本であるといえよう．

▶ さらに，小児科医が関わることで子どもの成長の評価や疾患の発見ができるということも重要な点である．

▶ 育児支援というソフトの面だけでなく，栄養障害・発達障害など器質的な問題にも対処できるところに，小児科クリニックにおける授乳支援の意義がある．

エビデンスに基づく母乳育児支援

● 筆者は1999年にラクテーション・コンサルタント資格試験国際評議会（IBLCE®）*4の認定試験に合格し，国際認定ラクテーション・コンサルタント（IBCLC®）*5となった．IBCLC®は母乳育児上のトラブルを解決するための知識やスキルをもつと国際的に認定された母乳育児支援のための専門家である．医師，助産師，看護師などの医療専門職だけでなく，母親同士の母乳育児支援団体のカウンセラーなど多職種のIBCLC®がいる．

● また，筆者は1999年にABM*6という医師だけから成る国際学会の会員になった．会員になるにはその国の医師免許*7が必要で，会員は各国で母乳育児支援の臨床に携わっている医師が多い．ABMは母乳育児上の問題に関する臨床指針（プロトコル）を多く作成するとともに学会誌も発行していて，母乳育児に関するエビデンスに基づく情報を提供している．

● 助産師による乳房マッサージ中心の「乳房管理」や，母親に対する食事制限などの医学的根拠のない「母乳指導」には，筆者は以前から疑問を抱いていたし，「がんばって母乳で育てましょう」というような精神論には違和感があった．IBCLC®になるための準備やABMからの情報で，エビデンスに基づく母乳育児支援方法と同時に，実際の支援をするためのスキルも学習することができた．

● そして現在は，母乳育児に関する最新情報をふまえ，IBCLC®としてのスキルを用い，母乳育児支援を専門とする医師として，時には薬も使用しつつ，エビデンスに基づく母乳育児支援を行っている．

「乳房管理」と「母乳指導」と「母乳育児支援」

- 日本では従来より助産師による乳房マッサージが行われていて，母親のなかにも医療専門職のなかにも，母乳で育てるためにはマッサージが必要だと思っている人がいる．マッサージにより母乳分泌が増加するかどうか，乳房トラブルが減少するかどうかに関するエビデンスレベルの高い研究は存在しない[*8]．
- 日本の母親はほとんどが母乳育児を希望しているが，産後すぐからの24時間母子同室や，時間や回数を制限しない授乳などの実践が行われていない産科施設も多い．また，実際の母乳育児を見たことのない女性が授乳のスキルを学習するための支援がないままに，「がんばって母乳で育てましょう」と情緒的なスローガンを掲げても，うまくいかなかった女性は挫折感を感じたり，それが「母乳育児の押しつけ」ととらえられて怒りとなったりすることがある．

> ▶母乳育児は母親と子どもの権利であって，母親の義務ではない．
> ▶必要なのは，母親の気持ちを受け止め力づけるエモーショナル・サポートと，授乳を効果的に行うための技術的援助である．

母乳相談と育児支援外来の実際

- 筆者の勤務する小児科クリニックでは，母乳相談を担当する医師2名，助産師3名は全員がIBCLC®で，チームを組んで交代で母乳相談を行っている．母乳相談の枠は一組（必ず，母と子がいっしょである）45分で，医師の診察と助産師のカウンセリングがペアになっている（❻）．
- 医師の役割は，子どものアセスメントをすること（有効吸啜できないのは軟口蓋裂のせいだったことがある），体重増加に合わせて次回までの補足量の指示をすること，成長の保証をして母親を安心させることである．乳腺炎[*9]の場合は薬を処方したり，乳房の腫瘤があれば乳腺外科へ紹介したり，産後うつ症状のある場合は精神科に紹介したりと，母親にもいろい

[*6]
ABM
母乳育児を保護・推進・支援する医師（歯科医師も会員になれる）だけの国際学会．86か国に約600人の会員がいる．母乳育児に関する問題に対処するためのプロトコルを多く作成している．年に1回の学術集会のほか，メーリングリストでの情報交換が活発で，母乳育児を支援する世界中の医師とメーリングリストで情報交換できることは会員の特権である．
http://www.bfmed.org
ABM：The Academy of Breastfeeding Medicine

[*7]
2014年末に会則が改訂され，歯科医師も会員になることができるようになった．

[*8]
助産師のなかには定期的にマッサージに来るよう母親に指示したり，根拠のない食事制限を指導したりする者がいて，母親がそれにストレスを感じているケースをしばしば経験する．逆に，マッサージに依存して，定期的に受けなければ乳管が詰まって乳腺炎になると信じている母親もいる．乳管は毛細血管より太く，門脈から乳腺への動脈へとつながっているわけでもないのに，「乳製品や甘いもの，動物性脂肪を摂ると乳管閉塞が起こる」という俗説も，母親を苦しめる．母親の食事制限は貧血を含む栄養不良を招くことがあり，育児に支障をきたす．

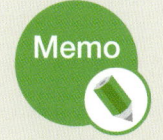

Memo

母乳と薬について

授乳に禁忌となるのは，原則として一部の抗腫瘍薬と放射性同位元素のみで，ほとんどの薬は乳児に影響が出るほどの量が母乳中へ移行することはない．小児科クリニックで小児適用のある薬を母親に処方すると安心される．

授乳と薬については，「伊藤真也，村島温子編．薬物治療コンサルテーション―妊娠と授乳．第2版．東京：南山堂；2014」がたいへん参考になる．個々の薬については，NIHのLactMed http://toxnet.nlm.nih.gov/newtoxnet/lactmed.htm で検索することができる．

❻ 母乳相談の流れ

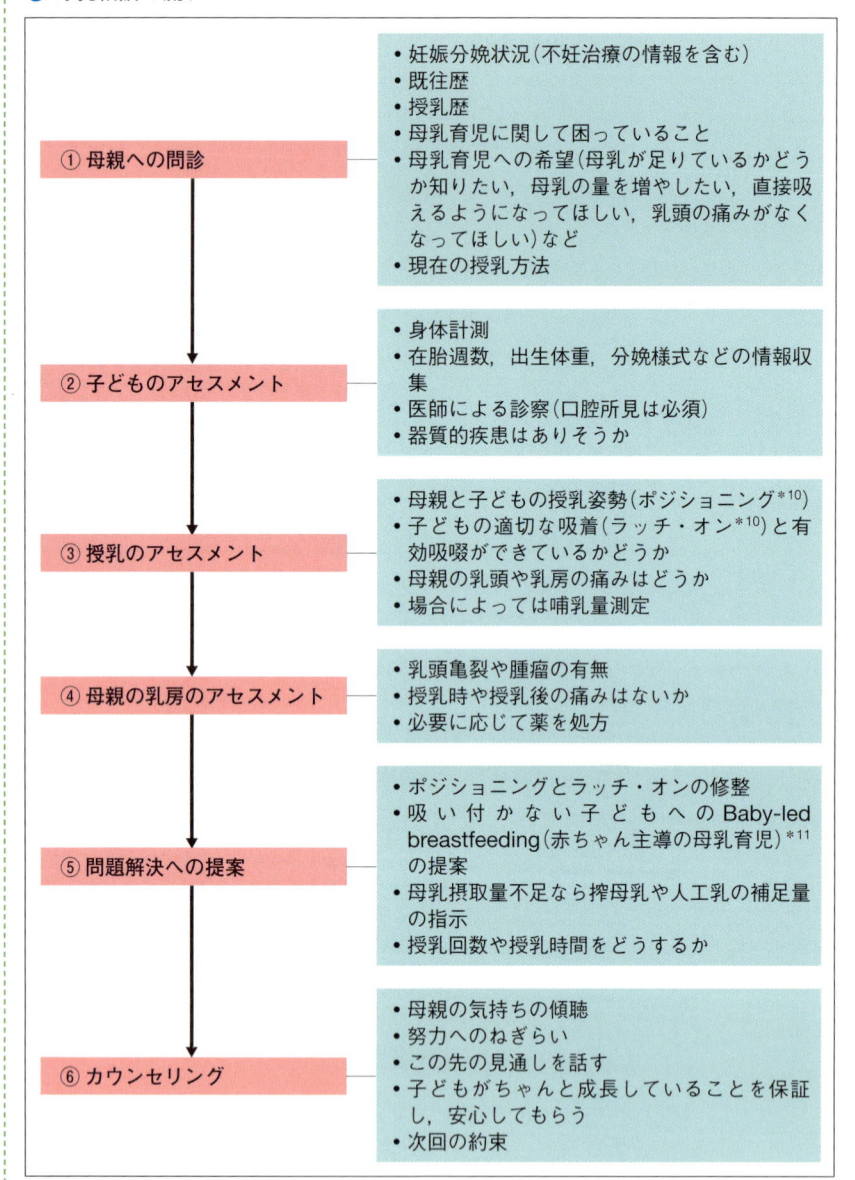

***9 乳腺炎への対応**

乳汁うっ帯によることが多いので，患側の乳房からも効果的に母乳が飲み取られるようにポジショニングとラッチ・オンの確認をする．抗炎症効果のある解熱鎮痛薬（イブプロフェンが第1選択．ロキソプロフェンも乳汁移行が少ないというデータがある）を処方して，母親には安静（授乳は継続）を勧める．24時間で解熱しない場合は，抗菌薬（ペニシリン系かセフェム系が第1選択）の使用を考慮する．乳腺炎についての対応の詳細は，ABMのホームページから[Protocols & Statements]のバーをクリックし，4番目の[Mastitis]（日本語訳あり）を参照されたい．

***10 ポジショニングとラッチ・オン(アタッチメント)**

ポジショニングとは授乳時の母と子の姿勢（抱き方，吸わせ方）のこと．ラッチ・オン（米国式）もしくはアタッチメント（英国・オーストラリア式）とは，哺乳時の口や舌の位置と動き（吸着・吸い付き方）を示す．適切なポジショニングとラッチ・オンは，快適な授乳と効果的で有効な吸啜のために必須である．

***11 Baby-led breastfeeding（赤ちゃんがリードする哺乳）**

米国の小児科医でIBCLC®のスマイリーが提唱した概念で，赤ちゃんの本能に母親が応えて授乳する母乳育児．母親が「乳房を含ませる」のではなく，赤ちゃんがリードして母親はそれに合わせる．通常の授乳だけでなく，乳房を拒否する赤ちゃんやラッチ・オンがうまくいかない場合にも有効である．
http://www.youtube.com/watch?v=hKXFhjuzpsA

***12**

母乳分泌があまりにもみられない母親を内分泌内科に紹介したら，汎下垂体機能低下症だったことがある．非常に疲れやすいと訴えている母親の甲状腺腫に気づき，甲状腺機能低下症の治療を受けてもらったこともある．

---

① 母親への問診
- 妊娠分娩状況（不妊治療の情報を含む）
- 既往歴
- 授乳歴
- 母乳育児に関して困っていること
- 母乳育児への希望（母乳が足りているかどうか知りたい，母乳の量を増やしたい，直接吸えるようになってほしい，乳頭の痛みがなくなってほしい）など
- 現在の授乳方法

② 子どものアセスメント
- 身体計測
- 在胎週数，出生体重，分娩様式などの情報収集
- 医師による診察（口腔所見は必須）
- 器質的疾患はありそうか

③ 授乳のアセスメント
- 母親と子どもの授乳姿勢（ポジショニング*10）
- 子どもの適切な吸着（ラッチ・オン*10）と有効吸啜ができているかどうか
- 母親の乳頭や乳房の痛みはどうか
- 場合によっては哺乳量測定

④ 母親の乳房のアセスメント
- 乳頭亀裂や腫瘤の有無
- 授乳時や授乳後の痛みはないか
- 必要に応じて薬を処方

⑤ 問題解決への提案
- ポジショニングとラッチ・オンの修整
- 吸い付かない子どもへのBaby-led breastfeeding（赤ちゃん主導の母乳育児）*11の提案
- 母乳摂取量不足なら搾母乳や人工乳の補足量の指示
- 授乳回数や授乳時間をどうするか

⑥ カウンセリング
- 母親の気持ちの傾聴
- 努力へのねぎらい
- この先の見通しを話す
- 子どもがちゃんと成長していることを保証し，安心してもらう
- 次回の約束

ろな対応を行う*12．

● 「母乳が足りない」「母乳が飲めない」と訴えてやってくる母親と子どもには，治療可能な器質的疾患が隠れていることがある．「母乳が足りないからミルクを足す」「乳房に吸い付かないから哺乳びんでミルクを飲ませる」という解決方法では見逃されるかもしれない疾患を見つけるためには，医師の関わりが重要である．母乳相談は1回だけで問題が解決することもあれば，数か月にわたって相談を続けることもある．その経過の途中で，子どもの発達の問題が明らかになったり母親のカウンセリングが必要になったりすることもある．

❼ 2013年1年間の母乳相談（緑の森こどもクリニック）

親子の組数	195組（うち第1子は129組で66％） 年間延べ相談数：556件/144日，1日平均3.86件
初診時の相談内容	母乳不足感69例，母乳量増加希望56例，乳頭痛52例，体重増加不良48例，乳房痛34例，直接授乳困難30例など
母乳育児に対する気持ち	絶対母乳で育てたい51例，できれば95例，やりたいが自信がない20例，母乳をやめたい5例
支援内容	ポジショニングの修正105例，ラッチ・オンの修正90例，頻回授乳72例，補足量の目安59例，搾乳の支援29例，間違った情報の訂正，赤ちゃんのサインに合わせた授乳，卒乳の支援，母親が使用する薬の情報提供，など
転帰	問題解決・終了129例，母親のカウンセリングへ移行8例，保健所への連絡4例，心療内科紹介，発達経過観察，育児サークル紹介など．途中中断27例，問題解決せず終了5例 早産児14例（7％），低出生体重児23例（12％），37週以降で2,500g未満14例（7％）
母親のトピック	高年出産50例，うつ3例，夫婦不和，母親の母子関係不全，若年親，ネグレクトなど．

❽ 2013年の初診月齢（緑の森こどもクリニック）

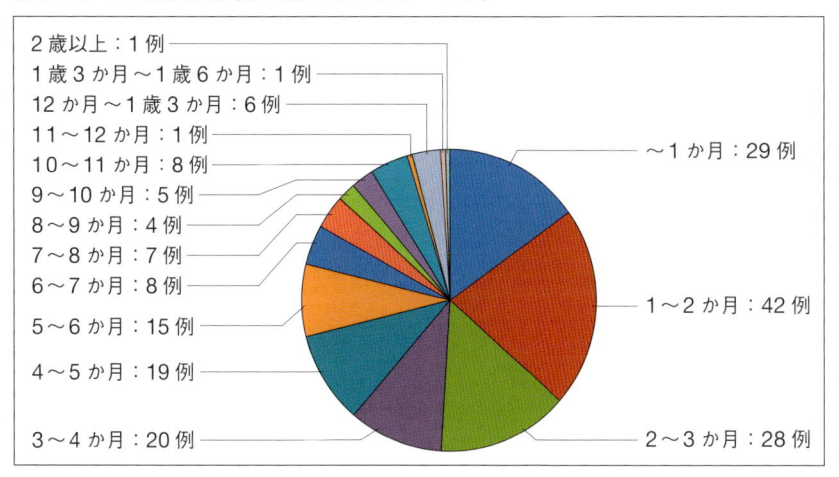

- 2歳以上：1例
- 1歳3か月～1歳6か月：1例
- 12か月～1歳3か月：6例
- 11～12か月：1例
- 10～11か月：8例
- 9～10か月：5例
- 8～9か月：4例
- 7～8か月：7例
- 6～7か月：8例
- 5～6か月：15例
- 4～5か月：19例
- 3～4か月：20例
- 2～3か月：28例
- 1～2か月：42例
- ～1か月：29例

- 当院における2013年1年間の母乳相談の内訳を ❼ に，初診月齢を ❽ に示す．
- 近年，低出生体重児の割合が増加しているが，後期早産児（在胎34週から37週未満）や正期産低出生体重児はNICUのある周産期施設でフォローされていないことが多い．母乳相談に来てもらえれば，継続して成長・発達のフォローや鉄欠乏性貧血のスクリーニングができる．

NICU：neonatal intensive care unit

「母乳相談」から「育児支援」へ

- 厚生労働省の調査にあるように，日本ではほとんどの女性が妊娠中から母乳育児を希望しているため，母乳育児の成功は自己効力感や達成感となり，母親の自己評価を高くするであろう．また，母乳で育てることで子どもとの身体的接触を頻繁に行うことになり，抱き方などの育児スキルの上

達や「子どものサインを読む」ことをより早く習得する助けになるかもしれない．授乳は育児の最初のステップであり，そこでうまくいくことはその後の育児への自信につながる．逆に，はじめでつまずけば，その後の育児にもいろいろな困難が生じることが予想される．

- 乳児期前半の母乳相談の際には，授乳そのものだけでなく，抱き方，あやし方，沐浴の方法など，育児技術の伝達を助産師が行う．抱き方が不安定では授乳がうまくできないし，母親の肩こりや腰痛なども起こり，いっそう育児困難感が増す．抱き方を修整しただけで，授乳をはじめとする育児がずいぶん楽になるものである．

- 混合栄養の母親や人工栄養の母親も，人工乳の量や与え方に悩んでいることがある．直接授乳がうまくできなかった子どもは，哺乳びんでも飲むのが下手で，時間がかかったりむせたりして母親が育てにくさを感じていることが多い．混合栄養だったのに，子どもが突然哺乳びんを拒否したり，乳房を拒否したりして駆け込んでくる母親も経験する．<u>母乳育児だけでなく，混合栄養・人工栄養の母親と子にも支援は必要である</u>．

- 授乳の相談に訪れた母親は，その後，離乳食を始めた段階で，また相談にやってくることが多い．子どものこだわり（口に固形物を入れるのを嫌がる，特定のものしか食べない，食べる量が少ない，など）もあれば，母親の知識や調理技術の不足（何をどれだけ食べさせていいかわからない，家庭でつくったものは食べない，など）もある．

- 最近目立つのは，体重増加が少なめでもっと栄養摂取をする必要があるのに，母親が十分な量を与えていないケースである．「離乳食を食べてくれない」という相談は昔からあったが，「こんなに食べて大丈夫か．食べさせるのが怖くて食べさせていない」という訴えをよく聞くようになった．子どもは体重が少なめでもっと食べたがっているのに，母親の側で食事の量を制限しているのである．乳汁だけを飲んでいる時期なら，乳房を含ませるか人工乳を調乳して哺乳びんで飲ませていればすんだのが，離乳食という高度な応用問題になると，子どもの様子をみてニーズを判断することが難しい母親が多いようである．

- そこで，「何をどれだけ」という問いに関しては助産師が，「食べない」という問題には保育士が関わって，個別に支援する．クリニックに母親がつくった離乳食をもってきてもらって「食べさせ方」の練習をする．家庭では食

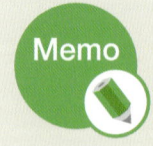

Memo

secure attachment（安全な愛着）

　ボウルビィとともに愛着理論を確立したエインスワースは，ある特殊な状況（strange situation として知られる実験）における養育者と幼児の行動パターンを分類した．「安全な愛着」はその一つであり，養育者が見えなくなると混乱を示すが，養育者が戻ってくると落ち着くことができるという行動パターンである．「心の安全基地」にもつながる概念で，養育者と子どもとの安定した関係を示すとされる．

- べなくてもクリニックで保育士が食べさせると食べる子もいるし，時にはベビーフードを用いて，どのような食事であれば食べるかを確認することもある．
- さらに最近はアレルギーを心配して離乳食の開始を遅らせたり，動物性蛋白質を与えるのを控えたりする母親にもしばしば遭遇する．WHO は生後6か月から栄養豊富で十分な食事(母乳だけでは不足する栄養を補うという意味で，離乳食ではなく「補完食」とよばれる)を与えるように推奨している．乳児期後半には鉄やビタミン D などが不足しやすいので，赤身肉，レバー，卵などを与えることが必要であるが，豆腐やシラス，わずかな白身魚程度しか食べさせていない母親が多い．診療の場で，乳児期後半の貧血を見つけて鉄剤投与をすることもよくある．育児支援外来では食事の指導も重要な課題である．
- 乳児期前半の「母乳相談」は，乳児期後半にはもっと広範囲の育児支援に移行する．子ども自身がいわゆる「育てにくい子ども」であることもあるし，母親自身にこだわりがあって臨機応変な対応ができないこともある．

> ▶母親の育児困難感に寄り添いながら具体的な知識や技術を教え，母親と子どもの安定した愛着形成をめざすのが育児支援である．

親への関わり

- 「母乳相談」に来る母親のなかには，うつ状態や発達の偏りをもつ人も多い．
- 筆者のクリニックでは，院長率いる心理チーム(非常勤心理士2名，保育士3名)がおおむね1歳を過ぎてから(両)親と子どもの関係性の分析に基づいて，親と子の遊戯療法・必要な親への心理面接を行っている．母乳相談に長く来院していた母親のなかには心理治療を必要とする人もあり，それらの母親に子どもとの関係性のもち方を直接遊びのなかで指導していくためにこのチームが対応している．

> ▶育児の困難感は，母親自身の成育歴，いわゆる生育トラウマが関与していることもあり，現在の家族間(夫婦や原家族の親子間)の不安定な状況が反映していることもある．
> ▶社会経済的な問題があったり，ネグレクトなどが疑われたりした場合は，保健所に連絡し，家庭訪問を要請する．場合によっては地域の精神科専門医に紹介する．
> ▶母親だけでなく，父親や家族全体の関係性をみて虐待を含めた不適切な養育を予防することも育児支援である．

「線」の育児支援のために

- 当クリニックで母乳相談（という名称の育児支援）が受けられることが，地域で家庭訪問をする助産師や保健師に知られるようになり，受診を勧められて来る母親と子どもが増えるようになった．最近は基幹病院から産後うつの母親を紹介されたこともあった．「小児科は子どもが病気になったときに診てもらいにいくところ」だけでなく「育児の相談をしにいくところ」でもあるということが，普及しつつあるようだ[*13]．
- 哺乳に困難を示した乳児が離乳食で苦労し，「ハイハイをしない」などの非定型発達を示すことはしばしばみられる．1 歳を過ぎて，多動傾向が目立ち，言語発達遅滞を示すことも経験する．乳児期早期からの「育てにくさ」に寄り添いつつ，発達上のリスクを予測し，早期から母親と子どもを支え，必要な場合には専門機関につなげるという流れは「点」ではなく，点と点をつなぐ「線」の育児支援である．

おわりに

- 第 1 子のときに母乳相談に通っていた母親が，次の出産のときには自信をもって難なく母乳育児をしているのをみる．また，前回は母乳育児がうまくいかずに諦めた母親が「今度こそは」と，産科施設退院翌日に相談に来て，母乳育児に成功し，とても喜んでいたことがある．
- 母乳相談という名称の育児支援外来で，カウンセリング・スキルを用いて母親を精神的に支援し，育児の知識や技術を伝達することで育児困難感を減らし，楽しい育児にする―それが母親と子どもの安定した「安全な愛着」形成につながり，多少のことはあってもそれを乗り越えられる親と子どもの成長を支える基礎となってほしいと願う．

*13 当クリニックで働く助産師は，前向きに子どもの成長・発達をフォローすることができてたいへん興味深いという感想を述べている．

参考文献

- 米国小児科学会．母乳と母乳育児に関する方針宣言（2012 年改訂版）．Executive Summary（NPO 法人日本ラクテーション・コンサルタント協会訳）．
  http://www.jalc-net.jp/dl/AAP2012-1.pdf
  全文は以下よりダウンロード可能（2015 年 2 月 25 日アクセス確認）．
  http://pediatrics.aappublications.org/content/129/3/e827.full.pdf+html
- ガブリエル・パーマー（本郷寛子訳）．母乳育児のポリティクス―おっぱいとビジネスとの不都合な関係．大阪：メディカ出版；2015．
- ジョン・ボウルビィ（二木武監訳）．母と子のアタッチメント―心の安全基地．東京：医歯薬出版；1993．
- 日本ラクテーション・コンサルタント協会編．母乳育児支援スタンダード．第 2 版．東京：医学書院；2015．

ツール 診療の確実性を上げる：付加価値を生む外来

栄養食育相談

関 浩孝，立石百合恵｜関小児科医院

子どもたちの健全育成のために

- 当施設は，小児科単科の有床診療所(16床)であり，市の委託事業として病児保育施設および子育て支援センターを併設しており，これまでさまざまな育児不安を抱える母親(養育者)と接してきた．そのなかで，食に関する疑問や不安の内容も多様化しており，栄養食育相談の重要性を感じてきた．
- また，小児期の栄養管理は主に養育者が行っており，以上の観点から，子どもへの栄養サポートを行うには，養育者への介入が重要であり，そのことが大きく影響すると考えられる．
- 子どもは常に成長・発達しており，単に治療上の栄養指導にとどめること

病棟からみえてきたこと―健康支援実施の経緯

開院当初から，患児の食事は入院患者の養育者に委ねていたが，筆者が医院継承した平成2(1990)年より，栄養士を雇用し，診療報酬上の給食提供体制を実施し現在に至っている．入院医療を行っていることは，さらに食育の必要性を考えさせられるきっかけとなった．

当院の病室は全室個室で，入院中は病室が家庭であり，患児に関わる大人の日常の生活習慣を垣間見る機会が多い．たとえば，給食担当のスタッフから入院患児の食事配膳の際，携帯電話に夢中で挨拶の言葉が返ってこない母親，うちの子どもは水が飲めない子であると本気で信じ，水代わりに清涼飲料水を与え続ける母親など，病棟で見られる大人の子どもに対する育児能力に危機感を覚え，疑問を感じるなどの意見がスタッフからあがってきた．そのような養育者たちとの出会いにより，本気で子どもの将来を危惧するようになった．そういう意味で，小児科は子育ち・子育ての問題点をいち早く察知できる発見の場になりうる．

当院は，急性疾患が主で，当然，主訴に対する治療が重要な業務であり，慢性疾患のような退院後のフォローの必要性は基本的にはない．しかし，小児は成長期にあり，養育者の関与次第で，肥満などの生活習慣病につながり，その後の健康に大きな影響が出る．そのため，退院後の子どもたちの健やかな成長と健康維持，すなわち小児科による健康医学への関与という新しい分野として，健康支援という医療を確立していく必要性が生じてくる．

そのような支援を実践するためには，退院した患児の養育者と継続的な関係性を維持することが必要と考え，院内施設を活用した栄養食育支援教室を開催した．さらに，平成18(2006)年から福祉分野として「子育て支援センター」にも携わることになり現在に至っている．

なく，疾患の回復後も健康外来の一環として栄養食育相談に携わることで，小児期の生活習慣の改善につながり，子どもたちの健全育成に役立つことができると考えている．

- このような思いを実現するためには，同様な思いを共有する栄養士との協働が必要であった．平成16(2004)年3月から現在まで，① サロンスタイルの料理教室（手作りおやつ・パンなどの紹介），② 参加型料理教室（郷土料理，みそ作りなど），③ 夏休み子ども料理教室（幼児期，学童期の子ども対象の食育塾），④ 栄養相談教室（子育て支援センター利用者対象）を保育士，調理師，看護師，事務職員の協力を得ながら10年間実践してきた[*1]．本項では，その経緯を管理栄養士の視点を加えて述べる．

*1 養育者を対象とした栄養食育支援教室の実施となったが，対象者と一緒に学びながら継続してきたというところが正直なところである．

管理栄養士による支援の実際

食育活動としての料理教室

- 開設当初から入院患児の食事は養育者による"まかない"であり，入院患児に付き添う人専用のガスや水道が使える厨房が残存していた．そこをIH対応の入院患者の付き添いも自炊可能な調理室としてリニューアルした（❶）．
- まず，どのような食育支援を始めたかというと，病院勤務の管理栄養士が行う栄養食事相談である．すなわち，小児の生活習慣病予防のための栄養指導を主目的とした．教室の内容は院内（健康外来・一般外来）にチラシ（❷）を張り出し，入院患者の養育者へ呼びかける形で募集した．
- 教室では，参加者に対し料理のデモンストレーションを行い，試食しながら栄養食育相談を行った[*2]．参加人数は1回に3～4人とし，個々人の様子が観察できる規模で募集した．

*2 参加者は養育者のみとしている．料理教室の目的は養育者への栄養指導であり，机上での話や資料という媒体ではなく，料理教室を通して少しずつ考え方をより良い方向へ指導することを狙いとしている．それにより行動を変容させ，子育ち支援を促そうとしている．

- 実施後数回経過したころから，母親たちの横のつながりや，「親近感のある雰囲気での相談形式に安堵感を覚え，自分の気持ちを素直に出すことができた」などの意見をいただき，コミュニティーとしての井戸端会議の有効性を認識した．そこから，教室を「いどばた教室」（❸）と名づけることにした．
- 一般に行われている料理教室は，料理の伝達を主な目的としているのが通常であるが，ここでは，料理を作ることはあくまで手段であり，目，耳，

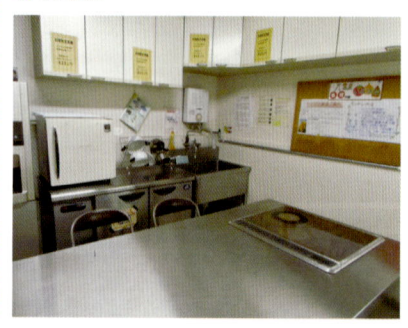

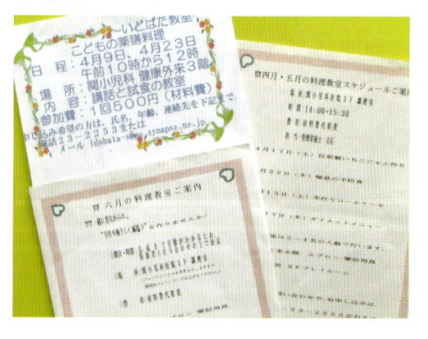

❶ 調理室

❷ 募集のチラシ

❸ いどばた教室

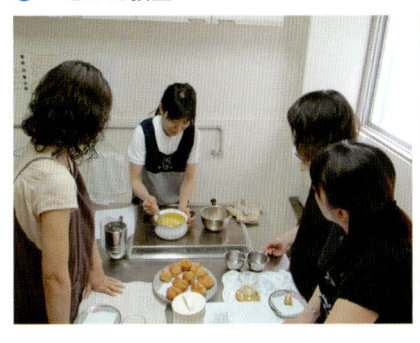

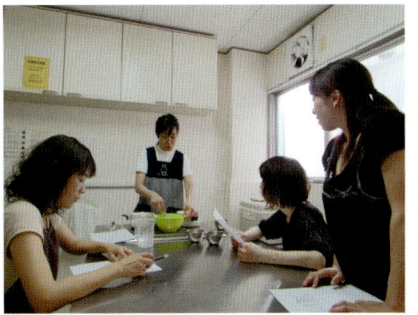

❹ 夏休み子ども料理教室

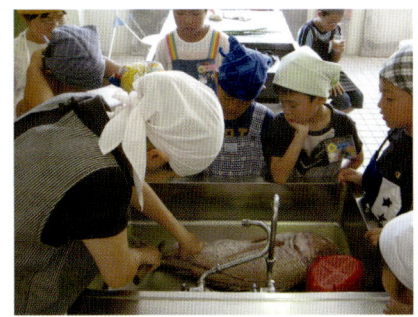

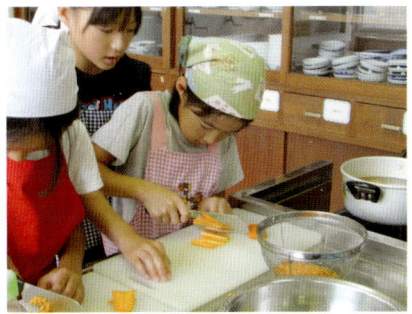

魚をさばき，野菜を切る．子どもたちは下ごしらえから参加し，子どもの力だけでほぼ料理を完成させる．スタッフは子どものサポート役に徹し，仕上げの味つけだけ行う．

❺ 平成 25 年度 夏休み子ども元気倶楽部 予定表 8 月 19 日（月）〜20 日（火）

	中公集合	調理時間	食事時間	片付け	移動	関 3F	解散
9：00〜	○	○					
9：30〜		○					
10：00〜		○					
10：30〜		○					
11：00〜		○					
11：30〜			○				
12：00〜			○				
12：30〜				○			
13：00〜					○		
13：00〜						○	
14：00〜						○	
14：30〜						○	
15：00〜							○

舌など五感をふんだんに活用することに加え，「料理を作り食す」という日常的な行いを通して，食について考える機会を設けることを目的とした．
- 繰り返し参加してもらうことで，机上の栄養指導では得がたい，指導する側と指導される側という壁を取り除き，より対等な人間関係を構築したことで，関係性の継続が容易になった．加えて時間の経過とともに，行動変容が得られやすくなるなどの効果が現れ，結果として母親同士の横のつながりも形成された*3．
- 教室の種類もサロンスタイルの「いどばた教室」の他に，参加希望者のなかでもリピーター用の「いどばた塾」*4，さらに，平成17(2005)年から食育基本法が施行され，院内でも治療食や予防食だけでなく，食育がキーワードになったという観点から，初夏行事食の「参加型料理教室」を開催し，あく巻き*5作り教室や，麦みそ作り教室など，社会のニーズに対応する形で進めてきた．
- 平成20(2008)年からは，「夏休み子ども料理教室」(子ども元気倶楽部；❹)も開設し(❺❻)，これまでの参加者は大人延べ1,228人，子ども延べ

❻ 募集要項チラシ

＊3
教室を巣立って行った教室リピーターの母親からの感想や手紙などから後にわかったことであるが，孤独な子育てで虐待しかけていた時期や，母親自体の子育てに対する不安な時期の心理的な支えにもなりえたようである．

＊4
参加者の常連化により，新米ママさんたちの受け入れが難しい状態になったためつくった料理主体の教室．

＊5 あく巻き
鹿児島県などの南九州で5月に作られる伝統的な食品．うるち米を灰汁(あく)で煮てつくる餅菓子の一種．かつては保存食でもあった．

平成26年度！！夏休み子ども元気倶楽部のご案内 (子どもの子どもによる子どもだけの教室です！)

	8月22日	8月23日	8月24日
集合時間	朝 9:00	朝 9:00	朝 9:00
集合場所 会場入り口	関小児科3階 ジャンケンハウス	22日と同じ	22日と同じ
昼食献立	(給食) ビーンズカレー 豚汁 ミルクプリン	(給食) しじみ汁 ゴーヤのサラダ チキンカツ	(給食) 天ぷらうどん 炊き込みご飯 果物
教室内容	午前 心太作り 豚汁作り ひと休み 午後 栄養のお勉強 えびせんの中身は？	午前 野菜の切り方いろいろ ひと休み 午後 えびせんを作ろう！！ えびせんの中身は？！	午前 バター作り クッキー作り ひと休み 午後 お茶会
3時のおやつ	梅ジュース とうもろこし	梅ジュース 枝豆	お抹茶とお菓子
解散場所	関小児科3F	関小児科3F	関小児科3F

＊集合時間　9:00 (時間厳守でお願い致します)
　⇒解散時間は14:45～15:00です (関小児科で解散します)
＊ひと休みの時間にバスタオルを使います．

＊参加費
　500円/一日＋50円(保険料)/一日

＊用意するもの
　バスタオル(休憩に使用します)、三角巾、エプロン
　飲み物(水分補給用です．十分な量を持たせてください)
　筆記用具

＊詳しい問い合わせ先
　0996-23-2253　管理栄養士　立石まで

＊教室の目的
　食事の大切さを通し、病気に負けない健康な体作りの基本を学ぶ

323人で現在に至っている．

子育て支援センターでの活動

- 平成18(2006)年より薩摩川内市の委託を受け，子育て支援センター「おいでおいで」を併設した．利用対象者は3歳未満の子どもをもつ養育者で，そのほとんどが母親である．現在，センター内では，毎月利用者向けの教室を開催し，医師による寺子屋講座(子どもの健康や病気に関する座談会)や，看護師・管理栄養士・保育士それぞれ専門スタッフによる育児相談を実施している．ここでの栄養食育教室は平成22(2010)年より開始した．
- 栄養相談を希望する利用者も年々増加しており[*6]，相談内容は離乳食の進め方・形態・咀嚼についてなどさまざまであり，時には相談者の生き方や考え方に関する内容もあり，栄養食育相談という枠組みのなかでカウンセリング技法の重要性も感じている．
- 特別食指定の食事内容に対する相談内容としては，離乳食，幼児食はもちろん，食物アレルギー食，貧血食，下痢や便秘などの疾患食が主である．
- 疾患に対する栄養相談は医師の指示に基づくべきであるが，いどばた教室や支援センターで相談を受ける養育者は当院の利用者だけではなく，他の医療施設をかかりつけとする利用者も含まれる．このことは，小児科に管理栄養士が常勤している施設が少ないためであり，地域医療における当院の役割の一つとなっている．子どもの疾患食の相談を医療施設で受けるすべのない養育者にとっては，センターでの栄養相談は，小児医療サービスとしての付加価値といえる．

*6 平成22～23年では延べ43件，平成24年34件，平成25年58件，平成26年73件となっている．

継続してきたなかで見えてきたこと

- 平成16(2004)年から10年以上栄養食育相談を，予防医学・健康医学という診療外の形態で実施してきたが，養育者の育児支援に対するニーズや必要性はさまざまある．開始から10年を経た現在，これまでの教室のあり方を検討する時期にきていると感じている．

> **事例：育児支援センター利用者**
>
> 8か月の離乳期の子どもに，自分が持参した菓子パンを小さくちぎり児の口に玉入れのように入れ込む母親の姿があった．その後，その母親から児の離乳食の相談を受けていたが，少しずつ母親自身に関する相談が多くなり，母親の心理状態の不安定さを垣間見ることが多くなった．子どものことよりも，自分への不安感で情緒不安定な様子であり，児の成長とともに児の表情も暗くなっていったケースである．

- このような例は，いどばた教室を始めてまもなく気づいた養育者の実態とも類似しており，この活動を通して知りえた育児不安を抱える養育者のサインは氷山の一角である．すなわち，小児科は，「子育ち・子育ての問題点をいち早く察知できる発見の場になりうる」ということである[*7]．

*7 大げさに言えば，予防医学的健康支援体制を制度化できれば，将来，日本が抱えるいわゆる2025年問題を別なかたちで支えることも可能ではないだろうか．

> ▶疾病予防は，小児期からすでに始まっており，人の健康は環境整備にもかかっている．
> ▶地域における小児医療を新しい予防・健康医学という視点で，「食」を人の健康を左右するキーワードとしてとらえ，栄養食育相談のサービスを実施することができれば，小児科領域だけでなく地域医療への貢献度はさらに大きなものになると考える．

今後の課題と問題提起

- これまで行ってきた栄養食育相談は，子どもの将来を見据え，生きていくためにはなくてはならない「食」を通じて，医療サービスの一環で行ってきた活動である．
- しかし，今後ますます少子化が進み，小児科の役割が予防接種や育児支援などの健康医学へとシフトしつつあるなか，被保険者の診療に対するサービスへのニーズは様変わりしており，小児医療の役割を国レベルで再検討する時期を迎えているのではないだろうか[*8]．
- また今後は，障害児を含めた慢性疾患児に対するサービスや，小児の在宅医療への食を通じた介入も検討してみたい[*9]．
- 高齢者の在宅ケアのように外来サービスを極めようとすれば，個人宅に出向いて行う訪問サービスなど，往診版栄養食育相談も検討していきたい．そのためには財源も必要となり，医療機関の努力だけでは実現が困難であると思われる．
- 今後は，各関連学会や研究会などで，現場への介入の実態をまとめ報告することで社会に提示していく必要があると筆者は考えている．

おわりに

- 当施設で行ってきた栄養食育相談を通じて，外来の付加価値とはどのようなものか考えてみると，① 小児科を利用する家族の付加価値，② 小児科に勤務するメディカル・スタッフの付加価値，③ 地域医療全体のなかの付加価値など，小児科外来から生まれる付加価値はたくさんあげられるが，明確な結論は出せていないのが実状である．
- 本項執筆を機に，付加価値を生む小児科外来とは何かについて考え，議論し，未来を担う子どもたちの幸福と健康を願うという志のもと，さらに小児医療サービスの充実を図っていきたい．

参考文献

- 立石百合恵，関浩孝．小児科で行う食育支援の取組―医療施設での食育支援．小児保健かごしま 2009；22：38-9．

[*8] たとえば，診療報酬体系も，疾患治療への対価のみならず，予防・健康医学への評価も考慮されるべき時期にきていると思う．

[*9] 小児在宅医療といえば，NICU 後のケアを連想しがちだが，それだけでなく，より日常的なケアが必要になると筆者は考える．

NICU：neonatal intensive care unit

ツール　診療の確実性を上げる：付加価値を生む外来

便秘外来

冨本和彦 | とみもと小児科クリニック

便秘の管理—経験則から EBM へ

- 小児の外来では，「便秘」の訴えはよくみられるものである．しかし，保護者の訴える「便秘」は，単に2〜3日前から便が出ていないといったものから，年余にわたる便秘のために浣腸を乱用しているケースまであり，そのとらえ方には人によって大きな隔たりがある．
- 便秘の定義は長期間にわたって国際的にも確立されてこなかった．便秘の頻度が0.7〜29.6％と著しく広範囲となっているのもこの現れであるが，定義が確立していなければ，標準的な治療の比較評価もできない．このため，便秘の治療はもっぱら各医師の経験に基づいて行われてきた．
- 2006年に Rome Ⅲ criteria（❶）として国際的な診断基準が定義され，便秘の治療，管理はようやく端緒についたといえる．日本においても2013年11月に小児慢性機能性便秘症診療ガイドラインが刊行され，便秘の管理は経験則から EBM に移行してきた．
- 本稿では，小児の慢性便秘のうちプライマリ・ケアで遭遇するものに的を絞って，その外来管理について述べる．

正常の排便メカニズムと排便がまんに始まる慢性便秘への進展

- 正常の排便メカニズムでは，直腸内に到達した便によって直腸壁が伸展し，直腸肛門反射（RAIR）が誘発される．生後18か月すぎの児では，この

EBM：evidence based medicine

RAIR：recto-anal inhibitory reflex

＊1
保護者から「便秘」の相談を受ける際には，他疾患や予防接種の受診のついでといったことが多く，児の排便状態について尋ねても，便を観察して把握している保護者は少ない．児が腹痛，排便時痛，出血などの症状をきたして訴えない限り，多くは外来を受診せずに放置され，便秘の悪循環を進行させてしまう．

❶ 便秘の定義（Rome Ⅲ criteria, 2006）

4歳未満の小児	4歳以上の小児
以下の項目の少なくとも2つが1か月以上あること 1. 1週間に2回以下の排便 2. トイレでの排便を習得した後，少なくとも週に1回の便失禁 3. 過度の便の貯留の既往 4. 痛みを伴う，あるいは硬い便通の既往 5. 直腸内の大きな便塊 6. トイレが詰まるくらい太い便の既往 随伴症状として，易刺激性，食欲低下，早期満腹感などがある． 大きな便の排便後，随伴症状はすぐに消失する．	発達年齢が少なくとも4歳以上の小児では，以下の項目の少なくとも2つ以上があり，過敏性腸症候群の基準を満たさないこと 1. 1週間に2回以下の排便 2. 少なくとも週に1回の便失禁 3. 排便をがまんする姿勢や自発的に便を過度に貯留させた既往 4. 痛みを伴う硬い排便 5. 直腸内の大きな便塊 6. トイレが詰まるくらい太い便の既往 少なくとも2か月にわたり，週1回以上基準を満たす．

❷ 便秘の red flags

- 胎便排泄遅延（生後24時間以降）の既往
- 成長障害・体重減少
- 繰り返す嘔吐
- 血便
- 下痢（paradoxical diarrhea）
- 腹部膨満
- 腹部腫瘤
- 肛門の形態・位置異常
- 直腸肛門指診の異常
- 脊髄疾患を示唆する神経所見・仙骨部皮膚所見

*2
潜在性二分脊椎症
潜在性二分脊椎症では，発生初期に神経管の癒合不全が起きるために脊髄や髄膜の一部がその欠損部から脱出し，癒着や損傷によるさまざまな神経障害をきたす．癒着した脊髄は成長につれて伸展させられ，下肢運動障害や感覚障害，難治性の便秘を含めた直腸膀胱障害などの神経症状が出現する．背部は皮膚に覆われて外表からはわからないため，潜在性と称する．

*3
ヒルシュスプルング病
正常な腸管に分布する粘膜下神経叢（マイスナー神経叢），内輪筋・外縦筋間の神経叢（アウエルバッハ神経叢）内の神経節細胞が先天的に欠損するために正常な蠕動運動が行われず，重度の排便障害をきたす．腸管の発生過程において壁内神経は口側腸管から肛門側に移動していくが，何らかの原因で阻害されるとそれ以下の肛門側腸管に無神経節腸管が形成される．無神経節腸管は注腸造影上は narrow segment としてみられ，それより口側腸管に便が貯留する．

*4
腹部単純X線写真は，主にイレウスや便秘をきたす基礎疾患を除外する目的や，難治性便秘において上行－横行結腸の便貯留の有無を評価する目的で撮影される．

直腸壁の伸展を腸脳相関を介して便意として感じるようになり，いきんで排便する随意的コントロールができるようになる．

- それと同時にがまんすることも可能となり，トイレットトレーニングの条件が整うわけであるが，多くの便秘はこの時期から始まる．すなわち，新たな便が到達しても，直腸内にすでに便が貯留している場合には直腸壁の伸展・拡張は少ない．直腸肛門反射が弱くなるために排便には至らず貯留し続けることになる．貯留が限界を超えると排便に至るが，すでに便塊は巨大な硬便になっており，この排出時には肛門出血や疼痛を伴う．児はその痛みから，さらに排便をがまんするようになり，慢性の便秘が進行する．
- 小児の慢性便秘は，幼児期のトイレットトレーニングや就学後のトイレ忌避といった「排便がまん」に端を発した便秘の悪循環によるものが多い．しかし，もう一つの大きな要因は，児の排便習慣に対する保護者の意識が低いことがある*1．

便秘外来の実際

- 保護者が「便秘」を訴えて受診した際には，Rome III criteria に従って便秘の診断基準を確認する．まず，便性を直接見て軟便であれば乳児排便困難症の可能性も考慮しなければならない．これは健康な6か月未満の児が，10分以上いきんで泣いて排便するもので，出された便は通常は軟便である．これは排便協調運動が未完成なために起こるもので便秘とは異なる．
- 問診・理学所見をとる際には"red flags"に留意する（❷）．
- 慢性便秘のために長期にわたって浣腸を繰り返した児では肛門の観察・処置を極端に嫌う場合がある．しかし，直接視診にて仙骨部皮膚陥凹の有無を確認し，直腸肛門指診を一度は行って潜在性二分脊椎症*2やヒルシュスプルング病*3を含めた基礎疾患を否定しておく必要がある．
- 「排便日誌」（❸）を渡し，次回の受診までに排便状態を2週間程度記録してもらい，実際の排便を確認する．

検査所見

- 便秘診断のために必要な情報は，排便回数や排出された便の性状のみならず，結腸－直腸内に残存する便の状況と腸管運動機能である．結腸－直腸内に残存する便の状況について，一般には腹部単純X線写真が撮影されるが，X線写真では貯留便の定量的評価が困難でここから得られる情報は少ない*4．
- 近年，腹部超音波検査で非侵襲的に直腸の観察を繰り返し行うことが可能となった．❹に示すように恥骨結合より2cm上方にコンベックスプローブをおき，10〜15°の下方角をつけて腹部を観察すると，膀胱の深部に直腸が描出される．正常では楕円形の直腸全体が描出できるが，硬便の場合には音響陰影（acoustic shadow）によって直腸後壁の観察はできなくなる．
- 正常では楕円形の直腸全体が描出できるが，硬便の場合には音響陰影によ

❸ 排便日誌

	月 日	月 日
type 7	回	回
type 6	回	回
type 5	回	回
type 4	回	回
type 3	回	回
type 2	回	回
type 1	回	回
排便なし		
症状（×は「なし」）		
排便がまん	◎ ○ ×	◎ ○ ×
腹痛	◎ ○ ×	◎ ○ ×
排便の痛み	◎ ○ ×	◎ ○ ×
排便時の出血	◎ ○ ×	◎ ○ ×
おもらし	◎ ○ ×	◎ ○ ×
薬は飲みましたか	朝 ○ × / 夜 ○ ×	朝 ○ × / 夜 ○ ×
その他の症状など		

ブリストル・スケールによる便性状

type 7	水のような便	まったくの水状態
type 6	形のない泥のような便	
type 5	水分が多く非常に軟らかい便	
type 4	適度な軟らかさの便	
type 3	水分が少なく，ひび割れている便	
type 2	短く固まった硬い便	
type 1	硬くコロコロの便（ウサギのフン状）	

って直腸後壁の観察はできなくなる．また，便性状のみならず直腸径を測定し，巨大結腸の有無も評価する[*5]．

- 腸管運動機能の評価として腸管通過時間の測定が行われる．プラスチックマーカーを6日間内服させて腹部単純X線写真を撮影する方法と，RIシンチグラフィー[*6]を用いる方法がある．正常小児での腸管通過時間上限は46〜62時間とされる．

腸管通過時間からみた便秘の病態

- 最近の腸管通過時間の検討から，小児慢性便秘の病態は一様でないことが明らかになってきた．
  - ▶❺に示すように，これまで考えられてきた排便がまんメカニズムに始まる便秘は，腸管通過時間が正常である一方，便が直腸で貯留するために巨大結腸をもたらす．これを機能的便貯留型便秘（FFR）とする．
  - ▶ごく一部の便秘では腸管通過に時間がかかるために，結腸内で水分が徐々に吸収され，細く硬い便となって直腸に到達する腸管通過遅延型便秘（STC）とされるものがある．この場合は巨大結腸はきたさない．
  - ▶これら以外に，排便協調障害に伴う anorectal outlet abnormality があり，それぞれに移行・重複型があると考えられる．
- 便秘の病態推定には腸管通過時間の実測が必須であるが，プラスチックマーカーやRIシンチグラフィーを用いる方法はいずれも小児のプライマリ・ケアの現場では施行困難である．
- 外来で容易に施行できる腹部超音波断層像を用いて，この病態推定はある

❹ 腹部超音波断層撮影における直腸像

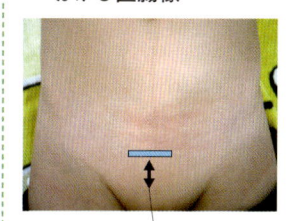

恥骨結合より2cm上方にプローブをおき，10〜15°下方角をつけて観察する．

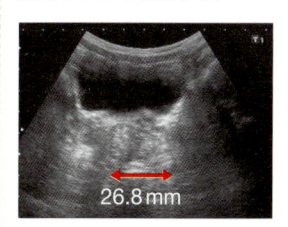

この児の直腸膨大部径（外径）は26.8mmと正常であり，音響陰影も認められないため正常〜軟便であることがわかる．

*5
正常排便児の直腸径の基準値
正常排便児における直腸径の基準値は，1歳未満で27.9mm未満，1歳以上では38.2mm未満とされ，これを超えたものを巨大結腸とする．

*6
RIシンチグラフィーでは局所の腸管通過時間も計測でき，得られる情報が多いわりに被曝線量は比較的少ない．

FFR：functional fecal retention

STC：slow transit constipation

*7
長期間にわたって繰り返し撮影を行っても，巨大結腸が存在せず，直腸内で細く硬い便の貯留がたびたびみられる場合に，腸管通過時間の測定依頼を考慮すべきである．

*8
グリセリン浣腸液は潤滑剤であると同時に浸透圧によって腸を刺激して排便を促すが，腹痛や迷走神経反射による嘔気・嘔吐，蒼白をきたすことがあり，この場合は浣腸液を温めるか減量することで対処できる．

❺ 腸管通過時間からみた便秘の病態

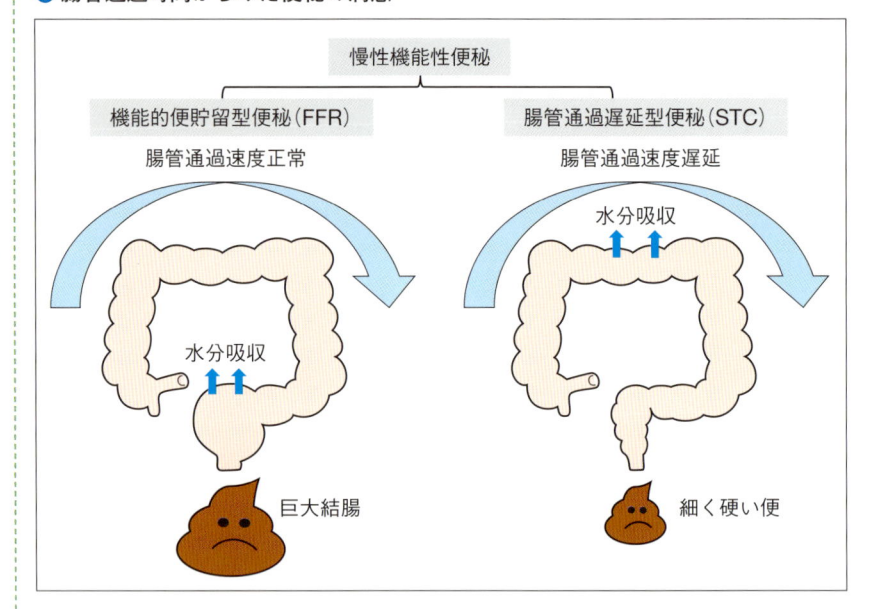

慢性機能性便秘
- 機能的便貯留型便秘（FFR）：腸管通過速度正常 → 水分吸収 → 巨大結腸
- 腸管通過遅延型便秘（STC）：腸管通過速度遅延 → 水分吸収 → 細く硬い便

程度可能である．腹部超音波断層像において巨大結腸が確認されれば，機能的便貯留の病態が考慮される．しかし，巨大結腸が確認されないものでも腸管通過遅延型便秘と診断はできない*7．

便秘治療の実際

- 慢性便秘の基本的な治療は4ステップアプローチで行う．4ステップとは，①教育，②便塊除去，③維持療法，④行動変容である．

教育

- まず，腹部超音波断層撮影を行って巨大結腸の有無を確認し，便秘の悪循環メカニズムについて保護者に説明する．巨大結腸は短期間の排便コントロールでは縮小せず，便が貯留しやすい病態となるため，治療においてはまず巨大結腸の消退を目標にする．保護者の便秘への関心は薄く，短期間の治療で軽快すると考えていることが多いため，治療期間については，巨大結腸が存在しないものであっても6〜24か月以上かかることを説明し，治療前に保護者に十分理解してもらう必要がある．

便塊除去

- 直腸内に便塞栓（fecal impaction）のあるものでは，まず便塊除去（disimpaction）を行う．便塞栓が解除されないまま経口剤による維持療法に移行させると治療効果が不十分なばかりか，液状化した便が便塊周囲を通って漏れ出す「遺糞」をきたしうる．
- 便塊除去には経直腸剤・経口剤いずれも用いられるが，一般には経直腸剤として生理食塩水による高圧浣腸やグリセリン浣腸液*8，あるいはビサコジル（テレミンソフト®），炭酸水素ナトリウム（レシカルボン®）が用いられる．便塊除去が達成されるまで3〜7日間の連日の浣腸処置が望ましい．7日目で改善していなければ電解質異常をきたすため，家庭では続け

るべきでない．
- 経直腸剤にてまったく反応がなく摘便を要する場合もあるが，摘便施行後児の医療拒否につながることが多く，できる限り避けることが望ましい．

維持療法
- 十分な便塊除去に成功したら，維持療法に移行する．この目的に使われる薬剤は浸透圧下剤とピコスルファート（ラキソベロン®），センナに代表される刺激性下剤がある*9．小児領域では刺激性下剤の長期投与の安全性，耐性に関する報告はなく，現時点では維持療法薬剤としては浸透圧下剤を第1選択とする*10．
- 日本で用いることのできる浸透圧下剤としてはラクツロース（モニラック®，ピアーレ®），酸化マグネシウム，水酸化マグネシウムが多用されるが，それぞれの優劣についての定まった報告はない．
- 当院外来管理中の小児慢性便秘患児52例についてクロスオーバースタディで検討したところ，酸化マグネシウムでは排便回数，便性状ともに有意に改善され，ラクツロースより有効であった（$p=0.0013$）（⑥）*11．
- 酸化マグネシウム製剤では，高マグネシウム血症をきたしやすいとして注意が喚起されている．血清マグネシウム濃度は腎再吸収抑制を介して平衡が保たれることから，腎機能の正常な小児では高マグネシウム血症は起こりにくい．しかし腎機能障害や腎機能が未熟な乳児，マグネシウムの腸管内停留時間が延長するイレウス例では要注意である*12．これらの要因がなくとも本剤投与中は血清マグネシウム濃度のモニタリングを要する．

*9 成人領域の報告では，刺激性下剤を長期に投与しても腸管機能に悪影響はなく，耐性を誘導することもまれと考えられている．

*10 海外のガイドラインでは，浸透圧下剤としてポリエチレングリコール（PEG）の有効性・安全性がほぼ確立されており，第1選択薬とされるが，日本での小児慢性便秘に対する適応はない．

*11 酸化マグネシウムは，コレシストキニン分泌促進やNO合成刺激作用により腸管内への水分分泌を促進し，腸管運動の亢進作用ももつためにより有効と考えられ，日本における浸透圧下剤の第1選択と考えられる．

*12 2008年の厚生労働省医薬品・医療機器等安全性情報において，酸化マグネシウム投与後に高マグネシウム血症をきたした2例の死亡例を含む，成人の15例の報告がなされた．

⑥ 便性状に対する酸化マグネシウムとラクツロースの効果

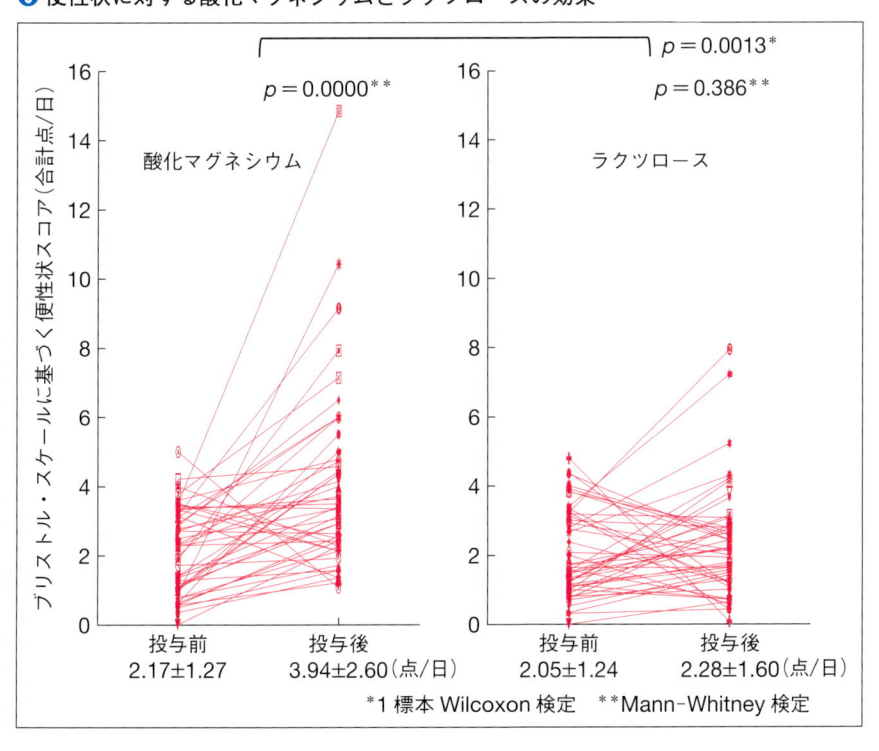

酸化マグネシウム：投与前 2.17±1.27 → 投与後 3.94±2.60（点/日），$p=0.0000$**
ラクツロース：投与前 2.05±1.24 → 投与後 2.28±1.60（点/日），$p=0.386$**
群間比較：$p=0.0013$*

縦軸：ブリストル・スケールに基づく便性状スコア（合計点/日）

*1標本 Wilcoxon 検定　**Mann-Whitney 検定

❼ 酸化マグネシウム投与量と血清マグネシウム濃度（54例，89回測定）

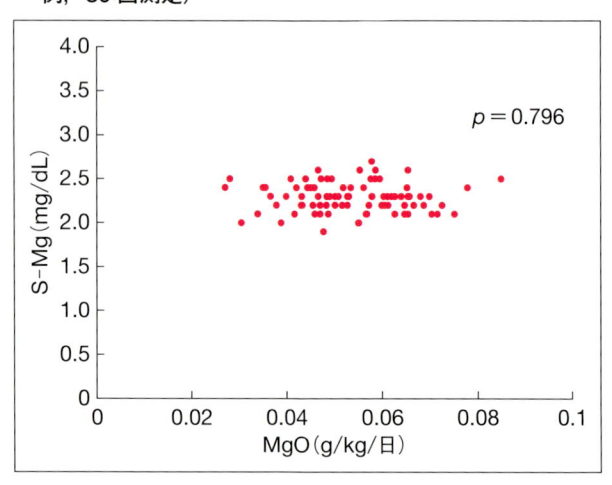

*13
これは腎機能に問題のない限りは酸化マグネシウム投与量を増加させても血清マグネシウム濃度が高くなるわけではないことを意味している．

❽ 食事内容についてのアンケート調査（複数回答 n＝52 例）

- 食物繊維をとらせる（26 例）
- 乳酸菌製剤，ヨーグルトをとらせる（23 例）
- 乳製品をとらせる（19 例）
- 水分を多くとる（9 例）
- とくに何もしていない（11 例）

*14
健常成人に水分を通常より1～2 L/日多く摂取させた報告でも，排便状態は不変で尿量が増加したのみであったとされる．

❾ 食物繊維の作用

- 腸内容を増加させ，腸管通過時間を短縮することで便からの水分吸収を減少させる．
- 腸内細菌によって食物繊維が分解・発酵し，ガスを産生するが，これらが腸内容に取り込まれて便量を増大させる．
- 食物繊維は小腸での脂肪酸・胆汁酸吸収を遅らせることから，結腸内ではこれらが緩下剤として作用する．

- 当院外来管理中の酸化マグネシウム内服中の便秘患児 54 例について行った血清マグネシウム濃度のモニタリング（❼）では，酸化マグネシウム 0.027～0.085 g/kg/日投与中で血清マグネシウム濃度は 2.0～2.7 mg/dL の安全域にあった．また，酸化マグネシウム投与量と血清マグネシウム濃度の間に有意の相関はなかった*13．

行動変容

生活・食事指導

- 当院を受診した慢性便秘患児 52 例（年齢 8 か月～9 歳 2 か月）で初診時にアンケート調査を行い，これまでの食事内容で気をつけていたことを尋ねたところ，❽のとおりであった．これらの内容はいずれも便秘の外来指導でよく行われていることと思われるが，いずれも不成功に終わっていることに留意すべきである．
- **水分摂取**：脱水や母乳・食事量の不足のある児では便秘になりやすく，この場合は水分を多くとることで便秘は解消する．しかし，脱水のない場合には水分を多く摂取させても，便秘に対しての治療効果は期待できない*14．
- **食物繊維**：食物繊維の作用（❾）により，排便状態を改善する効果が期待できる．
- **プロバイオティクス**：慢性便秘の児では腸内細菌叢が変化していることが示されている．プロバイオティクスは，① 正常細菌叢を増やす，② 大腸の pH を低下させることで，結腸運動を亢進させ腸管通過時間を短縮する効果があると考えられている*15．
- **牛乳アレルギー**：1978 年に牛乳アレルギーの一症状として便秘をきたす可能性が報告された．以来，難治性便秘のうち，牛乳除去食で軽快した後に牛乳を再開して増悪したものは牛乳アレルギーが関わる便秘と考えられてきた．この場合，牛乳除去での軽快例は 3 日以内に正常排便となり，牛乳除去を継続することで大半の児で 1 年以内，全例が 2 年以内には耐

- 性を獲得して，以後は牛乳を再開しても便秘が再発しないとされる*16．
- 以上，いずれも便秘の外来指導としては目標ではあるものの，それだけでは有効な治療となりえず現実的ではない．ここにこだわりすぎると，より有効な治療開始が遅れる可能性があり，あくまでも緩下剤による維持療法を中心とした4ステップアプローチの補助的手段ととらえるべきであろう．

トイレットトレーニング

- プライマリ・ケアの現場では，大半の児で酸化マグネシウムによる適切な排便コントロールが可能となる．しかし，長期にわたる管理を続けた後に薬剤からの離脱を図っても不成功に終わることが多く，また，いったん離脱できても便秘の再発率は40％と高い．この原因は，治療管理中に自律排便のトレーニングがなされていないことによると考えられる．これがトイレットトレーニングが重視されるゆえんである．
- 通常，児はリラックスした状態で便意をもよおす．このためトイレットトレーニングは，まず排便場所（トイレ，おまる，おむつ）にこだわらず，児の好む方法で行う．また，胃・結腸反射を利用して朝食後に行うのがベストであるが，この時間帯は保護者も忙しい場合が多いために厳しいトレーニングになりかねない．むしろ児も保護者も余裕のある時間帯で，なるべく食後に行うのがよい．
- トレーニングは一定の時間を決めて行い，排便に至らなくてもトレーニングを行ったこと自体をほめる．
- トレーニングに対するモチベーションを高めることも重要である．脅し，叱責は禁忌であることはいうまでもないが，便が出なければ5～10分で切り上げさせること，ごほうびシールを用いる方法もある．

*15
実際にプロバイオティクスの有効性を検討した報告で，Lactobacillus casei rhamnosus（Lcr35）と酸化マグネシウムの効果比較を行ったところ，両群で治療成功率に差はなかったが，Lcr35では腹痛の副作用が少なかったとしている．その一方で有効性が認められないとした報告もあり，一定の結論は出ていない．これは，主に対象とするプロバイオティクスの菌種・菌量が一定でないことによると思われ，外来でプロバイオティクスを便秘患児に用いることに問題はないと考えられる．

*16
この頻度は難治性便秘のうち41～78％と報告され著しく高率であるが，いずれも三次施設からの報告であることに留意すべきである．プライマリ・ケアの現場では牛乳アレルギーが関わる便秘は多くは経験されないが，難治例では2週間程度の牛乳除去を施行してみる価値はある．

食物繊維摂取量と便秘についての疫学調査

疫学調査で，ブラジルの便秘患児52例（年齢6.8±3.2歳）の食物繊維総摂取量は正常排泄群に比して有意に少なく，75％の児は食物繊維推奨摂取量（年齢＋5 g/日）に達していなかった．

また，実際に食物繊維を用いて慢性便秘の患児31例で行った無作為比較対照試験の報告では，対照群の治療成功率が13％であったのに対し，食物繊維のグルコマンナン投与群では45％が治療に成功した．これ以外にも食物繊維の有効性を示すデータは多く集積されている．

これらのことからは，便秘患児には食物繊維摂取量を増やす指導が必要となるが，McClungら[1]は外来で便秘の児に年齢＋5 g/日の食物繊維の推奨摂取量をとらせるように指導しても，実際に推奨量が摂取できたのは対象児の1/4にすぎなかったと報告している．

食物繊維の有効性を示した他の報告でも，推奨量摂取のためには頻繁な食事指導が必要であったとし，外来での食物繊維摂取指導の困難さを強調している．

> **症例：3歳2か月，男児**
>
> 　1歳6か月ころより便秘を発症し，酸化マグネシウム0.05 g/kg/日で治療を開始した．当初，直腸径は32.9 mmであったが，治療3か月後および5か月後より酸化マグネシウムを減量したのに伴い，排便回数，便性状スコアが増悪し，引き続いて直腸径が46.6 mmに増大した（❿）．
>
> 　この症例では，時間を決めたトイレットトレーニングが十分に行われていないうちに，酸化マグネシウムの減量を行ったことに問題があった．巨大結腸をきたしたものでは，直腸径が正常化するまでは緩下剤の減量を行わず，長期の，やや軟便に傾けた排便コントロールと時間を決めたトイレットトレーニングの併用を続ける必要があると再認識した．

❿ 便秘の児に対する外来管理（3歳2か月，男児）

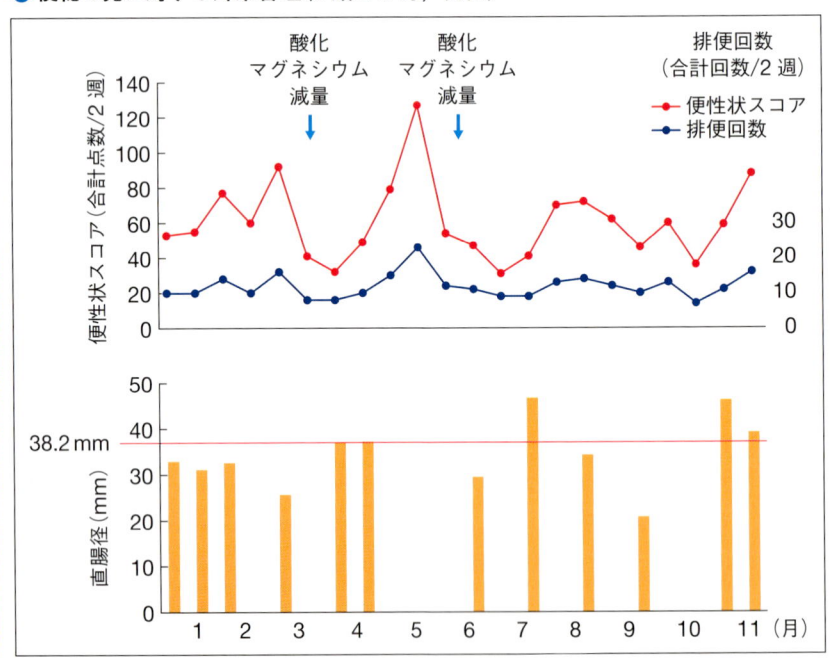

文献

1) McClung HJ, et al. Constipation and dietary fiber intake in children. Pediatrics 1995；96：999-1000.

参考文献

- 日本小児栄養消化器肝臓学会・日本小児消化管機能研究会編．小児慢性機能性便秘症診療ガイドライン．東京：診断と治療社；2013.
- Tabbers MM, et al. Clinical practice：diagnosis and treatment of functional constipation. Eur J Pediatr 2011；170：955-63.
- Klijn AJ, et al. The diameter of the rectum on ultrasonography as a diagnostic tool for constipation in children with dysfunctional voiding. J Urol 2004；172：1986-8.
- Iacono G, et al. Intolerance of cow's milk and chronic constipation in children. N Engl J Med 1998；339：1100-4.
- 冨本和彦ほか．小児期便秘の管理に関する検討．外来小児科 2013；16：374-87.

ツール　診療の確実性を上げる：付加価値を生む外来

夜尿症外来

武居正郎｜武居小児科医院

- 7歳児の夜尿症*1の有病率は10％にのぼると報告されており，よくみられる親子の悩みである．その後，年間約15％ずつ自然治癒するといわれているので，「そのうち治るでしょう」などと多くの小児科医は夜尿症の治療に取り組んでいない現場もある．
- 小学校に入っても夜尿症がある子が，そのまま高学年になって学校の宿泊行事があるとき，参加したくないなどと言いだしたりすることがあり，子どもや保護者の悩みは深刻で，小児科医は何とかその悩みを解決しなければならない．
- また，今までは親子関係などの心理的問題が原因とされていたが，そのような症例はほんのわずかしか認められない．

夜尿症外来の特徴

- 当院では初回の診察では生活指導，夜尿症日誌（1日の毎回尿量測定，および夜尿の有無の記録），5日間の早朝尿をまとめて持参するよう指示し，医師15分，看護師15分の合計30分を要する．2回目は日誌と早朝尿の結果をもとに，どのような治療方針にするか10分ほど面談する．3回目以降は日誌*2を見ながら3〜5分診察する．
- 1年を通して多くの患者が遠くから来院し，季節による患者数の変動が少なく経営的に安定している．
- 夜尿で悩んでいる子どもや保護者が多くいる一方で，夜尿症に取り組む小児科医は少なく，多くの小児科医に診療していただきたいと切に願う．夜尿症の治療は早くて半年，通常で数年かかるが，治療効果が現れるに従い，子どもや保護者の表情は明るくなる．

夜尿症治療のための確認事項

- 問診：良くなった時期があるかどうか，家族歴の有無，昼間遺尿の有無，便秘の有無を聞く．
- 理学的所見：一般的診察，身長，体重（年齢に比して小さいかどうか），臀部に多毛の有無（二分脊椎の有無），腹部所見として便塊を触れるかどうかを確かめる．
- 生活指導：夕飯にみそ汁やスープなどの汁物は出さない．家族全員の食事を薄味にする（塩分のとりすぎでのどが渇く）．食べ物のK, Caは利尿作用があるので，夕食時とその後に果物（Kを多く含むため）や牛乳（Caを多く含むため）を出さない．夕食時を含め水分はコップ1杯までにする*3．

*1
夜尿症
「5歳を過ぎて週に2回以上の頻度で，少なくとも3か月以上連続して夜間睡眠中の尿失禁を認めるもの」と定義されている．

*2
日誌は感圧式になっており，1枚は筆者が，もう1枚は患者さんが持つことで，記録が残るとともに診察時間の短縮にもなっている．
希望者には見本をお送りするので，武居小児科医院までご連絡ください．

*3
カフェインを含まない暖かい番茶，麦茶のほうがのどの渇き感は防げる．

❶ 尿のプロフィール

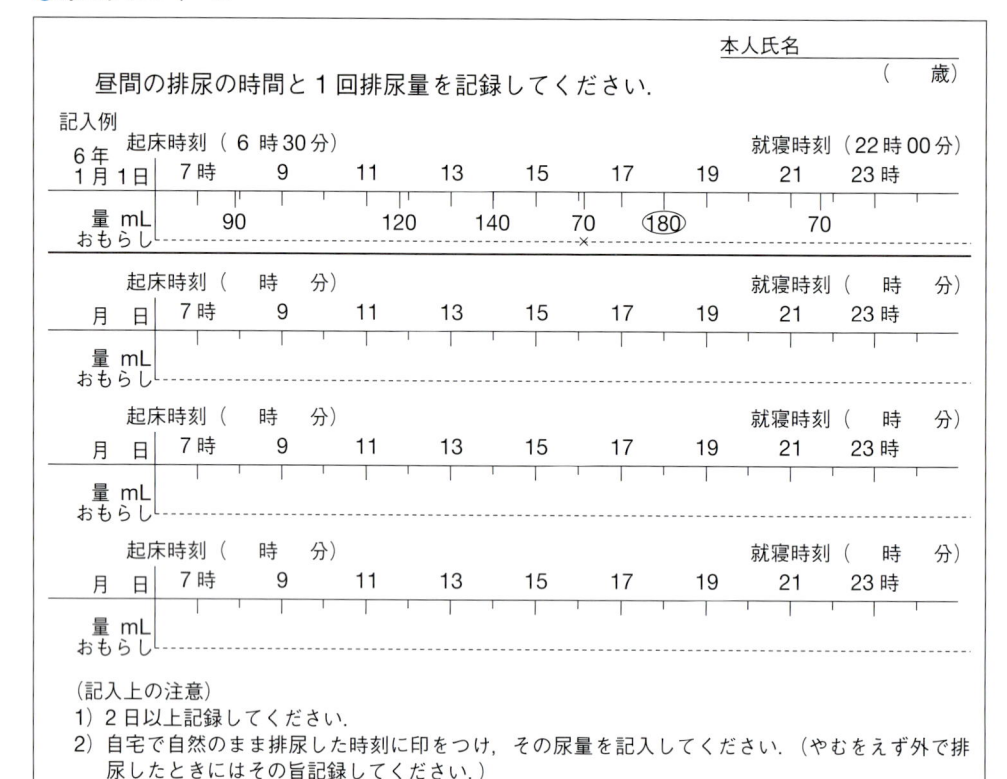

```
昼間の排尿の時間と1回排尿量を記録してください．                          本人氏名
                                                              （    歳）
記入例
 6年   起床時刻（ 6 時 30 分）                        就寝時刻（22 時 00 分）
 1月1日  7時   9    11   13   15   17   19   21   23 時
    量 mL      90       120   140   70  ⑱    70
    おもらし                              ×

       起床時刻（   時   分）                        就寝時刻（   時   分）
  月 日  7時   9    11   13   15   17   19   21   23 時
    量 mL
    おもらし

       起床時刻（   時   分）                        就寝時刻（   時   分）
  月 日  7時   9    11   13   15   17   19   21   23 時
    量 mL
    おもらし

       起床時刻（   時   分）                        就寝時刻（   時   分）
  月 日  7時   9    11   13   15   17   19   21   23 時
    量 mL
    おもらし

（記入上の注意）
1）2日以上記録してください．
2）自宅で自然のまま排尿した時刻に印をつけ，その尿量を記入してください．（やむをえず外で排
   尿したときにはその旨記録してください．）
3）昼間のおもらしがあるときには，気が付いた時間に，"おもらし"の点線上に×印をつけてくだ
   さい．
```

(武居正郎．2007[2])

*4
保険請求する場合，早朝尿5日間の浸透圧と記載のこと．

CRP：C-reactive protein

ALT：alanine aminotransferase

AST：aspartate aminotransferase

LDH：lactate dehydrogenase

CK：creatine kinase

BUN：blood urea nitrogen

Cr：creatinine

AVP：arginine vasopressin

*5
この場合には健康保険請求上，中枢性尿崩症疑いの病名を入れる．

寝る前に必ずトイレに行く．体を冷やさない．また，保護者は"子どもが夜尿をコントロールできない"ので叱らないことが原則である．

● 同時に，夜尿の原因調査を行う．
  ① 1日の尿量と膀胱容量を知るため，何時に何 mL 排尿したかを計量カップを用いて，1日の排尿記録を休日に3日間記録をとる（❶）．
  ② 夜間に抗利尿ホルモンが昼間よりも多く分泌され濃縮尿となっているかどうかを確かめるため，5日間早朝尿の比重または浸透圧を測ることを親子に依頼する*4．

● 検査：基礎疾患の有無を調べるために一般検尿（潜血，蛋白，糖，沈渣，比重）を行う．薬物療法を行う場合には事前に，血液一般，血液生化学（CRP, ALT, AST, LDH, CK, BUN, Cr, Na, K, Cl, Ca），血清浸透圧，抗利尿ホルモン（AVP，血漿で提出）の測定を行う*5．

治療

● いくつかの方法があるが，武居[1,2]の方法を❷に，日本夜尿症学会[3,4]の考えを基礎とした方法（おねしょ卒業！プロジェクト）を❸に示す．

❷ 基本的な治療方針

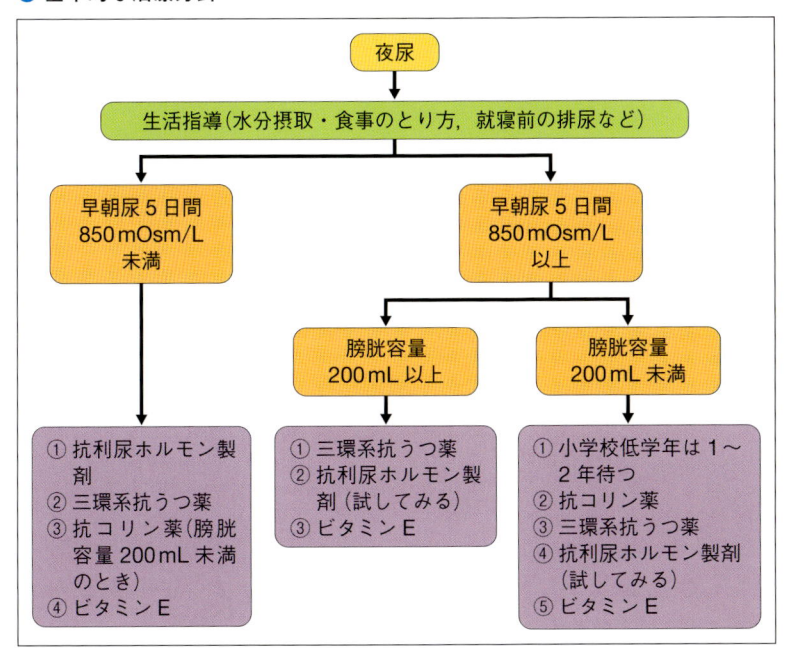

```
夜尿
 ↓
生活指導（水分摂取・食事のとり方，就寝前の排尿など）
 ↓
┌─────────────────┬─────────────────┐
早朝尿 5 日間              早朝尿 5 日間
850 mOsm/L 未満           850 mOsm/L 以上
                           ↓
                    ┌──────────┬──────────┐
                    膀胱容量            膀胱容量
                    200 mL 以上         200 mL 未満
```

早朝尿 5 日間 850 mOsm/L 未満
① 抗利尿ホルモン製剤
② 三環系抗うつ薬
③ 抗コリン薬（膀胱容量 200 mL 未満のとき）
④ ビタミン E

膀胱容量 200 mL 以上
① 三環系抗うつ薬
② 抗利尿ホルモン製剤（試してみる）
③ ビタミン E

膀胱容量 200 mL 未満
① 小学校低学年は 1〜2 年待つ
② 抗コリン薬
③ 三環系抗うつ薬
④ 抗利尿ホルモン製剤（試してみる）
⑤ ビタミン E

❸ 夜尿症の初期診療の流れ

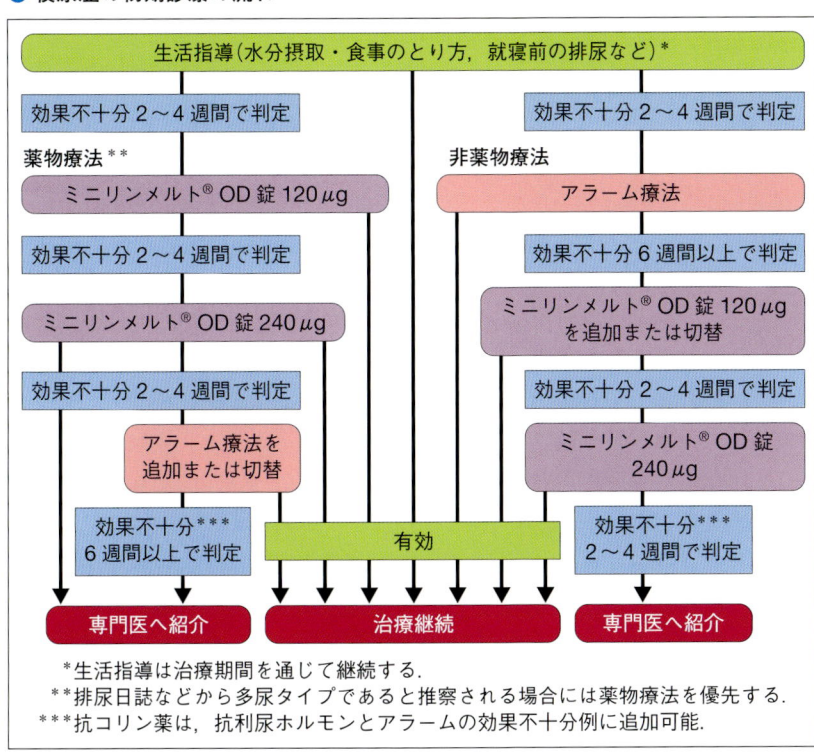

生活指導（水分摂取・食事のとり方，就寝前の排尿など）*

薬物療法**
- 効果不十分 2〜4 週間で判定
- ミニリンメルト® OD 錠 120 μg
- 効果不十分 2〜4 週間で判定
- ミニリンメルト® OD 錠 240 μg
- 効果不十分 2〜4 週間で判定
- アラーム療法を追加または切替
- 効果不十分*** 6 週間以上で判定
- → 専門医へ紹介

非薬物療法
- 効果不十分 2〜4 週間で判定
- アラーム療法
- 効果不十分 6 週間以上で判定
- ミニリンメルト® OD 錠 120 μg を追加または切替
- 効果不十分 2〜4 週間で判定
- ミニリンメルト® OD 錠 240 μg
- 効果不十分*** 2〜4 週間で判定
- → 専門医へ紹介

有効 → 治療継続

*生活指導は治療期間を通じて継続する．
**排尿日誌などから多尿タイプであると推察される場合には薬物療法を優先する．
***抗コリン薬は，抗利尿ホルモンとアラームの効果不十分例に追加可能．

（おねしょスッキリ委員会 http://www.onesho.com/）

生活指導
- 生活指導で改善すればそれを続ける．

薬物療法（いずれも就寝前）
早朝尿の浸透圧が低い場合
- 抗利尿ホルモン製剤（ミニリンメルト®OD錠〈120 μg〉，またはデスモプレシン®スプレー10 μg（1噴霧）の点鼻）を就寝前に2週間使用する．
- 次回来院時，早朝尿5本を持参してもらい，比重または浸透圧の測定を行うと同時に，問診で夜尿の有無または夜尿量の減少の有無を確認する．変化がない場合，生活指導が守られていない，腎性尿崩症（比重または浸透圧の上昇がなく血中AVPが高い）などを考える．
- 2か月たっても改善しない場合，それぞれミニリンメルト®240 μg，またはデスモプレシン®スプレー10 μg（2噴霧）に増量を試みて，再び尿比重または浸透圧の測定を行う．

膀胱容量が小さい場合
- 小学3年生以下であれば，もう少し年齢が上がり体格が大きくなって，それに伴って膀胱が大きくなるのを待ってもらう．ただし，尿浸透圧が低い場合は抗利尿ホルモン製剤を試みる．
- 小学4年生以降では抗コリン薬（ポラキス®，バップフォー® など）を就寝前に使用する[*6]．昼間遺尿がある場合は朝に服用し，昼間遺尿が消失した場合は就寝前に変更する．3～4か月後に再度1日の排尿記録を記載し，改善傾向にあるかどうかを確認する．

浸透圧も高く膀胱容量が大きい場合
- 副作用（肝機能障害，心筋炎など）の点で第1選択ではないが，三環系抗うつ薬（トフラニール®〈10 mg錠〉，アナフラニール®〈10 mg錠〉，トリプタノール®〈10 mg錠〉）を試みる[*7]．3～4か月経過しても改善しない場合は2錠に増やすことを検討する．それでも効果がないときには原因検索を再考する．

その他
- 冷え症にビタミンE，抑肝散（ヨクカンサン）などの漢方薬などが試されている．

アラーム療法
- 就寝すると抗利尿ホルモンの分泌量が多くなることから，夜尿症の治療として「起こさず」の原則があるが，夜尿症のガイドライン[3]でもアラーム療法は推奨されている．
- 夜尿アラームは，夜尿の水分を感知して警報が鳴る，またはバイブレーターで知らせる装置．2つのタイプがあり一つは下着や体に直接装着するもので，ウェットストップ3，ちっちコール4がある．もう一つはおむつまたはパッドに電線が入っており，尿で電気が通ると警報が作動するものでピスコールがある．保険適用でないので，自費で購入させるか診療所が貸与する．
- 作用機序は夜尿直後に警報が作動し覚醒させるために尿意覚醒を促し，睡眠中の尿保持力が増大し尿意覚醒せずに朝までもつようになる行動療法の

[*6] この場合，保険請求上，神経因性膀胱の病名を入れないと査定されるおそれがある．

[*7] 日本では従来，夜尿症には三環系抗うつ薬と言われ使用して多くの症例で効果があったが，欧米からは子どもに抗うつ薬を使用すると非難され，最近では第1選択として使用されなくなっている．

一つである．ただし，睡眠が深く患児は起きず家族だけが起きることもあり，家族の協力が必要となる．

> **アラームを使用した症例**
>
> 　8歳女児．毎晩夜尿あり，昼間遺尿なし．1日の排尿記録で1日尿量約500 mL，最大1回排尿量180 mL，早朝尿浸透圧950 mOsmで，正常浸透圧低容量型であった．パッド式のアラームを使用したところ，開始から2週間は家中の人が起きてしまうものの本人はぐっすり眠っており，無理に起こしてトイレに行かせた．家族はうんざりしていたが諦めずに続けたところ，その後はアラームが鳴ると自分で起きられることもあるようになり，2か月後には毎回起きるようになった．さらに2か月後（開始から4か月半後）には朝までもつようになり，本人が自信をもち2か月後（開始から6か月半後）にはアラームを使用しなくても夜尿をしなくなった．
>
> 　アラーム療法は時間がかかることをはじめに伝えることが大切である．センサーがずれたり，パッド式では量が少なかったりすると，アラームがうまく作動しないこともあるのでその指導も必要である．

当院での患者の実態と治療成績，治療中止の方法

- 平成25年当院初診の夜尿症患者を，尿浸透圧と膀胱容量とで4タイプに分類し，その症例数と治療成績を❹に示す．
- 治療の中止の方法：夜尿症は一般的には春から夏にかけて減少し，秋から冬にかけて増加する．筆者はそれを考慮して春休み，5月の連休，夏休みのはじめに治療の中止を試みる．うまくいった場合は次の春まで数か月ごとに来院してもらい，夜尿がなければ夜尿卒業とする．改善しない場合は治療方法を再検討するか，治療を再開する．

❹ 当院1年間初診夜尿症患者のタイプ別症例数と治療成績

症例数

		5日間早朝尿浸透圧		
		850 mOsl/L 以上	850 mOsl/L 以下	合計
膀胱容量	200 mL 以上	D：27	B：31	58
	200 mL 以下	C：39	A：16	55
	合計	66	47	113

治療成績

- 生活指導のみで改善5例
- A（低浸透圧低容量型）：16人．年齢が小さいので経過観察3人，抗利尿ホルモン製剤使用13人（うち10人は夜尿消失，3人は夜尿量減少）
- B（低浸透圧正常容量型）：31人．抗利尿ホルモン製剤使用30人，全員夜尿は消失，1人は治療を希望せず
- C（正常浸透圧低容量型）：39人．年齢が低いので経過観察19人，抗コリン薬15人（うち9人は夜尿回数が減少），抗利尿ホルモン製剤4人（うち2人は夜尿消失，1人は夜尿回数減少），トフラニール®1人（夜尿回数減少）
- D（正常浸透圧正常容量型）：27人．生活指導のみで改善5人，トフラニール®11人（6人で夜尿消失，5人で減少），バップフォー®8人（4人で夜尿回数減少），抗利尿ホルモン製剤3人（全員著明に夜尿減少）

- 治療で良くならないとき，当院では近所の泌尿器科と打ち合わせをして，尿流量測定(uroflowmetry)，排尿前後でエコーを行い，膀胱の形，残尿の有無の確認をして泌尿器科的な異常の有無を確認している．

例 対応と言葉　宿泊行事があるとき

- 「夜尿症は自慢できる話ではないので誰にも話さないが，クラスに1人や2人はいる．だから学校の先生は夜尿症の対策に慣れていて，夜中にトイレに行くように促してくれたり，他の子どもが起きる前に下着を取り換えるなどを頼めば配慮してくれる」と話すと，子どもは安心して参加するようになる．

文献

1) 武居正郎．小児科外来における夜尿症の診療．外来小児科 2012；15：32-7．
2) 武居正郎．「夜尿症診療のガイドライン」に対して．小児科臨床 2007；60：1077-82．
3) 日本夜尿症学会ガイドライン作成委員会．夜尿症診療のガイドライン．夜尿症研究 2005；10：5-10．
4) 大友義之．子どもの夜尿症治療のコツ．小児科 2015；56：67-72．

知恵の実

「医療安全」と「医療の質向上」は，「先生」と呼ばないことから

　筆者は医学部に入って驚いたことがある．それは，人格も技量も未熟な医学生が臨床実習に入ったとたんに，互いを「先生」と呼び合ったことであった．やがて筆者はそれに慣れて，医師になるための当たり前の儀式ととらえて何の疑問ももたないまま医師生活を過ごしてきた．しかし，「医療安全」と「医療の質」に関心をもつようになるにつれて，このおかしな習慣が「医療安全」と「医療の質」の潜在的な障害になっていると感じ始めた．そしてその感はますます強くなってきている．

　「権威勾配」あるいは「権威ピラミッド」は情報や専門性や責任の水平性を阻害して「医療安全」と「医療の質」の共有を妨げる要因となる．学生のころから「先生」と呼ばれ続けた医師は自らこの構図からなかなか外れることは難しいし，医療を構成する医師以外の職種は気づいていても声を上げにくい．

　筆者は，筆者自身が大学病院と市中病院の勤務医および開業医として幾多のコミュニケーション障害の張本人となってきた反省から，「先生」と呼ばれなくてもチームの他の職種と臨機応変の互換性のあるリーダーシップを行使する医師像が日本に定着することを願っている．

久山　登（くやま小児科医院）

> ツール　診療の確実性を上げる：付加価値を生む外来

こころの外来

野間大路｜野間こどもクリニック

📋 カウンセリングマインドをもって育児支援をしよう

- 近年，こころに問題をもつ子どもたちが急増している．子どもは家庭の鏡，ひいては社会を映す鏡なので，このことは子どもを養育している家庭や社会に心理的な問題が潜んでいることに他ならない[*1]．急激な少子化の進行や社会の都市化，それに伴う人間関係の希薄化により，たとえ子どもを産んでも，子育ては教わらないとうまくできないようになってしまった感がある．日常生活にストレスが充満し，母親も子どもの成長をじっくり待つ余裕がなく，子どもたちは周囲から十分に愛されている実感がないままに成長してしまう．これこそが現代における母と子のこころの病理である．

- 健全な子どものこころの発達過程では，まず母子相互作用として，自分の不快な状態を泣いて伝え，それが取り除かれて安心することを繰り返しながら，母親との愛着関係を形成していく．そんな他者への基本的信頼感をこころの土台として，自我が目覚め，さらには自分への自信や生きる意欲を発達させていくのであるが，実は同じ発達理論が，女性における母親としての心理的な成熟にも当てはまる．つまり，不安や孤独のなかで慣れない育児を強いられる若い女性にとって，周囲からの励ましや温かいまなざしは必要不可欠で，家族や育児支援者への基本的信頼感が土台となって，母親としての自信や子育てへの意欲が育まれていく．育児に関わる者が母親の気持ちに寄り添い見守る，そんな「育児支援」の重要性を，多くの小児科医が認識している．

- そこで大切になってくるのが，カウンセリングマインド，「受容・共感・傾聴」である．いかに未熟な子育てをしている母親に対しても，まずは「よかったね，おめでとう」と新しい命が授かったことを祝福し，「そのままでいいよ」と初心者マーク付きの不器用な育児をありのままで受容する．また，母親なのだから「こうあるべき」「○○しなさい」「それではだめ」と，義務的な視点で批判したり，命令や禁止の口調で叱責したりすることは避け，「できればいいね」「よく頑張っているね」「だいじょうぶだよ」などの共感的な応対を基本とする．

- 母親とのコミュニケーションには，扉を開く言葉（❶）を主体にして傾聴することができれば理想的である．「子育てがつらいです，しんどいです」と嘆く母親に「それはつらいよね．たしかにしんどいよね」と，同じ言葉を共感しながら繰り返す[*2]．そんなカウンセリングマインドをもった育児支援

[*1] 現代における物質的な豊かさや情報化による便利さとは裏腹に，あらゆる年齢層でこころの危機が憂慮されている．1990年代後半から，中高年のうつ病が急増し，親世代の育児不安や児童虐待も深刻になり，青少年のひきこもりは100万人を超えている．小児科医にとっても，予防接種の推進により小児疾病の構造自体が大きく変化しているので，子どもたちのこころの健全な育成に地域のかかりつけ医として携わることは，非常に重要な課題となってきた．

❶「扉を開く言葉」の簡単な例

へ～，そうなの．
なるほど，なるほど．
ほんと～！
ふんふん，それで．
もっと詳しく教えて．
それでどうしたの？
それをどう思ったの？

[*2] 人は話の内容がわかったと思うと真剣には聴けなくなってしまうので，相手の話をすぐに理解した気にならないように注意する．医師はつい自分の知識を披露したくなるが，教え始めると相手は黙ってしまうので，なるべく母親のペースで話をさせる．

こそが，女性を母親として心理的に成熟させ，子育てへの活力を与え，子どものこころを豊かに育むことを最初に銘じておきたい．

小児科外来での子どものこころの診療の現状

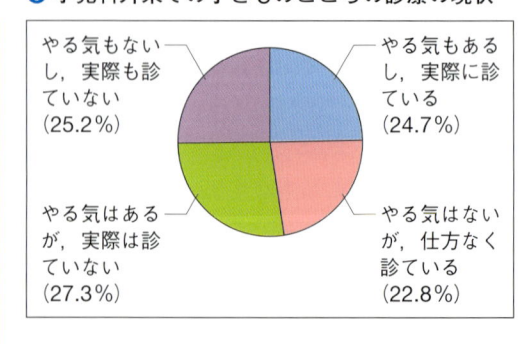

- 小児科外来で対応する子どものこころの問題とは，具体的には ❷ に示すように多岐にわたる．
- 日本では，子どものこころの診療を専門にしている小児科医は残念ながら非常に少なく，研修できる施設もごく限られている．しかも，自閉スペクトラム症を含めた発達障害は比較的新しい概念であり，広く認識されるようになってから，わずか20年ほどの歴史しかなく，適切なこころの診療のために小児科医は自ら研鑽を積む必要がある[*3]．
- 実際に，外来小児科医はどの程度子どものこころの診療に携わっているのであろうか．平成26年の日本外来小児科学会年次集会で中村が行った発達障害児の診療についての調査[1)]によると，968人の学会会員にメールでアンケートを送り，回答のあった198人の集計結果では，「発達障害の診断を希望して来院があった場合にどう対応するか」という質問に対して「診察をすることはない」が104人（52.5％）に対し，「診察を行ったことがある」が94人（47.5％）で，約半数は診療の経験を有していた．
  ▶ 診察を行ったことがない医師にその理由を聞いたところ，「専門ではないから」が最も多く，今後の方針については，「将来的には診療をしたい」と「患者からの希望があるなら診療をする」を合わせると52％で，「今後も診療をする予定がない」の48％をわずかに上回った．
  ▶ 一方，実際に診療をした経験がある医師に診療の姿勢について尋ねたところ，「積極的にしている」のは52％で，「やむをえずしている」48％と，こちらもほぼ二分していた．
  その結果を ❸ に示す．
- アンケートを回答した小児科医の8割以上が，1歳半や3歳などの公的な健診に出務し，園・学校医や保育所の嘱託医を引き受けているということである[*4]．最近では予防接種や乳児健診が充実し，生後1～2か月から小児科外来を訪れるのが一般的になっているので，1歳半や3歳の健診で身

*3
日本小児心身医学会，日本小児科医会「子どもの心」研修会，日本小児神経学会「プライマリ・ケア医のための子どもの心の診療セミナー」など．

*4
たとえば，1歳半の健診で「有意語が出ていない」と，言葉の遅れを指摘されるケースは約1割，行動や母子関係などに問題ありを入れると約2割の児が保健師による要観察となっている．

❷ 子どものこころの問題

- 言葉や発達が遅れている，発達に偏りや凸凹がある
- 多動，暴力，パニックなど，気になる行動がある
- 育てにくい，反抗，分離不安など，育児上の問題
- 子どもの食事，睡眠，排泄，遊びについての問題
- 夜泣き，指しゃぶり，爪かみ，チックなどの習癖
- 心身症（慢性頭痛，反復性腹痛，周期性嘔吐，他）
- 不登校
- 児童精神科疾患（摂食障害，社会不安障害，気分障害，他）
- 児童虐待や養育不良
- メディア依存
- 性に関する問題

❸ 小児科外来での子どものこころの診療の現状

- やる気もあるし，実際に診ている（24.7％）
- やる気はないが，仕方なく診ている（22.8％）
- やる気はあるが，実際は診ていない（27.3％）
- やる気もないし，実際も診ていない（25.2％）

体的な異常を発見することはほとんどない．もともと保護者も健診の際はとくに病気はないと思って来ていることのほうが圧倒的に多いので，医師が診察で「異常なし」にすると素通りしてしまう．もし，母親が子どもの発達の遅れや偏りに不安をもっていたとしても，「まだ小さいので，もう少し様子をみましょう」と説明すると，「よかった．異常はないのだ」と都合よく解釈されてしまう．

例 言葉と対応　1歳半で発語の遅れを認めた場合

- 「次の言葉の発達の確認時期は3歳で2語文が話せるかどうかだけれど，念のため2歳で確認させてください．これからの半年でさらに言葉が増えていくとよいですね．赤ちゃんの気持ちに寄り添って，できるだけ話しかけてあげましょう」

- まず，運動発達（自立歩行が可能か，おもちゃをつかめるか）と非言語的コミュニケーションの発達（指さし，母親の指示に反応するか）を確認する．さらに，母子の愛着行動や言葉かけの様子，睡眠や食事などの生活習慣，メディア漬けの有無，家庭での絵本の読み聞かせなどの養育環境をチェックし，必要であれば保護者へ再診を依頼し，その時点での具体的な発達段階を説明するのが望ましい．

こころへの対応は「医学モデル」ではなく「生活モデル」で

- 医療者は患者を前にすると，当然ながら「医学モデル」で患者や家族を診ようとしてしまう．病気には原因があり，医師は症候を見極めて，診断をつけ，治療をする，これが医学モデルである．たとえば，発熱とのどの痛みを主訴に，「かぜかな？」と思った患者が外来を受診したとする．診察すると咽頭は充血し，扁桃は腫れ，抗原迅速検査で溶連菌が陽性と出た．「熱の原因はかぜのウイルスではなく，溶連菌の感染による扁桃腺炎なので，抗菌薬を処方します」というように「原因−症候−診断−治療」の流れがうまく収まると，医療をする側も受ける側も納得ができ，お互いに良好な関係を築きやすい．

- ところが，子どものこころや発達の問題に医学モデルで対応しようとすると難しくなる．自閉スペクトラム症の原因はいまだに解明されていない．専門機関と同等の診断や療育を外来診療で行うことは非常に困難である．それゆえ，小児科医は医学モデルではなく，「生活モデル」として対応[*5]すべきである．児の家庭・学校・地域での生活を最も適切なものにして，その子なりの発達を褒めて，長所を伸ばす工夫をする．母親にはできるだけ肯定的に接して勇気や希望を与え続ける．これこそが，地域の第一線で家族を護っている外来小児科医の重要な役割である．

- また，療育が必要な場合は適切な専門機関へ紹介するべきである[*6]が，今どきは人気のある施設ほど予約がいっぱいで，初診までに何か月も待たされることが多い．受診予約を待っている間の保護者の心配や苦労を考え

*5
生活モデルとしての対応とは，「困惑−介入−協力−関係」の流れで，まず家族の育てにくさや本人の困難さに気づき，家族に介入し，子育てを協力して，かかりつけ医としての関係を保ち続けることである．

*6
発達専門機関へ紹介すべき症例とは
- 専門的な投薬の必要がある場合
- 身体障害者手帳の交付など，公的な書類申請が必要な場合
- 将来的に特別支援教育が必要になると判断された場合
- 保護者が正確な診断名にこだわりをもっている場合
- 保護者にも問題があり，福祉機関等につなぐ必要がある場合

ると，たとえ週1回でも，気になる児や家族に関わる，いわゆる「診断前療育」は非常に有効なケアであると思われる．
- さらに，小児科外来が地域の医療・福祉・教育のつながりを調整する，ソーシャルワークの機能をもつことも重要である．近隣にさまざまな発達支援やこころのケアをする施設があれば，施設の対象・規模・職員・空き状況などを熟知しておく必要がある．そのうえで，児の年齢・発達の程度，家族の育児力・養育環境などを把握して，本人に最適の機関を紹介できれば，家族との信頼関係はさらに深まる．

> **勇気をもって来院した家族に言ってはいけないこと**
>
> 子どもの発達を気にして来院した家族に，「悪いけど，自分は（発達やこころが）専門じゃないので」は，できるだけ言わないようにしたい．この発言は日本で専門施設がどれほど不足しているかを考慮していないし，母親をよけいに不安に陥れてしまう．そんなクリニックにはたとえ予防接種だけでも通いたいとは思わなくなってしまうであろう．

心理系スタッフをクリニックで雇用—当院での実際

- 当院での心理カウンリングは，開業して3年目，臨床心理士1名を週2日のパート勤務で雇用したところからスタートした．こころの問題で来院した患者やその家族3～5人/日に約1時間の予約制で，面接，発達検査，遊戯療法を細々と行っていた[*7]．
- クリニックに心理系スタッフを導入すると，育児不安の強い母親や発達障害児をもつ家族のメンタルヘルスは格段に上がる．また，看護師や事務員などの同僚スタッフも心理士からカウンセリングマインドを学ぶことにより，スタッフ同士の輪が和む効果も大きい．有能な心理士は，発達支援の療育のみならず，ソーシャルワーカーとして，診察室では聴き取りにくい家族の困難な状況の把握や，虐待や養育不良の早期発見や早期介入さえも可能である．
- また，心理士は学んできた学派によって専門や得意な手法に大きな違いがある．複数の心理士が勤務すると，その対応の差異からこちらも学ぶことが多い[*8]．
- 診療報酬の「小児科特定疾患カウンセリング料」（❹）は小児科医がカウンセリングを行った際に請求できる保険点数であるが，カウンセリングの時間の長さや施設の大きさなどの規定はない．当該保険医療機関の「屋内禁煙」だけが要件なので，心理士が個別で1時間ほどのカウンセリングを行い，小児科医が最後に短時間で感想を訊くだけでも十分である．その保険収入で心理士の給与はほぼ賄える[*9]．
- 当院ではこころや発達の問題にはあくまで生活モデルとして関わっているので，発達検査は必要に応じて行うが，確定診断をすることには重点をおいていない．よって，レセプトの病名もきわめてシンプルに，未就学児は

---

*7 当院の職員用の建物の2階に約35m²のカンファレンス室があり，その部屋を心理相談室として使用しているが，場所としては感染隔離室，スタッフの休憩室からでも心理カウンセリングは始められる．

臨床心理士

臨床心理士は心理系の大学が増えているにもかかわらず，今のところ正式な国家資格がなく，高学歴のわりに正規職に就いていない人が多い．いくつもの教育機関や医療機関を掛け持ちで働いているのが通常なため，近隣の大学や県の臨床心理士会に求人募集すれば容易に見つかるであろう．勤務条件はパートで週1回，月に4回程度なら5～10万円/月の報酬が妥当である．

*8 当院でも，心理士が男・女での複数名になってから，未就学の発達障害児担当と思春期の不登校女子担当というように役割分担でき，飛躍的に子どものこころの診療への来院者が増加した．

❹ 小児特定疾患カウンセリング料

イ 月の1回目	500点
ロ 月の2回目	400点

*9 実際，当院でも心理士が2名のころ，心理関係の初診・再診の患者数は約30人/月，心理関係だけの診療報酬は約30,000点/月であったが，心理士3名，ST1名の計4名になった時点では，患者数約60人/月，診療報酬は約70,000点/月と，この2年間で心理系のスタッフも2倍になったが，症例数，保険点数もほぼ2倍になっている．

発達障害，小・中学生は心身症や不登校だけでもかまわないと考えている．そのような簡単な病名をつけて，専門機関での確定診断を待っている間に，診断前療育を週1回程度で開始する．小児科特定疾患カウンセリング料は月2回までしか保険請求できないので，月の3回目以降は再診のみの扱いとしている．週1回，1時間だけのわずかな関わりでも，家族が安心し，母親の育児への姿勢がほんの少し変化すれば，子どもは大きく変わり，数か月で驚くほど発達が伸びていくケースによく出会う．なかには専門機関の受診予約をキャンセルできる場合さえあるので，発達支援はこれからの小児科外来で最も重要で，かつ，やり甲斐のある分野であると確信している．

これからの発達支援には施設の集約化構想が必要

- 筆者が診療をしている地域（人口約50万人の中核市）では，幸いなことに市立総合福祉通園センターという充実した発達専門の通所支援施設がある．医師5名，PT8名・OT7名・ST6名・心理士7名の他，総スタッフ約180名で，2つの児童発達支援センターや成人の障害者支援部門も併設しているが，残念ながら当院から紹介しても初診は3〜6か月待ちである．これは本来であれば地域の発達支援の拠点となるべき施設が飽和状態であることを意味している．子どものこころや発達の診療に関しては，全国的にほとんどの療育施設や児童精神科が同じような状況であると思われる．
- 小児医療の提供体制については，小児救急や周産期医療がモデルとなって，日本小児科学会が次のように提唱している．すなわち，人口約100〜300万人に1か所の中核病院（大学病院やこども病院）と，人口30〜100万人に1か所の地域小児科センター（24時間体制の二次医療機関）を設置し，その周辺に一次医療施設を配備すると，小児医療全体が疲弊することなく，効率良く地域化，集約化ができるという構想である．
- 厚生労働省の障害児支援体制イメージ案をもとに[2]，発達支援についても同じような集約化を考えてみた（❺）．発達支援を重症度で3つに分けると，

❺ 発達支援の集約化構想

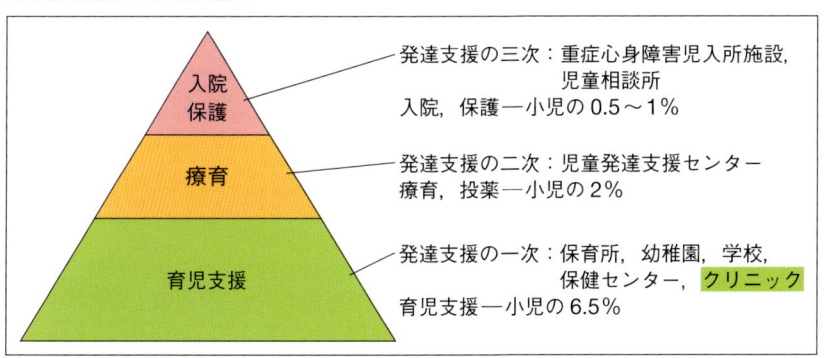

- 入院保護 — 発達支援の三次：重症心身障害児入所施設，児童相談所　入院，保護 — 小児の0.5〜1%
- 療育 — 発達支援の二次：児童発達支援センター　療育，投薬 — 小児の2%
- 育児支援 — 発達支援の一次：保育所，幼稚園，学校，保健センター，クリニック　育児支援 — 小児の6.5%

- ▶ 発達支援の三次：重症心身障害児施設での長期入院が必要な児や児童相談所が家族から保護しなければならない深刻な児童虐待のケースは発達支援の三次で，出生数の0.5〜1％が該当する．
- ▶ 発達支援の二次：発達専門機関での療育が必要で，就学後も特別支援学校・学級に通う児で，約2％となる．
- ▶ 発達支援の一次：文部科学省の統計では普通学級に在籍しているけれど発達や行動が「ちょっと気になる」子どもたちが約6.5％もいる．家族や育児支援者が上手に関わればさらに健やかに育つ可能性があるという児が発達支援の一次である．現在はそのような児には保育所，幼稚園，学校，保健センターなどが育児支援として対応しているが，今後は小児科のクリニックも積極的に発達支援の一次機関として関わるべきである．
- ● 実際，厚生労働省が平成24年度に障害者総合福祉推進事業として行った研究報告書によると，人口30万人の自治体または圏域を想定すれば，年間出生数は約3,000人で，そのうち約1割の300人になんらかの発達支援を必要とする子どもがいる．自治体の障害児保育施策の展開状況によっても違いはあるが，定員30〜40人の中核的な役割を果たす発達支援センターが1か所，定員10人規模の小規模な発達支援事業所が10か所程度は必要になると試算されている[3]．
- ● 地域の発達支援を効率的に行うためは次の2点が重要である．
  - ▶ まず，軽症をすぐ二次施設に紹介するのではなく，できる限りクリニックで関わることである．たとえば，外来で「肺炎」と診断すればすべて入院施設へ紹介しているかというと，自院で投薬や点滴をして治療する場合もあるのと同じで，「ちょっと言葉が遅れている」とか「内向きバイバイをする」程度で紹介するのではなく，あくまで専門的な診断や療育が必要な児を厳選して二次へ紹介すべきである．
  - ▶ もう一点は，近隣に発達支援の二次機関がない場合，医師会活動などを通じて，行政に公的施設の設立を働きかけることである．そのうえで，発達支援を行いたいと考えている約2〜3割の外来小児科医がたとえ小規模でも一次の発達支援事業所をもてば，発達支援の効率化がさらに進むはずである．
- ● 平成24年4月の児童福祉法の改正により，障害児への支援が通所支援[*10]と入所支援にそれぞれ一元化された[*11]．施設の建設については，医療法人であれば社会福祉施設整備補助金[*12]として国と県から整備経費の3/4，最大で4千万円ほどの公的補助を受けることができる．外来で医療としての療育では週1回，1時間程度が限度であるが，福祉であれば，最大で毎日4時間，月に20日と充実した療育を展開できる．職員として児童発達支援管理責任者[*13]が必要になるが，正規職員としては最低2名からでも開所は可能である[*14]．

おわりに

- ● 子どもは社会の宝であり，われわれの未来である．そんな大切な子どもた

[*10] 通所支援事業には，① 児童発達支援，② 放課後等デイサービス，③ 医療型児童発達支援，④ 保育所等訪問支援の4つの事業がある．

[*11] 児童福祉法の一部改正の概要について
http://www.mhlw.go.jp/bunya/shougaihoken/jiritsushien/dl/setdumeikai_0113_04.pdf

[*12] 厚生労働省　社会福祉施設整備補助金
http://www.mhlw.go.jp/stf/seisakunitsuite/bunya/hukushi_kaigo/seikatsuhogo/shakai-fukushi-shisetsu1/index.html

[*13] 児童発達管理責任者
通所支援施設を利用する児童に対して個別支援計画を作成し療養を主導する実質的な現場監督で，資格要件と研修要件（都道府県が実施）を満たさなければならない．

[*14] 筆者も，クリニックの駐車場の一部を利用して児童福祉施設を創設し，平成27年度から児童発達支援と放課後等デイサービスを定員10名/日で開始した．これからも近隣の発達支援施設や児童精神科と綿密な連携をとりながら，積極的に子どものこころや発達の問題に取り組んでいきたいと考えている．

ちが心身ともに健やかに育つための支援とは案外身近なところにあるのかもしれない．すなわち，授かった小さな命の愛おしさを家族と共に喜ぶこと，そして子どもは本来みんな発達途上，少しの凸凹や偏在があっても当たり前で，必ずその子なりに成長していくのを信じること，つまり子どもは20年以上もかかって大人になるのだからゆっくりと育むものと考えれば，余裕が生まれてくる．

- 小児科医が子どもの総合医を自負するのであれば，母親独りが不安や迷いのなかで育児を強いられている弊害をもっと社会に訴えて，警鐘を鳴らそう．地域で育児を応援できる場所をつくり，育児に関わる人と人との連携をさらに高めよう．育児支援の充実した，母親と子どもたちが健やかに暮らすことのできる社会を実現させることが，これからの小児科医に課せられた重要な責務であろう．

文献

1) 中村豊ほか．外来小児科医が発達障害児を診るということ．外来小児科 2014：17：434-8．
2) 厚生労働省．障害児支援の強化について．
   http://www.mhlw.go.jp/seisakunitsuite/bunya/hukushi_kaigo/shougaishahukushi/kaiseihou/dl/sankou_111117_01-06.pdf
3) 一般社団法人全国児童発達支援協議会．児童発達支援センターの標準的事業モデルの提案．児童福祉法改正後の障害児通所支援の実態と今後の在り方に関する調査研究．2013．p.78．
   http://www.cdsjapan.jp/PDF-Data/Kourou2013/Kenkyu-19-1.pdf

ツール　診療の確実性を上げる：付加価値を生む外来

禁煙外来

久芳康朗｜くば小児科クリニック

📄 小児科外来における禁煙外来の目的と意義

- 現在，男女とも30代〜40代の子育て世代の喫煙率が最も高い．タバコ臭い親に抱かれて診察室に入ってくる子どもを診ることは小児科外来でも見慣れた光景といえるが，筆者の住む青森県は最短命県で，喫煙率も男性1位・女性2位（2013年）と高く，小学5年生〜高校3年生の父親の5割以上，母親の約1/4が喫煙している[1]．小学校の喫煙防止教室でも約6割の児童が家族に喫煙者がいると答えるような環境で育っている．

- 子どもの健康や発育に多大の影響を及ぼす最大の環境問題はタバコ*1である．喫煙家庭で育った子どもは，受動喫煙の被害を避けることができないだけでなく[2]，成長して自ら喫煙を開始する割合が高く，この「負の連鎖」を断ち切ることが小児科医や子育て関係者に課せられた課題である．

- 小児科外来の中心が感染症などの治療医学から予防接種などの予防医学へと移り変わっているが，禁煙治療は数ある保健医療サービスのなかでも費用対効果にとくに優れており[3]，簡単な治療により多くの命を未然に救うことが可能である．

- 関連9学会合同研究班による「禁煙ガイドライン」[4]にも，「喫煙は疾病の原因の中で防ぐことのできる最大のものであり，禁煙は今日，最も確実に大量の重篤な疾病を劇的に減らすことのできる方法である．禁煙推進は喫煙者・非喫煙者の健康の維持と莫大な保険財政の節約になり，社会全体の健康増進に寄与する最大のものである」と明記されている．

- 筆者は1998年ごろより禁煙について学び始め，2002年より自由診療の禁煙外来を開始した．2006年よりニコチン依存症が保険適用となり，2008年には経口薬バレニクリンが薬価収載され，2010年のタバコ税増税を経て，現在まで少しずつ経験を重ねてきた．当初は通院中の子どもの親を主な対象と想定していたが，実際にはそれ以外の一般の人が大多数を占めている．

- 禁煙外来の具体的方法としては，「禁煙治療のための標準手順書」[3]などを元にしており特別な工夫をしているわけではないが，経験的に大切と思われるポイントを中心にして述べる．

📄 「ストレス解消神話」からの解放と2つの依存症

「ストレス解消神話」のうそ

- 喫煙すること自体が「喫煙病（ニコチン依存症＋関連疾患）」という病気であ

---

*1
タバコ
「たばこ」や「煙草」などの表記が，印象を和らげて日本古来の伝統や文化のように感じさせるため用いられることがあるが，タバコは戦国時代末〜江戸時代初期に日本に伝来したものであり，カルタやキセルなどと同様にカタカナ表記すべき．

り，喫煙者は治療を要する患者であるとガイドラインにも明記されているが，一般社会のみならず医療関係者の間でもその認識は定着していない．
- 喫煙者は薬物依存症患者だという合意からスタートしないといけない．

> ▶ 喫煙者だけでなく非喫煙者の大多数も「喫煙はストレス解消になる」と信じている．喫煙によって解消される（と感じる）のはニコチン依存症によって生じた離脱症状のストレスだけであり，そのストレスは非喫煙者には存在しない．
> ▶ 実際にはタバコはストレスを増やしており，禁煙によってストレスは減少する．しかし，喫煙者は禁煙しようとしたときの経験から，「禁煙するとストレスが増え，喫煙はストレス解消になる」というまったく逆の固定観念に縛りつけられている．
> ▶ この「ストレス解消神話」から解放されることが，禁煙のスタートでもありゴールでもある．

身体的依存と心理的依存

- タバコ依存には身体的依存（ニコチン依存）と心理的依存[*2]の2つがある．
  - ▶ 身体的依存：ニコチンへの薬物依存そのものであり，ネガティブフィードバックが存在せず，繰り返しの刺激により代償性感受性低下をきたして耐性が生じ，喫煙本数が増えていく．
  - ▶ 心理的依存：喫煙時の状況や行動と，喫煙による「ストレス解消」という感覚が報酬として結びついた条件反射である．

この2つにより「ストレス解消神話」が刷り込まれ，治療により身体的依存から解放されて禁煙に成功した人でも，心理的依存が残っていると何年も経ってから再びタバコに手を出してしまうことになる．
- 喫煙衝動は，時に突発的で抑えがたいフラッシュバックという形で起こる．
- 「ストレス解消神話」の嘘が体感できて意識転換が起きれば，タバコの煙や臭いが嫌いになり，喫煙者を避けたいと思うようになってくる．喫煙欲求が再び起こることもなく，逆戻りする心配はなくなり，がまんし続ける「禁煙」から，タバコから自由（フリー）になる「卒煙」の段階に達する[*3]．
- 身体的依存は薬でコントロール可能だが，心理的依存には薬はない．心理的依存のほうがより重要であることを最初に伝えておき，その存在の有無や大きさを確認していくことが禁煙外来の中心となる．

禁煙外来の準備と概要

- 概要のみを紹介する．実際に禁煙外来を始める場合には，「手順書」や「ガイドライン」なども参照していただきたい．
- ニコチン依存症の保険診療を行うためには❶の要件を満たすことが必要である．
- 受診回数と間隔：12週間で5回

[*2] 心理的依存をカッコ書きで（習慣）と言い換えることは，喫煙が薬物依存症だという事実を隠し，タバコ会社の宣伝文句である「大人の嗜好品」だという誤った概念を助長することになるのでやめるべきである．

[*3] ### 禁煙と卒煙
禁煙：タバコを吸わない状態を維持しているが，潜在的に喫煙している状態を上位（快楽），禁煙している現状を下位（快楽をがまんしている状態）に位置づけており，小さな誘因により再喫煙する可能性が残る．
卒煙：タバコを吸わない状態が楽で快適な状態と感じられ，喫煙していた過去の自分が依存症という病的状態にあったと客観視することができる．

*4
筆者はマイクロCOモニターを使用している．

*5
ニコチン依存症スクリーニングテスト（TDS）
設問は「禁煙治療のための手順書」参照．10点中5点以上をニコチン依存症と診断することになっているが，禁煙治療を希望する喫煙者は原則として全員ニコチン依存症と判断すべきで，TDSは依存の程度を示しているにすぎない．また，病気をしたことのない若者は点数が低く出るため配慮が必要である．

TDS：tobacco dependence screener

*6
ブリンクマン指数（Brinkman Index）
1日の喫煙本数×喫煙年数．200以上が保険適用となる．400を超えると肺癌などのハイリスク群となる．保険診療をブリンクマン指数で制限することは，本来予防効果の高い若者や未成年者を排除することになるので撤廃すべきである．

❶ 禁煙外来の保険適用のための施設基準と対象患者

施設基準
- 敷地内禁煙であること
- 禁煙治療の経験のある医師が1名以上：未経験の場合は各種講習会やセルフトレーニング（厚生労働省HPなど）での事前研修が望ましい
- 専任の看護師・准看護師が1名以上：専従である必要はないが，院内・院外での研修を受けていることが望ましい
- 呼気一酸化炭素（CO）濃度測定器*4 を備えていること
- 以上を所定の様式で各地方厚生局に届出しておくこと

対象患者
- ニコチン依存症スクリーニングテスト（TDS）*5 でニコチン依存症と診断されていること
- ブリンクマン指数*6（＝1日の喫煙本数×喫煙年数）が200以上
- ただちに禁煙することを希望し，文書により同意していること

▶ 初回→2回目（2週目）→3回目（4週目）→4回目（8週目）→5回目（12週目）
▶ 12週後に4週以上禁煙が継続していれば成功と判定．
● 問診票（TDSを含む），禁煙宣言書，禁煙日記などは「手順書」のPDFファイルからそのままプリントアウトして使用することができる．
● 年に1回，禁煙治療の成績を地方厚生局に報告する．

禁煙補助薬の選択，副作用と対処法

● 禁煙補助薬はいずれも利点と欠点を有しており，副作用や基礎疾患の有無などに注意しながら選択して治療経過をみていく必要がある（❷）．

禁煙補助薬の種類（❸）
● ニコチン製剤：ニコチンパッチ（ニコチネルTTS® 30・20・10）とニコチンガム（ニコレット®）
● 経口薬：バレニクリン（チャンピックス®錠0.5mg・1mg）

❷ 禁煙補助薬の利点と欠点・副作用

	ニコチンパッチ	ニコチンガム	バレニクリン
利点	・使用法が簡単（貼り薬） ・安定した血中濃度の維持 ・精神疾患患者にも使える ・食欲抑制効果 ・健康保険が適用 ・禁煙率リスク比1.64	・短時間で効果が発現 ・口寂しさを解消できる ・ニコチン摂取量を調節可能 ・食欲抑制効果 ・処方箋なしで購入可能 ・禁煙率リスク比1.49	・使用法が簡単（飲み薬） ・ニコチンを含まない ・離脱症状だけでなく喫煙による満足感も抑制 ・循環器疾患患者にも使える ・禁煙率リスク比2.27
欠点・副作用	・かぶれる頻度が高い ・汗をかく人，スポーツをする人には使いにくい ・循環器疾患の患者には使いにくい ・喫煙欲求に対処できない ・医師の処方箋が必要	・かみ方の指導が必要 ・入れ歯の人には使いにくい ・嘔気，口腔内・咽頭刺激感 ・パッチより成功率が低い ・まれに依存症になる可能性	・嘔気の頻度が比較的高い ・不眠や異夢など眠りの障害 ・うつなどの精神疾患の患者には使いにくい ・喫煙欲求に対処できない ・自動車運転等に従事している人には使えない

（禁煙治療のための標準手順書第6版[3]，禁煙ガイドライン2010年改訂版[4]をもとに作成）

❸ ニコチンガムとニコチンパッチの特徴・使用法

ニコチンパッチ(ニコチネルTTS®)

- かぶれやすいのが難点で,汗かきや激しい運動をする人にも使いにくい.かぶれにはステロイド外用薬(strong)で対処するが,継続困難な場合には他剤に変更することもある.
- 体格の小さな女性や本数が少ない人には頭痛,嘔気,倦怠感などの副作用が出やすく,早期に減量するか中等量から開始するようにする.
- 就寝中に貼り続けると不眠などの副作用が出やすいため,朝貼って就寝前(入浴時)にはがすようにする.朝一番の喫煙欲求が強い場合には,起床時刻よりも前に1回起きて貼るなどの調節をしてもらう.
- 初期にニコチンガムと併用することは理論的には可能で,効果も期待できるが,ニコチンガムによる血中濃度の変動によって新たな依存症が生じうることを知っておく必要がある.
- 貼ったままタバコを吸うと急性中毒症状が生じて危険であることを必ず伝えておくが,それでも吸ってしまう人がいる.

バレニクリン(チャンピックス®)

- アセチルコリンの $α_4β_2$ ニコチン受容体部分作動薬であり,離脱症状と喫煙時の満足感の両方を抑制することにより禁煙成功率も高く,ニコチンを使わずにすむので,禁煙補助薬の第1選択と考えられる.
- 嘔気が起こりやすく,朝食を少ししか食べないと発現しやすいため,必ずしっかり食べてから服用するよう指導する.
- 体重の少ない女性では嘔気が高頻度にみられるため,筆者は2週目以降の服用量を規定の「1 mgを1日2回」ではなく「0.5 mgを1日3回」で開始するようにしている.
- 嘔気などの副作用は用量依存性なので,1.5 mg/日でも服用継続できない例はほとんどないが,禁煙開始時の喫煙欲求を十分に抑えられていない可能性もある.
- 手順書には嘔気に対して必要に応じて制吐剤を処方することも記載されているが,薬の副作用を薬で抑えることは望ましくなく,減量や他の手段で対処すべきと考える.
- 不眠やいつもと違う夢などは出現頻度は高くないが,本人の意向を聞きながら,程度に応じて夜の薬を抜くなどの調節を行う.
- いずれの場合も,禁煙が順調に経過しているかどうかとの兼ね合いで判断する.4週以上経過していれば減量による影響はほとんどない.
- 2011年に「めまい,眠気,意識障害等の症状があらわれ自動車事故に至った報告があり,事故を防ぐため自動車の運転など危険を伴う機械の操作はしないで下さい」と添付文書が改訂された.厳格に適用すれば処方できなくなり,緩く解釈すると責任を問われる可能性も否定できない.

保険適用の有無

- バレニクリンとニコチンパッチ(ニコチネルTTS®)は処方箋が必要である.
- ニコチンガムとニコチンパッチ(20・10相当)は薬局で購入可能である.
- 基礎疾患の有無により,虚血性心疾患の既往がある場合はバレニクリンを,うつなどの精神疾患の場合はニコチンパッチを,基礎疾患がない場合とニコチン製剤の治療経験のある場合はバレニクリンを選択している(❹).
- 自験例では12週後の禁煙成功率は6割弱で男女差はなく(❺),薬剤別ではバレニクリンで64.4%,ニコチンパッチで42%であった.うつなどの精神疾患の場合は38.7%と成功率が低いが,ほとんどがニコチンパッチ

❹ 基礎疾患による禁煙補助薬の選択

基礎疾患		治療歴	禁煙補助薬の選択	
虚血性心疾患	精神疾患	ニコチン製剤禁煙失敗	ニコチンパッチ	バレニクリン
なし	なし	なし	○	◎
		あり	×	◎
	あり		◎	△〜×
あり		なし	×	◎
		あり	△〜×	△〜×

◎：第1選択，○：第2選択，△：慎重投与，×：他剤を選択．
(禁煙治療のための標準手順書第6版[3]，禁煙ガイドライン2010年改訂版[4]に，筆者の使用経験を加えて作成)

❺ 禁煙治療の成功率：男女別（12週間後）

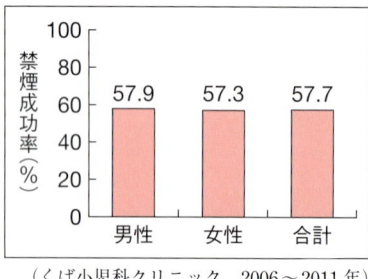

男性 57.9　女性 57.3　合計 57.7
（くば小児科クリニック，2006〜2011年）

❻ 禁煙治療の成功率：禁煙補助薬・基礎疾患別（12週間後）

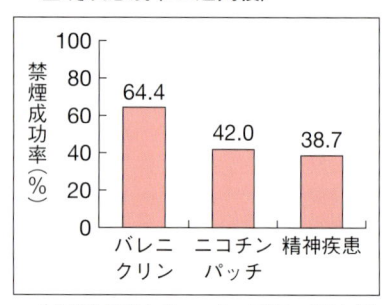

バレニクリン 64.4　ニコチンパッチ 42.0　精神疾患 38.7
（くば小児科クリニック，2006〜2011年）

を使っているため，どちらが原因かを区別することはできない（❻）．

❼ 禁煙の成功率を高めるための行動療法

代償行動法
軽い運動やシャワー，ガムや清涼菓子，氷水やお茶など

行動パターン変更法
朝の行動順序を変える，昼食場所を変えるなど

環境改善法
タバコや灰皿を処分する，飲み会を避けるなど

*7
職場が禁煙になっていても，同じメンバーが夜飲みに行くと自由にタバコを吸える場合がほとんどである．それどころか，現状では職場が禁煙になっていないことも多く，日本は喫煙天国で禁煙する人には厳しい環境にある．法的実効力をもつタバコ規制政策の実施を医療者は働きかける必要がある．

家庭と職場などの環境を整える

- 禁煙補助薬は禁煙開始時の離脱症状を軽減し，結果的に禁煙成功率を高めるが，それだけで自動的に禁煙できる魔法の薬ではない．あくまで禁煙をスタートするのは自分自身であることを最初に確認しておく．
- 複数の行動療法を併用することにより禁煙の成功率が高まる（❼）．一部のみ紹介するが，具体例はガイドラインなどを参考にして，日常生活や仕事中にできることを取り入れてもらう．
- なかでも環境を整えることが重要で*7，家庭や職場の喫煙者の有無や，これまで吸っていた環境などを初診時には確認しておく．家族の理解と協力が最も大切で，妻が一緒に受診したり夫婦二人で禁煙を開始するような場合はほとんど成功している．逆に，家族に喫煙者がいて禁煙するつもりがない場合は成功率が低くなるので，最低限の協力が必要なことを伝えておく．

実施上の注意点—「標準手順書」に書かれていないこと

- 「ストレス解消神話」からの意識転換にはある程度の時間がかかる場合が多いので，初回には心理的依存のほうが重要であることを伝えて，まずは禁

煙をスタートしてもらい，薬の力を借りながら「タバコは自分には必要なかった」ということを実感していってもらう．
- 意識転換のための参考書籍として，簡便かつビジュアルな『笑って禁煙できる本』[*8]を待合室で読んでもらったり貸し出したりしてきたが，現在入手困難になっている．『リセット禁煙』[*9]は段階をふんで気づきを促すシステムになっており，禁煙補助薬と併用すれば成功率のアップが期待できる．
- 家庭や職場の状況などの細かい話は，問診時や診察後の指導の際に看護師が聞いて相談にのるようにする．実際には医師の診察よりも看護師の役割は大きい．
- 初回は問診や説明に時間がかかるため必ず予約のみとして，予約なしで受診した患者には簡単に説明をして別の日に予約してもらう[*10]．
- 初回受診前には3時間以上タバコを吸わないで来るよう伝えておく[*11]．
- 精神疾患の患者は必ず紹介状をもらうようにしているが，主治医との連携，環境整備，薬剤の調整などの配慮が必要であり，うまくできていない．本来であれば精神科で禁煙治療を行うべきだが，受け皿がほとんどない．
- 最終回には卒煙証書を渡し，次の目標を1年後においてもらう[*12]．

未成年者の禁煙外来

- 喫煙開始年齢が低いほど早期にニコチン依存に陥りやすく，禁煙も困難になる．一方で，薬物療法により離脱・完治可能であり，学校と医療機関とが連携して叱責や処分ではなく禁煙治療へと導くべきである．
- 未成年の禁煙治療では，ニコチンパッチを中等量から開始し，比較的短期間で終了できるとされており，数少ない自験例でもそれに沿って実施した．
- 大竹は，問題行動や親の協力の有無などにより「問題背景型」と「好奇心型」に類別して対応を変化させている（❽）[5]．子どもの喫煙は大人に原因があ

[*8] 禁煙研究家ワイネフ．笑って禁煙できる本．東京：白夜書房；2007．

[*9] 磯村毅．吸いたい気持ちがスッキリ消える リセット禁煙．東京：PHP研究所；2014．

[*10] 予約なしの受診は要注意のサインの一つと考えて，一段階おいて対応したほうがよい．簡単に説明して予約し直す過程で看護師とコミュニケーションをとることがトラブルを未然に防ぐ対策となる．

[*11] それでも守られない場合がある．非喫煙者にはすぐわかるのに，喫煙者は自分のタバコ臭さを認識できない．

[*12] 1年後の禁煙継続率を調べるために，電話などで確認作業を行っている医療機関もあるが，筆者は自己申告のみとしているので統計はとれていない．

❽ 問題背景型ニコチン依存症と好奇心型ニコチン依存症

	問題背景型	好奇心型
学校での生活	・部活動や放課後の活動なし ・友人に喫煙者，問題行動 ・成績不振，将来展望がない ・教諭へ不満，挫折感，飲酒	・部活動や課外活動に参加 ・周囲に喫煙者が少ない ・将来への希望がある
家族	・家族の問題意識の低さ ・家族は禁煙する気がない ・子どもとの信頼関係が乏しい	・家族が外来受診に協力的 ・子どもと一緒に禁煙挑戦 ・大家族で誰か理解者あり
対応	・継続的な外来受診を促す ・良き理解者として話を聞く ・規則正しい生活，交友関係改善 ・将来へ視点が行くように誘導	・通常の禁煙支援 ・禁煙のメリット強調 ・再喫煙予防のための話し合い

（大竹修一．2010[5]）

ると考え，親が一緒に禁煙するかどうかが大きなポイントと考えている．
- 初診時には，医療機関は学校や家庭とは違い，説教したり叱責する場ではないことを伝え，不登校や不定愁訴などの子と同じように，とりあえず次も顔を見せに来てくれることを目標とする．携帯・スマホや食事・睡眠などの生活習慣も整え，運動習慣のない場合は運動も取り入れるように助言する．
- 実際には未成年の喫煙率は 2000 年代に入ってから直線的に低下し続けている．青森県および全国のデータから推計すると，現在の低下傾向が続けば 2020 年ごろまでに未成年の喫煙率はゼロに到達する．それまで少数の喫煙者は残り，受け皿としての禁煙外来の役割は必要ではあるが，喫煙防止教育や社会への喫煙規制政策などにより，新たに喫煙し始める子どもがゼロになることのほうに重点的に力を注ぐべきと考える．

運動の勧め—「一石三鳥」の禁煙法

- 運動は喫煙欲求を一時的に解消する単なる気晴らしではなく，単独で依存症の治療および再発予防手段となる可能性が示されてきている（❾）[6]．

❾ 運動によるニコチン依存症の治療・再発予防効果

- ニコチン摂取によりドパミン，ノルアドレナリン，セロトニンが増加する．ドパミンは脳内報酬系に作用して快楽，意欲，ストレス対処などに関与するが，禁煙によりこれらの神経伝達物質が低下して離脱症状が出現する．一方，運動によりドパミン，ノルアドレナリン，セロトニンが増加し，不安や緊張，イライラ，うつなどの離脱症状を緩和し，集中力の低下を防ぐ効果も認められている．運動は依存症の解毒薬であるとともに予防注射にもなりうる．学習，ADHD，認知症予防などにも効果がある．
- 薬物の使用によりドパミンが過剰に放出され続けると，ドパミンの受容体が劣化して耐性を生じ，より多くの薬物が必要となるが，運動によってドパミン受容体が生成され，報酬システムのバランスが回復される．
- 依存症患者は自己肯定感や自己規制能力が低く，何かのときにタバコや薬物に頼ろうとする傾向があるが，運動の積み重ねにより「自分でもこれだけ走れるようになった」という達成感や自己効力感（行動や課題を達成できるという信念や自信），やる気が生まれ，再発防止効果が期待できる．
- 禁煙治療 12 週間後には体重が平均で約 2kg 増加するが（自験例），運動習慣を取り入れることで体重増加を抑える効果も期待できる．
- 禁煙成功率に対する運動の有効性についてのエビデンスは得られていないが，禁煙によるメリットと健康的なライフスタイルの獲得，体重増加防止の「一石三鳥」の効果を期待することができる．
- 運動の種類についても確かな根拠はないが，有酸素運動と技能を必要とする運動の組み合わせ，あるいはテニスのような両方を同時に満たすスポーツが勧められている．あくまで強制ではなく，年齢や疾患の有無などに応じて，できる範囲内で興味のある運動を楽しんで続けることが大切である．

（ジョン J. レイティほか．2009[6]）

ADHD：attention deficit hyperactivity disorder

タバコフリー社会の実現に向けて

- 未成年や妊婦の喫煙率ゼロにとどまらず，現在，世界各国で喫煙率ゼロのタバコフリー社会をめざし始めている．そのために必要な政策はWHOタバコ規制枠組み条約（FCTC）*13 に定められており，WHOではMPOWERの頭文字で表した6つの規制政策（❿）の実施を各国政府に求めている[7]．
- これらの規制政策を世界各国と歩みを合わせて着実に実施していれば，喫煙率は激減して多くの命が救われたはずだが，日本政府は2005年のFCTC発効以来，❿に掲げた①と③以外の4項目で有効な対策の実施を怠っている．
- タバコ1箱千円になれば禁煙外来は治療希望者であふれ返るはずで，親の禁煙治療の受け皿として小児科における禁煙外来のニーズは大きい．
- 子どもの健康と命を守るadvocatorとして，タバコフリー社会の実現に向けて，小児科医は診察室の中で関わるだけでなく，外に出て活動していく必要がある．

13 WHO タバコ規制枠組み条約（FCTC）

正式な日本語訳は「たばこの規制に関する世界保健機関枠組条約」．2003年採択，2005年発効．世界で初めての公衆衛生分野における多数国間条約．2015年2月現在，180の国と地域，全人口の90％をカバーし，80％の国でタバコ規制法が制定されている（日本にはない）．

FCTC：Framework Convention on Tobacco Control

❿ 喫煙に対するWHOの6つの規制政策（MPOWER）

① 喫煙率のモニター
Monitor tobacco use and prevention policies

② 受動喫煙防止・屋内全面禁煙
Protect people from tobacco smoke

③ 禁煙支援
Offer help to quit tobacco use

④ 画像警告
Warn about the dangers of tobacco

⑤ 広告・スポンサー活動禁止
Enforce bans on tobacco advertising, promotion and sponsorship

⑥ タバコ税大幅増税
Raise taxes on tobacco

文献

1) 久芳康朗．未成年の喫煙率ゼロをめざす青森県タバコ問題懇談会の取り組み．チャイルドヘルス 2014；17：462-5．
2) 大和浩．タバコ煙は$PM_{2.5}$：全面禁煙化の必要性．日小医会報 2014；47：13-8．
3) 日本循環器学会ほか．禁煙治療のための標準手順書．第6版．2014．
http://www.j-circ.or.jp/kinen/anti_smoke_std/
4) 日本循環器学会ほか9学会合同研究班．禁煙ガイドライン 2010年改訂版．
http://tobacco-control-research-net.jp/data/guideline.html
5) 大竹修一．中高生のための禁煙外来—禁煙チャレンジによって自分の夢を考えるチャンスに．中村正和編．禁煙外来ベストプラクティス．東京：日経メディカル開発；2010．p.144-53．
6) ジョンJ.レイティほか（野中香方子訳）．脳を鍛えるには運動しかない！—最新科学でわかった脳細胞の増やし方．東京：日本放送出版協会；2009．
7) 原田正平．タバコ規制活動に取り組むための基礎知識—タバコの規制に関する世界保健機関枠組条約（FCTC）の理解のために．日小医会報 2014；47：70-5．

ツール　診療の確実性を上げる：付加価値を生む外来

小児科医による外来診療と育児支援

金子淳子 | 金子小児科

- 小児科医が外来において実践している育児支援については，プレネイタルビジットやペリネイタルビジットをはじめ，母乳育児支援，タッチケアなどによる愛着形成支援，禁煙指導，メディアリテラシー向上，発達障害児支援，病児・病後児保育など，本シリーズでも随所に取り上げられている．
- 小児科医が外来で実践できる育児支援は多岐にわたる．小児科外来に子どもを連れてくる親・保護者は，病気に限らず，成長や発達，育児全般にわたる不安を抱えていると考えられる．その点では，日常の外来診療そのものが育児支援の貴重な機会であるといえる．

外来診療における育児支援

- 小児のプライマリ・ケアにおいては，まずは重篤な疾患を見逃さず，的確な診断を行うこと，エビデンスに基づいた適切な治療や指導を行うことが求められる．電子メディアを通じて誰もが簡単に医療に関する情報を手に入れることのできる現在，医療者は常に最新の専門的な知見を得て，診療に携わる必要がある．
- 医療者は，親・保護者の不安を解消させ，安心感を与えるという役割を担っている．子育て中の親はかかりつけ医に対し，専門的な知識や的確な診断のほかに，理解しにくい医学的内容をわかりやすく説明することや，スタッフも含めたパーソナリティのよさを求めている（❶）．一方的に説明するだけでなく，親・保護者の訴えを傾聴すること，親が質問しやすい雰囲気をつくることも大切である．
- トリアージを兼ねた診察前のメディカル・スタッフによる問診により，受診に至る経緯だけでなく，不安に思っていることや質問したいことをあらかじめまとめておくことができる．きょうだい・家族の情報や，園・学校での感染症の流行情報などを得る機会にもなる．近隣の園・学校での流行状況を把握し，スタッフ間で共有しておくことは，問診や診断の際に有用である．
- かかりつけ医の待合室は親同士のピアサポートの場ともなりうる．居心地の良い雰囲気づくりを心がけたい．待合室に保育士を配置することも望ましい．

乳幼児健診における育児支援

- 時代の変遷とともに，乳幼児健診は，疾病や異常の発見から虐待の予防や育児不安解消などの育児支援へと重点を移している．

❶ かかりつけ医にとって大事なこと

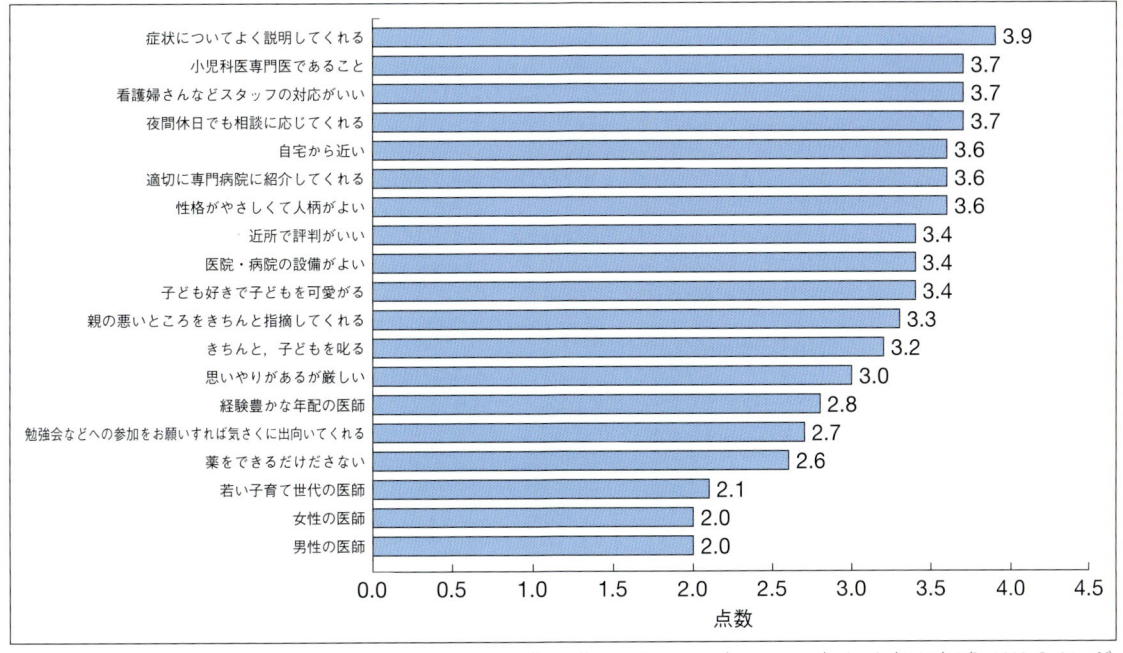

項目	点数
症状についてよく説明してくれる	3.9
小児科医専門医であること	3.7
看護婦さんなどスタッフの対応がいい	3.7
夜間休日でも相談に応じてくれる	3.7
自宅から近い	3.6
適切に専門病院に紹介してくれる	3.6
性格がやさしくて人柄がよい	3.6
近所で評判がいい	3.4
医院・病院の設備がよい	3.4
子ども好きで子どもを可愛がる	3.4
親の悪いところをきちんと指摘してくれる	3.3
きちんと，子どもを叱る	3.2
思いやりがあるが厳しい	3.0
経験豊かな年配の医師	2.8
勉強会などへの参加をお願いすれば気さくに出向いてくれる	2.7
薬をできるだけださない	2.6
若い子育て世代の医師	2.1
女性の医師	2.0
男性の医師	2.0

(http://www.aiikunet.jp/wp-content/uploads/2002/09/ks0209_fig04.pdf)

- 健診の重要な目的の一つは親をエンパワーすることである[*1]．健診を終え，親が笑顔になることで，医療者自身も健診を楽しむことができるようになるであろう．診療がどんなに多忙でも，医療者側は笑顔でゆとりをもち，思いやりの心を保ち，傾聴と共感，受容に徹する姿勢を心がけたい．医師だけでなく，看護師，保育士，栄養士など専門の異なる多職種が，それぞれの視点から関わることで，多面的かつ重層的なアプローチが可能となり，親の満足度も高まる．

母子健康手帳

- 母子健康手帳は育児支援の大切なツールである．子どもが思春期，成人，あるいは親になったときに母子健康手帳を見ることで，自身が胎児・乳幼児であったときのことや，そのときの親の気持ちを思うことは，母性・父性を涵養し，次世代の親を育むことにもつながる．自由記載欄に成長の様子などを書くことなど，積極的な活用を勧める．
- 医療者側がコメントを記入する際には，「順調です」「元気に育っていますね」などの肯定的ストローク[*2]を用いるようにする．
- 予防接種の記録は必ず確認するようにし，児の年齢で済んでいないワクチンや，今後必要なワクチンの接種勧奨を行う．

父親の育児参加

- 父親の存在も視野に入れておきたい．父親の育児参加は母親の心身の状況と密接な関係があり，母親の育児不安を軽減する効果が大きい（❷）．日常の診療はもちろん健診の機会にも，父親が一緒に受診できるような配慮が必要である．

[*1]
親のエンパワーメント
「エンパワーメント」とは，すべての人にすばらしい力が内在していることを前提として，それをうまく引き出すよう働きかけることをいう．「親のエンパワーメント」は，親が潜在的にもつ育児力を引き出し，自らの育児に自信をもてるようにすること．

[*2]
肯定的ストローク
「ストローク」はエリック・バーン博士によって提唱されたコミュニケーション理論「交流分析」の用語であり，撫でる，抱きしめる，ほめる，叱るなど，相手の存在を認める言動のすべてをいう．「肯定的（プラス）ストローク」は，温かい心のふれあいで相手に幸福感や喜びを与え，自らの存在意義を感じさせるような働きかけ．

❷ 父親の育児参加と母親の心身の状況

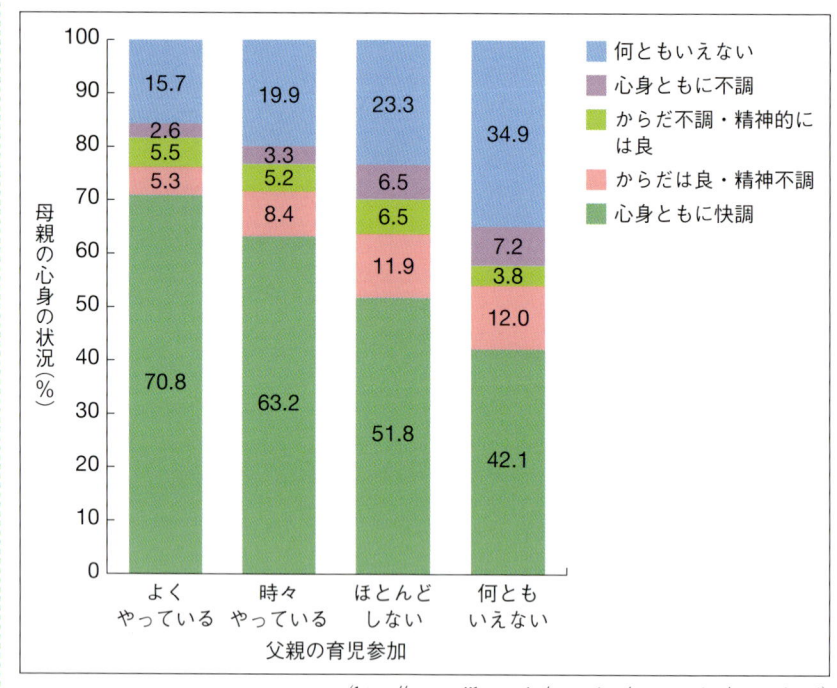

父親の育児参加	よくやっている	時々やっている	ほとんどしない	何ともいえない
何ともいえない	15.7	19.9	23.3	34.9
心身ともに不調	2.6	3.3	6.5	7.2
からだ不調・精神的には良	5.5	5.2	6.5	3.8
からだは良・精神不調	5.3	8.4	11.9	12.0
心身ともに快調	70.8	63.2	51.8	42.1

(http://www.aiikunet.jp/exposion/manuscript/11221.html)

- 健診や予防接種に限定した時間帯「クリーンタイム」を設定している医療機関も多いが，たいていは平日に限定されているようである．父親（就労している母親も）の受診しやすい土曜日を加えることや，健診や予防接種のための待合室を別に設けることも考慮すべきであろう．
- 育児環境や家庭の状況などを把握するという側面からは，カルテには受診に付き添ってきた家族（父，祖父母など）が誰であったかを記しておくとよい．

1か月健診を小児科で

- 退院直後から生後1か月の間は，多くの親にとって「最も育児の手助けが欲しかった時期」「育児が最も不安だった時期」であると，大阪レポートでは報告している（❸）[1]．
- ところがこの期間は，支援の主体が行政，産科，小児科とさまざまで一貫性がないことに加え，1か月健診までの間に，支援における「空白の期間」がある（❹）．乳幼児健診は市区町村に運営が委ねられているが，1か月健診には法的根拠がないということも影響している．このため，現在でも分娩を取り扱った産科医により，母親の検診と一緒に行われることが多い[*3]．
- 1か月健診は本来発達評価のkey monthでないとはいえ，先天的な異常を含めた疾病の早期発見や予防接種個別スケジュール策定のほか，母乳栄養の支援，産後うつ病など母親のメンタルヘルス支援や母子の愛着形成支援という育児支援として重要な意味合いをもつ．支援の手が届きにくい時期

[*3] 山口県では，すべての1か月健診を公費で，主に小児科医自身の病院や診療所で，統一した内容で実施している．

❸ 今まで育児についていちばん心配だったのはいつですか

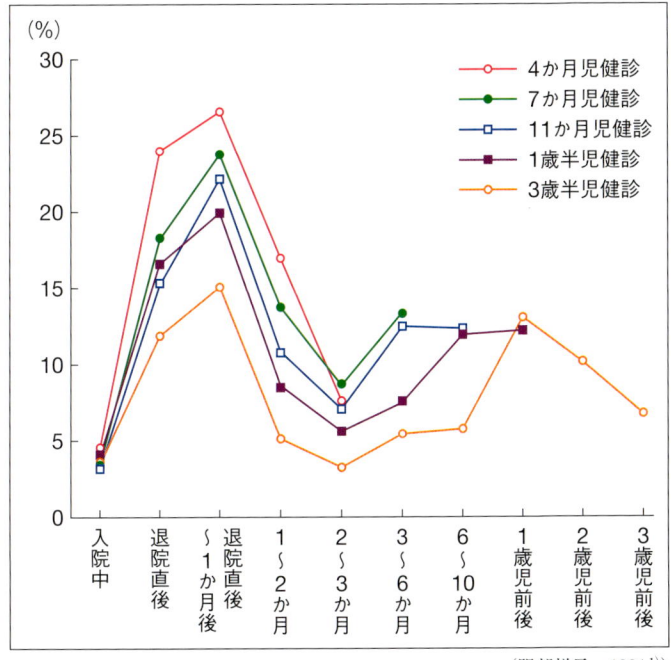

凡例：
- 4か月児健診
- 7か月児健診
- 11か月児健診
- 1歳半児健診
- 3歳半児健診

横軸：入院中／退院直後／退院直後〜1か月後／1〜2か月／2〜3か月／3〜6か月／6〜10か月／1歳児前後／2歳児前後／3歳児前後

（服部祥子．1991[1]）

❹ 妊娠から出産，産後数か月間の子育て支援

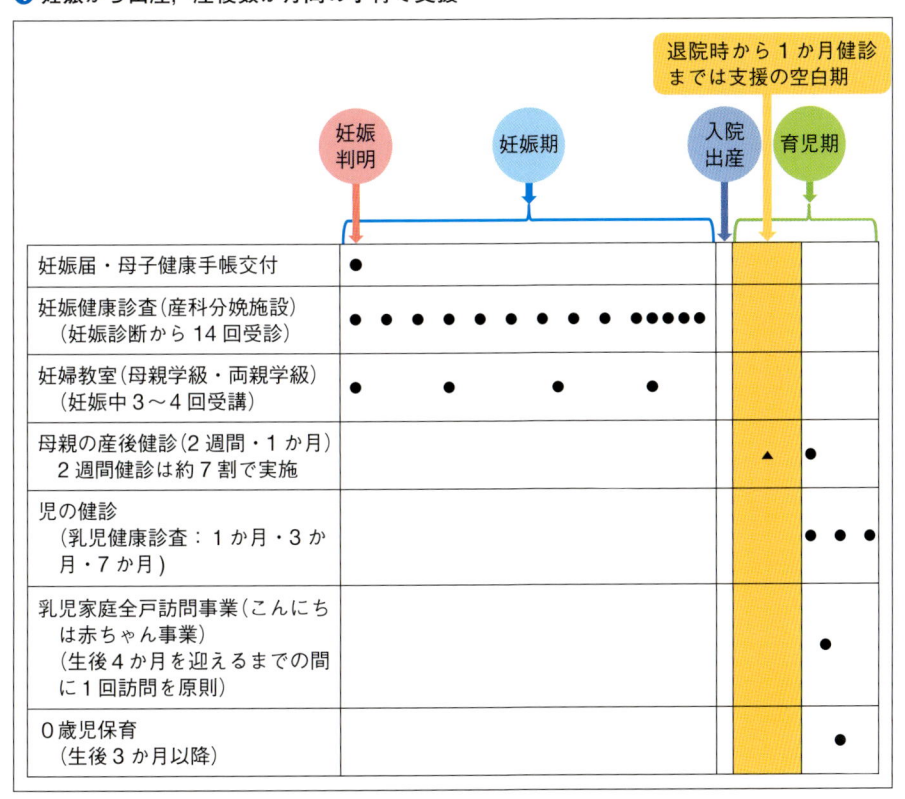

退院時から1か月健診までは支援の空白期

時期区分：妊娠判明／妊娠期／入院・出産／育児期

項目	妊娠判明	妊娠期	入院・出産	育児期
妊娠届・母子健康手帳交付	●			
妊娠健康診査（産科分娩施設）（妊娠診断から14回受診）		●●●●●●●●●●●●●●		
妊婦教室（母親学級・両親学級）（妊娠中3〜4回受講）		● ● ● ●		
母親の産後健診（2週間・1か月）2週間健診は約7割で実施			▲	●
児の健診（乳児健康診査：1か月・3か月・7か月）				● ● ●
乳児家庭全戸訪問事業（こんにちは赤ちゃん事業）（生後4か月を迎えるまでの間に1回訪問を原則）				●
0歳児保育（生後3か月以降）				●

❺ 山口県光市の「おっぱい都市宣言」

1　私たちは、おっぱいをとおして、"母と子と父そして人にやさしいまち光"をつくります。
2　私たちは、おっぱいという胸のぬくもりの中で、子どもをしっかりと抱き、愛しみ、心豊かで健やかな輝く光っ子を育てます。
3　私たちは、すべての母親のおっぱいが、より豊かに赤ちゃんに与えられるよう皆で手助けします。
4　私たちは、おっぱいを尊び、偉大なる母を皆で守ります。

（平成17年6月30日　山口県光市議会）

であることに加え，母親の不安が強いこの時期の健診は，ぜひ小児科医によって実施されるべきである．

母乳栄養の支援

- 1か月健診においてまず留意したいことは，母乳栄養の支援である．ほとんどの母親は妊娠中に母乳で育てたいと考えている．母乳栄養の重要性を認識し，母乳育児を希望する母親が安心して母乳で育てられるようサポートをすることは，育児のスタートとして大切な時期の不安を軽減し，その後の納得できる子育てにつながる[*4]．
- 人工乳を足さざるをえない場合にも，母乳の産生量が増加する工夫を提案したり，母乳を長期間続けられるようなサポートができるようにしておきたい．

母子のメンタルヘルスケア

- 産後うつ病を含む母子のメンタルヘルス支援は，母親の精神疾患の予防，子どもの健全な成長・発達の保障，心身症の予防，児童虐待の防止などの観点から，重点的に取り組むべき課題である[*5]．
- 山口県では，半数近くの小児科医がエジンバラ産後うつ病質問票（EPDS）[*3・2,3]を1か月健診で使用している．EPDSは簡便で短時間に記入することができ，初回でも使用しやすい．母親が自分の心理状態を語るきっかけになり，結果的に多くの情報が得られる．産後うつ病の出現頻度は10～20％といわれており，軽症患者の多くは見逃されている可能性がある．EPDSを実施することで，気づきが生まれ，より手厚い支援が実践できる．

健診標準化への試み

- 個別健診の内容については，実施方法や指導にある程度違い生ずることは避けられないが，医療者のなかでの意見や見解の相違は，親・家族の不安や混乱を助長する．地域において一定のレベルを保てるような工夫が必要である[*6]．

周産期から始まる育児支援

生後2週間健診

- 近年，子育て家庭がさまざまな困難を抱えていることが広く認知されるようになり，子育てを支えるためには，出産後だけでなく，妊娠が判明した

---

*4
山口県では「おっぱい都市宣言」（❺）を採択している光市をはじめ，母乳栄養の割合が比較的高く，生後1～3か月の間に母乳栄養の児の割合が増加する傾向がみられる．産科や行政だけでなく，小児科においても，母乳栄養の支援が適切に実施されている．

*5
エジンバラ産後うつ病質問票（EPDS）
産後うつ病のスクリーニング質問紙
- 自己記入式の質問票
- 10項目，4件法（0，1，2，3点）
- 9点以上をうつ病としてスクリーニング

EPDS : Edinburgh Postnatal Depression Scale

*6
山口県では，健診の手順や実施手技のほか，よくみられる身体所見・疾患やよく聞かれる質問への対応をまとめた『1か月健診ガイドブック』を作成し，健診担当医に配布している．ビタミンK₂投与については，行政と産婦人科医会，小児科医会の連携のもと，新しいガイドラインに基づいた生後3か月までの投与（計13回）を県内で統一して実施するなど，健診の標準化への試みを進めている．

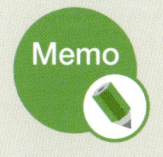

> **Memo**
>
> **周産期における医療者の役割**
>
> 「周産期」を橋本[4]は河合隼雄のいう「思春期」になぞらえて，「深い谷を渡っていく危険な時であり，多くは霧がかかっていて谷の深さに気付かず難なく吊り橋を渡りきるが，谷の深さを知った人にとっては，通り抜けることは非常に困難」としている．そして，「吊り橋から落ちた人を助けるのは急務，吊り橋から落ちそうな人を見つけ出すのも必要，大切なのは，吊り橋を渡っていく人にそっと同行すること」と，周産期において医療者が行うべきは，新生児と母親・家族が育っていくプロセスを支える＝周産期というときを伴走する営みとしている．

時点からの継続した支援が必要であるととらえられるようになっている．しかし，妊産婦の育児不安を解消する目的で1992（平成4）年から導入された出生前小児保健指導（プレネイタルビジット）事業は，ほとんどの自治体では定着しなかった．母親学級・両親学級などの出産準備教育にも，小児科医が携わる機会は少ない．

- 2011（平成23）年度の調査によると，産後2週間健診は約7割の施設で実施されている[5]．成長・発達の確認，育児支援の他に，母乳栄養への不安解消や産後うつ病の早期発見への効果が期待されており，その後の子育て

宇部市における育児支援の取り組み

生後2週間健診

小児科医による生後早期の関わりと，妊娠・出産から乳児期早期の切れ目ない支援を実施することを目的として，宇部市では2015（平成27）年4月から，行政，産科，小児科が連携し，「産科・小児科つないで安心プロジェクト」事業を開始した．

事業の概要は，「産科退院時連絡システム」[*7]と「生後2週間健診」[*8]で，「産科退院時情報提供書」による妊娠・分娩に関する情報の提供と，公費での小児科医による2週間健診である．

出産準備教育に代えて

宇部市では，母子保健に携わる保健師と小児科医会が協力し，出産準備教育として話しておきたい内容を冊子としてまとめた『赤ちゃんのおせわBOOK』を作成した（❻）．

本書には，乳児の泣きや母乳の悩みへの対応，抱っこの勧め，産後の母親の体と心の変化，きょうだいへの対応など，乳児との生活の始まりによく経験する不安や心配事への対処方法や，小児科医からのアドバイスがまとめられている．比較的ゆったりとした時間が過ごせる出産後，産科分娩施設に入院中の母親を対象に配布している．

---

*7
産科と行政で共有しているハイリスク情報は，個人情報の壁（母子健康手帳などへ記載ができない）があり，1か月健診までの間に小児科医に伝達することが難しかった．これらの情報も含め，すべての母子の産科情報を小児科医に伝えるシステムとして，「産科退院時情報提供書」を15回目の「妊婦健診」として市独自に導入した．連絡票には「小児科への連絡事項」「市への連絡事項」という項目を設け，その有無により，ハイリスク情報が小児科医に伝わるよう配慮している．

*8
小児科での生後2週間健診の目的
- 児を早期に引き継ぐことで産婦人科の新生児管理への負担軽減
- 妊娠・出産に関する情報の共有（ハイリスク因子も含め）
- 家族構成や経済的状況を含めた養育環境の確認
- 体重や便，黄疸などのチェックによる児の疾患を早期発見・早期治療
- 母乳栄養支援
- 早期介入による育児不安の解消，愛着形成支援など母子のメンタルヘルス支援
- ビタミンK_2内服の確認
- 先天性代謝異常・聴覚スクリーニングの結果確認
- ワクチン接種勧奨による接種漏れや開始時期の遅れの防止

❻ 宇部市作成の『赤ちゃんのおせわBOOK』

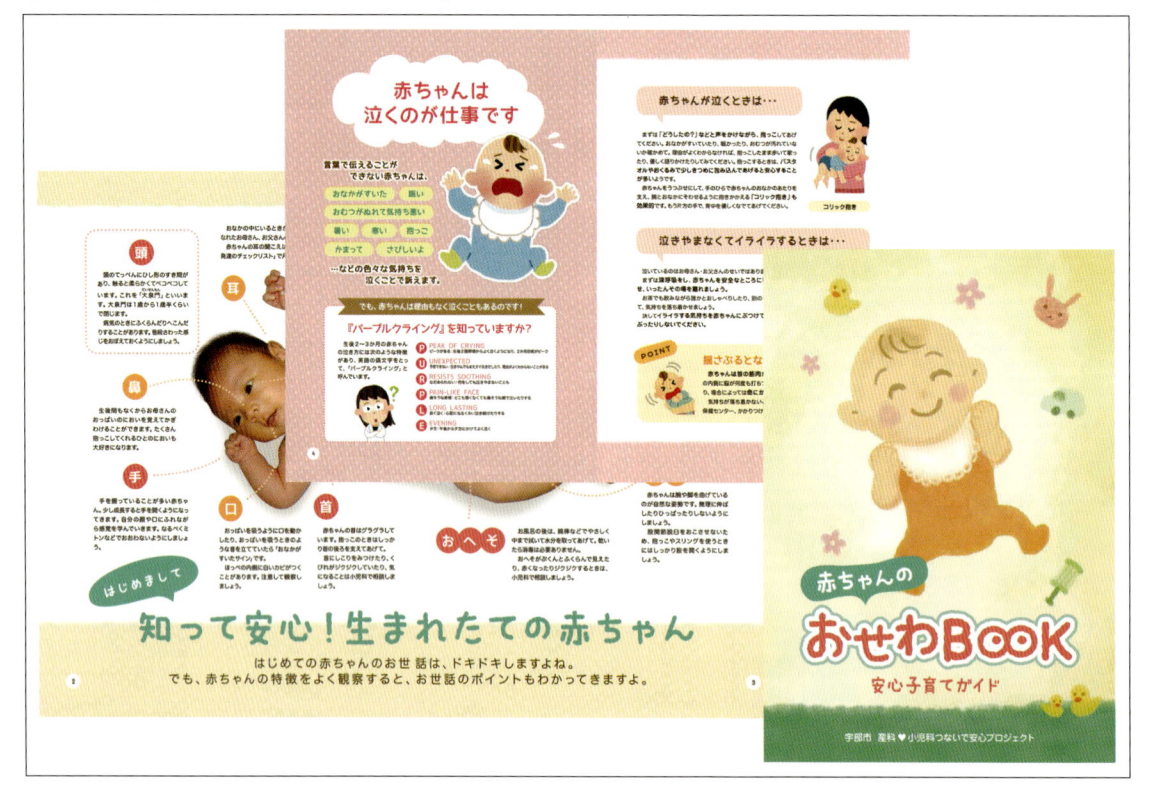

がスムーズにいくかどうかのキーポイントと考えられている．一方で，現在行われている2週間健診の担い手は助産師が多いことから，授乳に関する悩みは一定程度解決できているようであるが，児や育児に関わること，母親自身の身体や精神に関わることについては，解決の度合いが低い[*9]．

*9
西巻[6)]は，2週間健診をより母親の望むものとして充実させるためには，小児科医の関与が望ましいとしている．

📋 地域における育児支援

- 近年，「地域」に根ざした社会全体での「子育て支援」が重要視されるようになり，施策の拡大とともに，各自治体にさまざまな施設や制度が新たにつくられている．小児の診療に携わる医療者は，子育てに関する地域資源について把握し，必要に応じて情報を提供できるようにしておきたい．

- 従来からある民間の子育てグループによる活動は，子育て不安解消の「特効薬」と考えられ，一定の効果を上げている．さまざまな問題，たとえば企画・運営面でのリーダーの負担が大きいこと，メンバーの固定化により新規参加が難しい傾向にあること，グループ内の人間関係のもつれなどを内包しているものの，このような支援の場は，親のもつ不安や孤立感を自助・共助的に解消するだけでなく，親が親として育つこと，親としての力量を高めるための場でもある．このような民間ベースの支援活動に地域の小児科医が関わり，運営面でのサポートを行うことは，これからの小児科医による育児支援の一つの形態であると筆者は考えている．

「うべ子どもすくすくネットワーク」での活動

　筆者は，任意団体である「うべ子どもすくすくネットワーク」（http://ube-sukusuku.net/）の設立に携わり，診療所と離れた市街地に誰でも利用できる「つどいの広場」を開設している．

　子どもと家族がくつろぐことのできる居場所となるよう，ビルのワンフロアにおもちゃや絵本を備え，無料の飲料などを提供している．また，保健師や栄養士，歯科医による成長のチェックや健康相談のほか，外部講師によるワークライフバランス講座，市議会議員や市の行政職を招聘しての懇話会やタウンミーティングなどを開催し，さまざまな学びの機会を提供できるよう，趣向を凝らしながら運営している．

おわりに

- 小児科医のまわりには，子育て支援の「種」は数限りなく存在している．自分自身がそれに気づき，行動を起こすだけで，その種は花開き実を結ぶ．多くの子どもが健全に成長・発達し，子どものまわりにいる人々が安心して子育てできれば，そのことによってわれわれ医療者自身も幸せな気持ちになれることを忘れないでおきたい．

文献

1) 服部祥子，原田正文．乳幼児の心身発達と環境―大阪レポートと精神医学的視点．名古屋：名古屋大学出版会；1991．
2) Cox JL, et al. Detection of postnatal depression. Development of the 10-item Edinburgh Postnatal Depression Scale. Br J Psychiatr 1987；150：782-6.
3) 岡野禎治ほか．日本版エジンバラ産後うつ病調査票（EPDS）の信頼性と妥当性．精神科診断学 1996；7：523-33．
4) 橋本洋子．周産期精神保健―赤ちゃんと家族のはじまりを支える．第10回赤ちゃん成育ネットワーク研修フォーラム講演抄録集．2015年3月．
5) 産後の母親の育児支援についての調査研究．2011（平成23）年度こども未来財団調査研究事業．
6) 西巻滋．よりよい2週間健診のために母親の期待に応える．助産雑誌 2014；68：694-9．

ツール　診療の確実性を上げる

リスクマネジメントのマニュアル化

飯泉哲哉 | いいずみファミリークリニック

- 小児科外来サービスを極める（向上させる）うえで，外来診療のリスクマネジメントは欠かせない．マネジメント，マニュアルと聞くと，難しそうで，面倒に思うかもしれないが，外来診療をさまざまな視点から管理（マネジメント）すると考えてみてはどうであろうか．医師の視点だけでなく，子どもの視点，患者家族の視点，メディカル・スタッフの視点など多方面からの見方・考え方を取り入れるとよいであろう．
- 医師自身，外来診療では管理者（リーダー）でもある（❶）．リーダーシップをとって，これまで取り組んできたことを組織（チーム）として振り返ることにもなる．そうすると，医師自身の思い込み，メディカル・スタッフと患者の感覚のズレなどが，見つかることがある．患者，医療スタッフ，医師のより良い関係をつくっていくために，リスクマネジメントを再考してみよう．これはなにも特別なことではなく，これまでも行ってきたことでもあると思う．
- まず，今日の診療現場で気になったことを，スタッフと雑談してみてはどうであろうか．立ち話くらいのほうが，気軽に自分の意見を言えるものである*1．
- 本項では，とくに患者の声をアンケートで聞くことで，サービス向上を図ることを中心に述べていく．

リスクマネジメント*2 の基本を押さえる

- ここで重要なことは，組織（チーム）で取り組むということである．管理者（リーダー）である医師一人がリスクマネジメントを行うわけではない．外来診療に携わるすべてのメディカル・スタッフがチーム一丸となって取り組む必要がある．一般に日本人はリスク感覚が欠如あるいは不足している

*1
「待合室で，転んじゃった患者さん，その後電話あった？　前にも，同じ場所で転んだ子いたよね」など．

*2
リスクマネジメント
リスクを組織的に管理（マネジメント）し，外来診療の損失の回避・低減を図ることである．

❶ 外来診療チームのリーダーである医師がリスク管理する

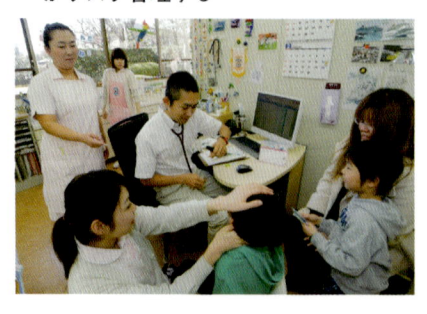

❷ リスクマネジメントのプロセス

① リスクの洗い出し → ② リスク測定・評価 → ③ 処理手段の選択・実施 → ④ 結果の評価・分析 →（①へ）

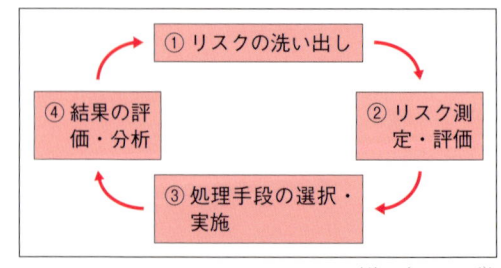

（前田泉，2008[1]）

- 外来診療におけるリスクマネジメントは，経営者である医師のためにあるものではない．もし医師のために行うとしたら，スタッフは行動しないだろう．「自分たちを頼ってくる患者さんを守ることにつながる」というリスクマネジメントの目的をスタッフ全員が共有することで，より良い結果（ゴール）を生むことになるのである．
- リスクマネジメントのプロセスは ❷ に示すとおり，4つから構成される[1]．
  ① どのような重要なリスクがあるかを調査・確認する（リスクの洗い出し）．
  ② リスクの頻度と損失度（経済的，組織的，精神的）を推測する．
  ③ リスクに対して誰がどのような対応をするのか．
  ④ 実施した手段によって，リスクを抑え最小限にすることができたのかフィードバックする．
  以上4つの視点からリスクマネジメントを行う．

要求・クレームの実態調査を行い現状を理解する

- 外来診療の現場で，患者から苦情・クレームを受けたことがないメディカル・スタッフはいないであろう．患者を怒らせてしまうことは残念なことである．しかしながら，「クレームはチャンス」でもある[*3]．改善策を講じることでほかの患者の満足度も高められるのではないか．しかし，患者の不満から発生する日常的なクレームが，医療訴訟問題にまで発展していく「芽」となることも多々ある．
- 日常遭遇するクレームについて，2007年に前田らが「患者満足度についてのアンケート調査」をインターネットで行っており，❸[1])に主な施設側に対する不満内容を示す．
  ▶「医療者の態度やふるまい」（49％），「待ち時間」（48％）が最も多く，次

*3 クレーム（claim）は日本語で「苦情」と訳されがちであるが，正確には「要求」と解釈することが一般的である．苦情を表現した患者の真の意図は「この点が改善されれば満足するのに」という要求であることが多く，クレームは外来診療の改善案の宝箱ともいえるであろう．

❸ 施設側に伝えた不満の内容

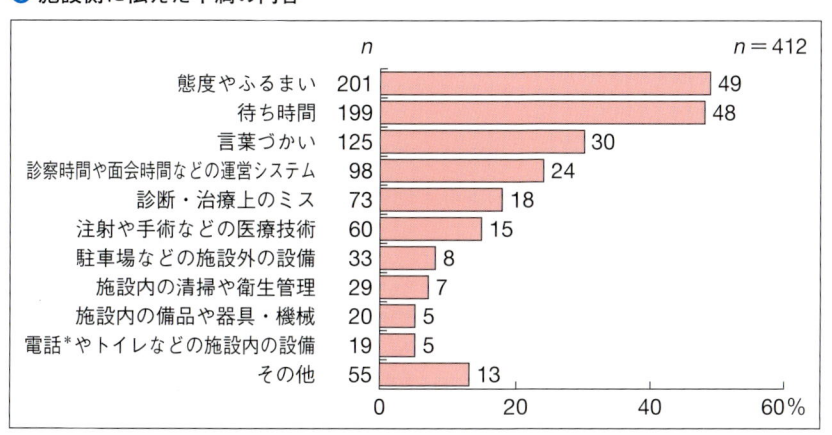

	n	%
態度やふるまい	201	49
待ち時間	199	48
言葉づかい	125	30
診察時間や面会時間などの運営システム	98	24
診断・治療上のミス	73	18
注射や手術などの医療技術	60	15
駐車場などの施設外の設備	33	8
施設内の清掃や衛生管理	29	7
施設内の備品や器具・機械	20	5
電話*やトイレなどの施設内の設備	19	5
その他	55	13

n＝412

*現在は携帯電話の普及により，電話の設置はあがっていないであろう．

（前田泉，2008[1])）

いで「言葉づかい」(30%),「診療時間や面会時間などの運営システム」(24%)であった．これらは「感情的な側面」と考えられる．発生頻度が高く，教育研修などの事前の介入により医療者側の意識を高めれば，かなり解消できる．外来診療のリーダーとして，医師自らが先頭に立って，接遇の実践に取り組む必要がある．

▶一方で，「診断・診療上のミス」(18%)や「注射や手術などの医療技術」(15%)などの「医学的な側面」からのクレームの発生頻度は高くはない．しかし，頻度は低くとも発生時の被害は大きいので，患者の健康を守るためにわれわれ医療者は常に医学的向上を意識した外来診療に携わる必要がある．

●患者はわれわれメディカル・スタッフに専門的な知識と技術を求めると同時に，より快適に医療を受けたいと考えているのであり，医療側もサービス業としての視点をもたなければならない．

当院のアンケート実施について

●当院は2005年に開設したクリニックで，患者の声を聞くために，2006年，2007年，2010年の3回，アンケートを実施した．いずれも簡易なもので，簡単に実践できるものである*4．

●アンケート用紙の作成にあたって注意した点は，①数問で短時間で答えられる内容，②満足している点を聞く，③自由意見欄(空白)を設ける，の3つである．とくに②の満足している声は，多忙で疲弊しているメディカル・スタッフのカンフル剤になった．自分たちの外来診療の特徴を映し出す鏡となり，現状を知ることにもなる．来院している患者を対象としたアンケートなので，バイアスがかかっているのではないかとは思うが，外来診療のマネジメントをするためにはたいへん貴重な資料となった．

クリニックにおけるリスクの洗い出し

●リスクマネジメントは，リスクを特定することから始まる．この作業はリスクマネジメントのプロセスのなかで最も重要なものである．

●❹に，リスクの洗い出しに重要であると思われる項目をまとめた．一般的には，組織内のアンケートによってリスクをあぶりだす作業になり，患者からのアンケートやスタッフからの「ヒヤリハット報告」がそれにあたる．

●給与支給時や季節の変わり目には，スタッフと個人面談をしたいものである．スタッフに感謝の意を伝えると同時に，組織内の情報を共有する場ともなる．

●ミーティングは医療・業務の内容を話し合うオフィシャルなものと，業務の話禁止を設けたオフ会の2パターンがあり，それぞれに意義がある．ケーキを食べるだけ，久しぶりにトランプを楽しむ，などのこともスタッフ内のコミュニケーション力をアップさせ，リスクのあぶり出しに重要であったりする*5．

●医療者の視野は狭くなりがちである．新聞やインターネットからの時事問

---

*4 経験上，受付で記入を依頼するよりは，医師自身が「今後の外来診療の糧にしたいので」という一言を添えて依頼するといいかもしれない．

❹ リスクの洗い出しに重要な項目
- 患者からの声
- ヒヤリハット報告
- 個人面談・ミーティングによる一スタッフからの情報入手
- 電話内容の確認
- 時事問題を自らの外来診療におきかえる
- 地域行事に参加して地域の声を聞く
- 医師会など，地域医療関係者との親睦
- 薬局との良好な連携
- 子どもの泣き声に敏感になる

*5 そんなときに，「最近，どんな電話の問い合わせ多いの?」などと尋ねて，「「どれくらい待ちますか?」という内容が多いです」という返事であれば，患者の待ち時間への要求が出ていることが推測される．

題を，自分の外来診療に置き換えて，たとえばニュースで「顧客情報漏洩」「食品への異物混入」などがあった場合，自らの外来診療における「患者情報の取り扱い」「医薬品の衛生管理」などととらえて再評価するとよいであろう．
- 診療現場を離れてみると，見方も考え方も変化することがある．地域住民と交流したり，医師会行事に参加して，他科の診療現場の話を聞くことも，リスクの洗い出しになることがある．
- 患者は薬局で薬の受け取り時に，クリニックの批評をして，治療薬に対する希望・不満を伝えることが少なくない．そのため，薬局と情報交換を行うことは医療の質を上げるうえでも有用であろう．
- われわれ小児科のメディカル・スタッフは子どもの泣き声に慣れてしまっていることもあるが，待合室やトイレ，処置室，診察室での子どもたちの泣き声に敏感に反応し，子どもたちからの非言語コミュニケーションをしっかり受け止められる小児科外来でありたい．

リスクの評価とその対応

リスクの評価
- リスクの洗い出しをしたら，リスクの評価を行う．「発生頻度」と「発生時の被害の大きさ」の2つの視点でそれぞれのリスクを評価する．評価をするのは医師が中心となるが，現場スタッフの意見を聞くためのミーティングを行う必要がある．ミーティングにより情報を共有することがリスクの評価の第一歩となる．

発生頻度
- 「発生頻度」については患者のアンケートから統計をとることを勧めたい．実際の集計結果ほど現実を直視したものはないからである[*6]．
- ヒヤリハット事例を外来診療のリスクマネジメントの「財産」と考えて，スタッフ全員で共有することも重要である．同じ職場環境で起こったヒヤリハット事例は，近い将来，自分にも起こりうる事例，「明日はわが身」と考えたい[*7]．
- ハインリッヒの法則（❺）[*8]は労働災害の経験則の一つとして有名である．ヒヤリハットを減らすことに重点をおくと，上司にミスを報告しにくい状況を生み出す．ハインリッヒの法則を理解し，ヒヤリハット報告が多くのスタッフから出てくるような環境をつくることも大切である．

発生時の被害の大きさ
- 「被害の大きさ」は患者健康被害と外来診療運営という2つの視点で考える．
  ▶ 健康被害：生命に関わる，院内でのアナフィラキシーショックや心肺停止への対応をまず第一に考える．
  ▶ 運営面：ワクチン誤接種や期限切れ薬品の使用などは，医師−患者関係を失墜させる点できわめて被害が大きい．

[*6]
たとえば，患者からの要求で発生頻度が多い項目は「スタッフの態度・ふるまい」と「待ち時間」であった．どの小児科外来においてもあてはまる項目と考え，見直しをしていきたいものである．

[*7]
当院では月1回のミーティングで平均2〜3件のヒヤリハット報告を行っている．たとえば，ある月では「患者の呼び間違え」「電子カルテ入力間違え」「検査オーダーの変更に気づかず，採血の検体量が足りなかった」などであった．いずれも発生頻度が高いといえる．

[*8]
ハインリッヒの法則
1つの重大事故の背後には29の軽微な事故があり，その背景には300の異常（ヒヤリハット）が存在するという考えである．

❺ ハインリッヒの法則

リスクはピラミッド構造になっている

```
         1      重大な事件・事故
        29      なんらかの事件・事故
       300      ヒヤリハット
    数千のハザード
```

330

対応の優先順位づけ

- 洗い出し，評価したリスクに，組織として対応する優先順位づけを行う．洗い出したすべてのリスク（患者の声）に対応しようとすることは現実的ではなく，また現場も混乱してリスクマネジメント全体が頓挫しかねない．「これだけは絶対対応すべき」と考える優先順位の高いリスクから対応し，リスクの対象を徐々に広げていくとよいであろう．

リスクへの対応

- リスク対応にはいくつか方法がある．①リスクを回避・低減させるためにリスク・コントロールすること，②リスクに対して準備をすること，③情報収集をして，将来のリスクを予測すること，④リスクを受容すること，の4つであり，外来診療における事例とともに❻に示す．

リスクマネジメントをマニュアル化するにあたって

- 医療現場に潜むリスクを，外来診療スタッフ全員が認識するためにミーティングを開く．そして，リスク回避のためにスタッフ全員が同じく行動するにはマニュアルが必要である．

ミーティングを行う

- ミーティングとマニュアル作成はセットと考える．ミーティングによって，院長の方針，医療的リスクをスタッフで共有する．当院では，毎月のミーティングで担当者がその月に記録した「ヒヤリハット報告」と「患者さんの声」を発表している（リスクの洗い出し）．話し合いをしながら，頻度と重要度を把握する（リスク評価）．そしてリスク対応について協議する．口頭で周知するだけで十分なことも多いが，マニュアルがあったほうが次から便利となる状況も少なくない．筆者はマニュアルの必要性をスタッフも感じたものについて，作成を指示するようにしている．
- 当院では，マニュアル作成は現場スタッフが行う．医師は最小限のアドバ

❻ リスクへの対応法

① リスクを回避・低減させるためにリスクをコントロールする

例）医療の質の確保，スタッフの労働環境を整える，マニュアル作成による仕事の標準化，予防接種歴のダブルチェック，接遇改善，待合室の雰囲気づくり，カルテの整理整頓

常日ごろから無意識に実践していることばかりであろうが，医療の質の確保については，医療の変化に対応し，標準医療を提供することは基本的かつ重要なことといえる．「医者は，一生勉強しつづける職業だ」とよく言われる．日々の臨床に追われるなかでも，学びの機会を常に意識し，知識をブラッシュアップし続ける"lifelong learner"（生涯学習者）であることが求められる．

マニュアル作成は，業務の標準化のために必要である．あくまでも，「医師のためのマニュアル」ではなく，「スタッフのためのマニュアル」という意図が大切である．

② リスクに対して準備をしておく

例）医療処置に対して同意書をとる，災害時の医薬品・食糧の保管，アナフィラキシーなど患者急変時AED・エピペン®の備え

リスクに対しての準備は，いわゆる「保険」と同じである．重大な事故発生時の早期対応を可能にする．トラブルに直面すると，嫌な気分になり，嫌な気分になるだけで観察力や判断力が鈍り，的確な対策を立てられなくなってしまうこともある．筆者は，常に最悪の事態を想定して，手厚い準備をするようにしている．準備を外来チームとして，実際にシミュレーションをしてみることも大切である．

③ リスクの情報収集を行うことで，将来のリスクを予測する

例）スタッフ面談による離職の回避，患者満足度調査，スタッフ満足度調査

情報収集から将来のリスクを予想することは，トラブル解決に必要な「先見力」を養うことになる．トラブルが怖い理由は，先の展開が読めないからである．日ごろから，スタッフ面談や患者との雑談から情報収集を行い，リスクの予想をしておきたい．

④ リスクの受容

例）スタッフの病欠，モンスターペイシェントからの苦情

リスクの受容というと，何もしないことのように思われるが，実際にすべてのリスクに対して行動を起こすことは現実的ではない．そこで，発生頻度が低く，被害が少ないときに用いる対応法である．人間と人間の関係のなかで完璧なリスク阻止が難しい場合に，現場としてリスクを受容するというのも方針の一つである．「リスクゼロ」を掲げるチームより，「何かあっても，みんなで助け合おう」とするチームのほうが，パフォーマンスは向上すると考える．

> **スタッフの離職と医師の健康**
>
> スタッフの離職は労働環境を変え，医療現場の疲弊を起こすことにもなる．そしてなにより，医師自身の健康が重要である．診療所の場合，医師一人にすべての経営がかかっているため，自身の健康評価をおろそかにしないようにしたい．

イス程度にとどめ，あまり口出ししないほうがよいと思う．スタッフ自身がミーティングを重ねマニュアルを作成することにより，業務に対する理解度が深まり，さらに次からの新人教育に役立ち，外来診療の雰囲気が変化していくことも期待できる．

マニュアル作成時のポイント

- 作成のポイントは「背伸びをせず，いま実際に行っていることをマニュアルにしていく」という姿勢である．理想的なマニュアルだけが先行してしまって，スタッフが働きにくくなっては意味がない．マニュアルを作成することにより，むだな動きが減り外来診療の効率化につながり，そしてこのことは，患者への対応の向上にもつながることになる．
- 作成の手順としては，まず簡易な箇条書き形式で作成し，そのあとに肉付けをしていく方法が簡便である．マニュアル自体にボリュームが出ないよ

> ### 当院の急変時対応マニュアル作成の経緯
>
> 当院で，具合の悪い患者が来院したとき，その初動が遅く，スタッフがバタバタ動き回った実体験がある．看護師1人，看護助手，受付事務という体制だった当時，物品の管理をすべて看護師が行っていたからである．「酸素とボスミン®，ラインをとろう」という指示に動けるのが1人だけだったのである．ミーティングでスタッフ全員で振り返り，急変時対応についてマニュアルを作成することになった．それによって，どのスタッフも酸素ボンベの場所と取扱いがわかるようになった．
>
> この話には続きがある．その数年後，看護師からエピペン®のクリニック保管の依頼があった．実際の急変時にはボスミン®の準備の時間も短縮したいというのである．さっそくマニュアルの改変を行い，現在では患者急変時には，「酸素とエピペン®用意してください」とスタッフに伝え，筆者は患者と向き合う診療に専念することができている．

うな配慮が必要である．写真を入れたり，重要項目にポイント・マーカーをつけるなどして，なるべく視覚的にわかりやすいようなことも大切である．

まとめ

- 小児科外来サービス向上の視点からリスクマネジメントのマニュアル化を考える場合，まず小児科外来に来院する患者からの声・要望をアンケートなどで情報収集することが第一歩となる．良い意見も，悪い意見もリスクをコントロールするための貴重な財産といえる．
- リスクマネジメントをマニュアル化することによって，スタッフとの情報共有が容易となる．管理者として外来診療チームを束ねていくリーダー像が，われわれ小児科医に求められている．

文献
1) 前田泉．患者不満とリスクマネジメント―紛争の医療から共創の医療へ．東京：シービーアール；2008．

参考文献
- 裴英洙．医療職が部下を持ったら読む本―マネジメントで悩むあなたのために．東京：日経BP社；2014．
- 鈴木竹仁．クリニック経営簡単実践アイデア集―院長先生のための173の知恵袋．大阪：プリメド社；2012．

ツール　診療の確実性を上げる

クリニックの労務管理
─スタッフの満足度を高めるルールづくり

加藤深雪｜株式会社第一経理

- 医療機関が患者から選ばれるようになり，ひとたび大きなクレームが起こったりすると，インターネットの口コミサイトで広がってしまうご時世である．だからこそ，職員は，ホスピタリティをもたなければならないと，接遇研修に力を入れる医療機関が多くなってきている．ただ，ここで気をつけなければならないのは，職員は心をもった人間であるという基本的なことである．いかに接遇研修に力を入れても，働く当人が患者に快適な思いをしてもらいたいという動機づけがなければ，そもそも研修自体がむだになってしまう．
- また，経営者である院長が診療の忙しさにかまけて，職員とのコミュニケーションをおろそかにしていると，ある日突然，複数人の職員から辞意を告げられるといったことも珍しいことではない．新しい職員の採用には，費用も時間もかかり，とくに看護師や臨床検査技師などの資格保持者はなかなか応募がないため，診療に支障をきたすことが起こりうる．だから，職員にいかに気持ちよく貢献意欲をもって働いてもらうかは，経営者としての最大の関心事であるべきだろう．

❶ マズローの欲求5段階説

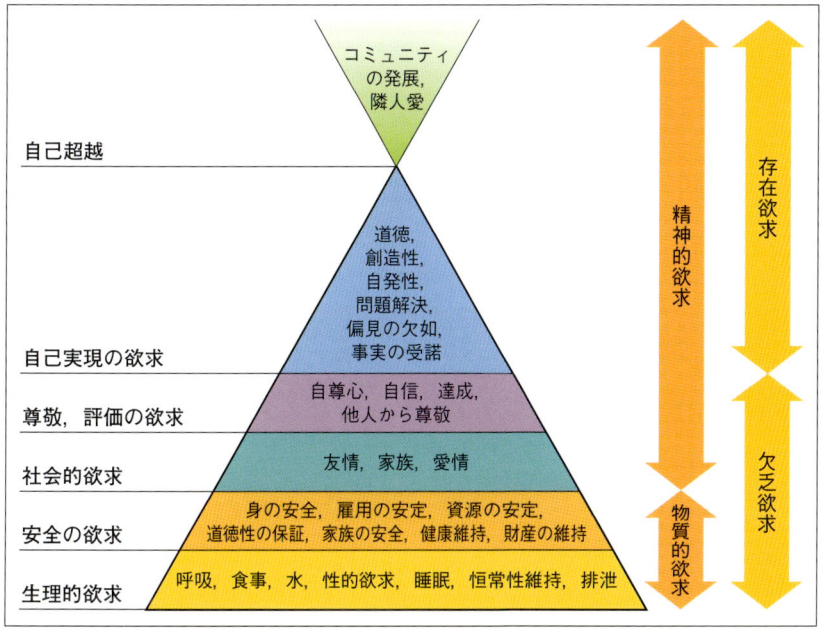

自己超越	コミュニティの発展，隣人愛
自己実現の欲求	道徳，創造性，自発性，問題解決，偏見の欠如，事実の受諾
尊敬，評価の欲求	自尊心，自信，達成，他人から尊敬
社会的欲求	友情，家族，愛情
安全の欲求	身の安全，雇用の安定，資源の安定，道徳性の保証，家族の安全，健康維持，財産の維持
生理的欲求	呼吸，食事，水，性的欲求，睡眠，恒常性維持，排泄

精神的欲求／物質的欲求　　存在欲求／欠乏欲求

人の欲求は5段階の階層構造をなしていて，低次の欲求が満たされると，高次の欲求を欲するというもの．

(ebookfan. mobi)

❷ ハーズバーグの動機づけ衛生理論

動機づけ要因
(あると満足を強める)
- 仕事そのものの達成感
- 評価による承認
- 成長の実感
- 裁量的な仕事の実感
- 将来の見通し

衛生要因
(ないと不満足を強める)
- 賃金,賞与など
- 福利厚生
- 勤務時間などの労働条件
- 経営方針,管理
- 同僚との関係

*1
最近では,ESなくしてCSなしなどとして,従業員満足こそが顧客満足につながるとの経営姿勢を打ち出す企業も増えてきている.

ES:enployee satisfaction

CS:customer satisfaction

*2
「常時10人以上の労働者を使用する使用者は,次に掲げる事項について就業規則を作成し,行政官庁(注:労働基準監督署)に届け出なければならない.次に掲げる事項を変更した場合においても,同様とする.」

- 実際,学問としての人的資源管理の分野では,心をもった人間がいかに経営側に協力的にその能力を伸ばしつつ働いてくれるかという課題に腐心してきた.マズローの欲求5段階説(❶)やハーズバーグの動機づけ衛生理論(❷)などを聞き,なんらかのしくみを導入した医療機関も多いだろう.
- 医療機関は,製造業のようにモノを作り出しているわけではなく,医師をはじめとしたスタッフが患者に医療を提供することで,付加価値を生み出している.だからこそ,人をどのように育て,価値の高い業務をしてもらうかが経営の要である*1.
- 労務管理には,まずは労働法令の順守が土台にあり,そのうえに,定着性,貢献性,勤勉性を引き出す満足感を高めるしくみが求められる.本項では,働くルールとしての就業規則と労働契約,そして満足感を高めるための休暇や福利厚生制度について述べていく.

働くルールとしての就業規則

- 人が集団を形成して一つの目的に向かうためには,一定のルールが必要である.「あの人は私より休みが多いとか,あの人だけトイレ掃除をやらないとか」ルールがないままに任せていたら,自分の都合のぶつけ合いになって,とても収拾がつかなくなってしまう.だから,ルールの存在は,スタッフの不満足を減らすことの基礎をなすものである.そこで,職場には就業規則というルールが備え付けられることになる.これは,法律の要請でもあり,労働基準法第89条に規定されている*2.

記載事項と諸規定

- 記載事項は,必ず記載しなければならない「絶対的必要記載事項」と定めをする場合には記載しなければならない「相対的必要記載事項」がある(❸).
- 労働基準法は,「必要最低限度の基準であり,この法律に定める基準に達しない労働条件は,無効になる」という強い効力をもっており,法違反に対しては,罰則のある行政取締法である.前近代的な強制労働や搾取的労働,最近でいうところのブラック企業から労働者を守り,憲法のいう健康で文化的な最低限度の生活ができるように保障しているのである.

❸ 絶対的必要記載事項と相対的必要記載事項

絶対的必要記載事項	相対的必要記載事項
①始業及び終業の時刻,休憩時間,休日,休暇並びに交替制の場合には就業時転換に関する事項 ②賃金の決定,計算及び支払の方法,賃金の締切り及び支払の時期並びに昇給に関する事項 ③退職に関する事項(解雇の事由を含む.)	①退職手当に関する事項 ②臨時の賃金(賞与),最低賃金額に関する事項 ③食費,作業用品などの負担に関する事項 ④安全衛生に関する事項 ⑤職業訓練に関する事項 ⑥災害補償,業務外の傷病扶助に関する事項 ⑦表彰,制裁に関する事項 ⑧その他全労働者に適用される事項

❹ 諸規程の種類

賃金規程	賃金の締め，支払日，各種手当の支給基準などを規定する
育児・介護休業規程	育児・介護休業法の定めに従って規定する
パートタイマー就業規則	常勤職員と異なる労働条件とする場合は必要
マイカー通勤規程	通勤経路や任意保険の加入状況等を把握
情報管理規程	患者の個人情報の取り扱い等について規定
退職金規程	退職金の計算方法，支給方法について規定
研修受講規程	研修費用や交通費の費用負担，精算方法等を規定
身だしなみ規程	化粧や頭髪，アクセサリー等の基準について規定

- さらに，労働民法といわれる労働契約法第7条の規定[*3]により，労働契約の内容を労働者の合意を得ることなく（ただし，意見を聴く必要はある），就業規則の内容が合理的であれば，就業規則を周知することで効力を生じさせられる．これは，個々の労働者と労働契約を結ぶよりも，使用者にとっては簡易な手続きであり，相互に効率がよいともいえる．
- とくに，絶対的必要記載事項の③に掲げた解雇の事由については，懲戒解雇はもちろん，労働者の能力や適格性の欠如による解雇（いわゆる普通解雇）でも，就業規則に解雇事由の記載がなければならないとする立場もあることから，職員数が10人未満（パート含む）の医療機関であっても，就業規則を備えておくことを推奨する．
- 就業規則には，労働基準法が定める基本的な内容を規定している就業規則本則と❹のような諸規程が考えられる．本則と諸規程を分けるメリットは，改定があった規則のみを労働基準監督署に届け出ればすむことがあげられる．
- 就業規則や諸規程は，周知された時点で，職場のルールになり，個々の労働契約の内容になるから，これを不利益に変更することは困難である[*4]．だから，たいして内容を吟味することなく，他のクリニックの就業規則をそのまま使ったり，コンサルタントがもってきたひな形にクリニック名だけを追加して使ったりすることは，絶対にやめてほしい．

さまざまな労働契約

- 医療機関では，常勤を含め，労働時間の短いパート職員，看護学校に通っているアルバイト職員，60歳で定年を迎えた後に1年単位の契約更新をしている嘱託職員など，さまざまな雇用形態の職員が働いている．

パート職員の労働契約

- とくに，パート職員は，医療機関にとって，なくてはならない存在である．常勤以外は，労働契約の期間を1年更新で行っているところが多いだろう．常勤と労働条件が異なる場合は，就業規則を別途作成して適用させるか，労働契約で異なる内容を明示する必要がある[*5]．
- 平成25年4月施行の労働契約法で，期間の定めのあるパートタイマー（アルバイトや嘱託含む）であっても，契約を更新して，5年を超えた場合

[*3] 「労働者及び使用者が労働契約を締結する場合において，使用者が合理的な労働条件が定められている就業規則を労働者に周知させていた場合には，労働契約の内容は，その就業規則で定める労働条件によるものとする．」

[*4] 労働契約法第9条には「使用者は，労働者と合意することなく，就業規則を変更することにより，労働者の不利益に労働契約の内容である労働条件を変更することはできない．」と規定されている．

[*5] すでに，パートタイム労働法では，昇給・賞与・退職金について文書等で明示することが義務づけられているので，労働契約書に記載しているところも多いと思うが，平成27年4月の改正で「相談窓口」が新たに追加されたので確認してほしい．

> ### 就業規則の変更
>
> 　次のような場合，就業規則の変更はできないのだろうか．「先代からの継承によって，院長が変わったため，この際，就業規則を変更したい．先代院長のときは，周囲のクリニックを真似て退職金を多めに設定していたが，自分が院長になったので，その時々でがんばった人に昇給や賞与で支給し，退職金はその分少なくしたい」―これはよくある相談である．このケースでは，昇給や賞与分を多くする代わりに，退職金の支給係数を少なくするということだから，これは不利益変更だと思う職員もいるだろう．もちろん，職員全員の合意がとれれば問題はないが，合意しない人が出た場合には，変更できないことになってしまう．
>
> 　そのような場合の解決策として，労働契約法第10条に「使用者が就業規則の変更により労働条件を変更する場合において，変更後の就業規則を労働者に周知させ，かつ，就業規則の変更が，労働者の受ける不利益の程度，労働条件の変更の必要性，変更後の就業規則の内容の相当性，労働組合等との交渉の状況その他の就業規則の変更に係る事情に照らして合理的なものであるときは，労働契約の内容である労働条件は，当該変更後の就業規則に定めるところによるものとする.」との規定がある．紛争が昂じて，裁判になった場合は，このような要件に従って，判断されることになる．
>
> 　職員への不利益が極力生じないように昇給や賞与額を設定し，誠実に納得してもらえるように説明を行えば，紛争に至ることはないだろう．

には，無期転換の申し込みができることになった．この申し込みに対して，使用者は拒否することはできない．ただし，無期雇用となったからといっても，常勤と同じ労働条件にする必要はない[*6]．気をつけたいのは，5年を超えて，無期転換の申し込みができる時期はいつかということを労使双方が把握するためにも，労働契約の更新手続きを厳密にやっておくことである．

パート職員と常勤職員の待遇

- さらに，平成27年4月施行のパート労働法では，均等待遇および均衡待遇原則が規定化され，同一価値労働同一賃金の要請に応える改正がなされている．パートであっても，職務内容が常勤と同一で，かつ人材活用の仕組み（人事異動等の有無や範囲）が常勤と同一の場合に，差別的な取り扱いは禁止となる．つまり，均等待遇とせよということである．
- また，パートタイム労働者の待遇と常勤の待遇を相違させる場合は，その待遇の相違は，職務の内容，人材活用のしくみ，その他の事情を考慮して，不合理と認められるものであってはならないとする均衡待遇原則も規定化された．

[*6] 労働時間の短いパート職員が，5年を超えて無期雇用となったからといって，常勤と同じく月給制にすることを求められているわけではない．

❺ パート職員と常勤職員の職務分析例

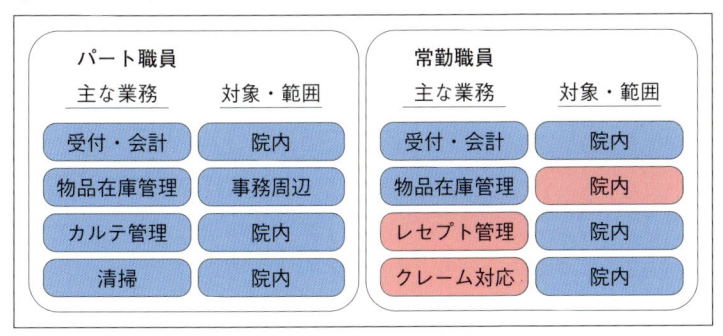

パート職員		常勤職員	
主な業務	対象・範囲	主な業務	対象・範囲
受付・会計	院内	受付・会計	院内
物品在庫管理	事務周辺	物品在庫管理	院内
カルテ管理	院内	レセプト管理	院内
清掃	院内	クレーム対応	院内

赤で示したところがパート職員と常勤職員の業務の相違である．

- 労働条件は，医療機関によってさまざまであるから，一概に不合理な相違とは何かはいえないが，少なくとも常勤とパートの職務内容と人材活用のしくみ[*7]，待遇の相違を把握して説明できるよう備えておくことは必要である．医療事務と看護師業務の業務範囲の相違は明確であろうが，その職種のなかでもパートと常勤で業務の相違を分けておく必要がある．具体的には，日々の業務の洗い出し（仕事内容・範囲）を行って，難易度の分析を行った結果の職務分析を，❺のようにまとめることである．
- 業務の洗い出しを行うことで，職務の内容の差異が把握できる．さらに，誰がどんな業務を担当しているか明確になるので，業務範囲の広い優秀なパート職員の常勤への転換制度や，常勤の評価制度のしくみを構築することもできるだろう．
- また改正法では，パート職員を雇入れたときに，事業主が文書の交付などにより明示しなければならない事項に賃金の決定や研修制度などの雇用管理の改善等に関する「相談窓口」が追加されている．

福利厚生制度[*8]

- 多くの人が働く職場では，ルールが受け入れられ，守られることで，安定する．その安定のうえで，勤勉に貢献意欲をもって働いてもらうためのしくみに，福利厚生制度や褒章制度，休暇制度があげられる．
- 休暇制度は，法律で定められている有給休暇や育児介護休業制度などを上回る休暇であれば，広義では福利厚生制度に含まれるだろうし，褒章制度もそうであるといえる[*9]．

介護休業を拡充した休暇制度の検討を

- 今後医療機関で求められるのは，介護休業を拡充した休暇制度であろう．実際，医療機関の採用面接において，前職の退職理由を尋ねると，親の介護であるとの理由が多くなってきている．医療機関は，女性職員の比率が他の業種に比べて格段に高いが，女性に育児や介護の負担が大きいことはわが国の特徴として厳然としてある[*10]．
- 法律で定める介護休業制度も，1人の対象家族の介護につき，93日となっており，不十分といわざるをえない．優秀な職員が，仕事と家庭のバラン

[*7] 職務内容と人材活用のしくみ
職務内容は，担っている業務の内容と責任の範囲をいい，人材活用のしくみとは転勤や職種転換があるかどうかである．

[*8] 福利厚生制度
「使用者が，労働者やその家族の健康や生活の福祉を向上させるために行う諸施策を総称するもの」であり，「使用者が労働者に提供する，賃金以外の現金給付やサービスの提供」である．

[*9] 経営者にとっては，賃金制度では伝えられないメッセージ性をもつことができ，経営的な効果も期待できる．

[*10] 育児に関しては，育児休業や育児時短制度を取得することが一般的になってきているし，子どもが一定の年齢になれば時間的拘束は少なくなる．一方，介護はいつまで続くかわからないし，体力的にも相当の負担がある．そのため，不本意ながら退職せざるをえないのである．

> **ある2つのクリニックの福利厚生制度**
>
> 　あるクリニックの院長は女性の医師で，自身も3人の子育てをした経験から，短時間正職員制度を導入している．常勤の通常の終業時刻は18時半だが，中学生までの子を育てている職員は終業時刻を自分で決めることができる．賃金はその時間分が少なくなるだけであるから，職員にとっては働きやすい制度である．
>
> 　また，他のクリニックでは，毎年期末に医院の収支を公表している．職員に配分できる原資がたとえば200万円あったとしよう．それをどのように分配するかは，職員全員でのミーティングで決めてもらっている．ある年は中退金の積み増しをしたり，ある年は，カフェテリアプラン[11]を導入したりと，透明性の高い制度運用で，好評である．
>
> 　紹介した2つの医療機関では，職員の定着率がよく，労使関係，労々関係も良好である．また，褒章制度として，永年勤続（5年，10年，15年）での休暇と褒章金の支給，いちばん優秀な改善提案を出した職員への表彰と褒賞金の授与を行っているクリニックでは，職員の定着率が改善し，職場のコミュニケーションが活発になるという効果が出ている．

スをとりつつ，勤続することができるように，有給休暇の積立制度[12]などを検討してみるのもよいだろう．

職員へのメッセージとしての福利厚生制度の導入を

- 職員の定着と貢献意欲を高めるために，福利厚生制度を導入する医療機関は増えてきている．直接的に金銭が支給される賃金は労働の対価としてとらえられるが，それとは異なり，福利厚生制度は使用者から職員の生活への気遣いである．その制度があることで，また実際に使ったことのある職員は，「組織に対して恩義を感じる」ことが調査からわかっている[13]．

- 医療機関ではスキルアップのための研修助成や，職員間のコミュニケーションを図るための食事会補助，誕生日にプレゼントを贈るなどをしていることをよく聞く．最近では，福利厚生制度を提供するアウトソーシングを活用する会社が増えてきており，月々定額の料金を事業主が払うのみで，職員が好きなサービスを受けられるしくみを利用できる．

- 福利厚生制度から，心理学で使われる互恵規範という概念，すなわち「人は助けてくれた人を助けるべきである」「人は助けてくれた人を傷つけるべきではない」（グールドナー，1960）がみえてくる．そうであれば，医療機関には職員満足を高めるために，職員の生活全般を気遣っているメッセージとして独自の福利厚生制度を導入してほしい．

---

[11] **カフェテリアプラン**
使用者があらかじめ用意したメニューのなかから，必要なものを選択できる．年間5万円分などと限度金額が決まっている．
たとえば，旅行補助や資格取得補助，人間ドックの費用補助，マッサージ代費用補助などのメニューを用意し，職員が必要なものを選んで使うことができる．

[12] **積立有給制度**
2年使わずに失効した有給を積立て，家族の介護や自身の病気療養などの特定の事由の場合に，使えるようにしたものである．

[13] 西久保浩二．戦略的福利厚生の新展開―人材投資としての福利厚生，その本質と管理．東京：日本生産性本部生産性労働情報センター；2013．

ツール 診療の確実性を上げる
スタッフのヘルスケア

池澤千恵子 | いけざわこどもクリニック

ストレス社会のなかで必要なこと

競争社会のなかでは，業務による心理的負荷を原因として自殺や精神障害を発症する労働者が増え続けているという．このような事例に労災認定が行われる事案が増加していることをふまえると，事業主は自らの事業場におけるメンタルヘルスケアには積極的に取り組む必要がある．

しかし，病気に苦しむ患者と向き合う医療現場において，スタッフの心の負担を減らすために患者の数を調整したり，業務の質を落としたりすることはできない．だからこそ，どんな過酷な職場環境のなかでも，ストレスとどううまく付き合っていくかということは私たちの大きな課題ではないか．また，起こりうるストレスをあらかじめ事業主や管理者が理解しその対策を行うことで，職員のメンタルヘルス増進につながるのではないだろうか．

小児科外来で起こりうるストレス

- 季節的，または感染症の流行によって日々患者の増減が激しく忙しさは予測不可能．
- 外来が混みだすことで業務をこなすことができない．
- 休憩時間の短縮，時間外労働からくる疲労．

●このようなことは冬になればほぼ想定内であるが，繁忙期手当を出している医院もあれば，「夏は枯れるんだからプラマイゼロだよ」というクリニックもあるだろう．しかし，いずれにせよ賃金だけでこのストレスは払拭されるのか？ と私は毎年冬になると思い悩む．

心の状態を知る―定期的な面談

●私はスタッフと2か月に1度（以上）のペースで面談をしている．なんてことはない．「時々は話さないとね」という具合で何を話すかも決めずに呼び出し，頭は空っぽのこともある．昔は「師長の呼び出しだよ」と恐れ慄いていた（らしい）スタッフ．それもそのはず，以前はよほどのことがなければ面談などなかった．「後で残ってね」と言われたスタッフは「私，何かした？」とみな怯えたようだ．今となれば怯えさせていたこともパワハラ

- か？
- 現在のようにパワハラという言葉がそれほどメジャーでなく，私なりに威圧的にならないよう配慮はしていたが，溜まりに溜まって呼び出すとだけあって，「あのね…ずっと考えていたんだけど…」と始まる私の思いをコップの水とすれば，とっくに溢れた状態であり，相手の予想を超え次々に止めどなく流れた．途中泣かれて話ができない状態になったことさえある．しかし少し成長したのか，現在は先に本人の「心の状態」「今の状況」を聞くことを意識している．「今どう？　忙しいねェ」と話し始めても，相手が笑顔も見せず話が思うように弾まない場合は，体調や今の本人の状況から話の切り口を探していく．私は何が知りたいのか？　そう「仕事に対してやる気があるのか？　楽しく仕事ができているのか？」そこだ．元気がない職員は，聞けば実は親が癌告知をされた直後で気分が滅入っていたり，夫婦関係がうまくいっていなかったりすることもある．キレの悪い若いスタッフは睡眠時間が短く，生活指導にまで及ぶことも．
- 私は，さまざまな状況に合わせてあげようというのではまったくない．業務は業務としてやってもらいたいのだ．しかし，実は本人たちは自分が話したことですっきりする部分が大きい．理解してもらっているなかで働くのと孤独な悩みのなかで働くのは意識的に違うのだろう．また，こちらも「わかってるよ」というちょっと意味ありげな笑顔を向けるだけで，勤務中でも思いやりや伝え方に変化が生じる部分はある．

感情に配慮

- 当院の秘書[*1]は男性なのだが，彼は「女性は感情から入る」と言う．男性は仕事をそのまま仕事として考えているが，女性は感情の先に仕事があるように思えると．例をあげると，「どうしてこれをしていないのか？」と聞いただけでも，その理由を答えるより先に「言い方が怖い」と言うそうである．そう言われると，秘書はもうその先が言えなくなるらしい．女性中心の職場ともいえる小児外来では，雇用形態，雇用義務や法律が男女平等とはいえ，性差は確実にある．
- 私はその女性特有の感情を考慮して話を始める．そして起こる問題に対しての本人の考えや感じたことをまずは聞くようにしている．想像以上に理解していることもあれば，まったく違う見解を聞かされる場合もあり，内心一喜一憂してしまい，面接が終わると床に伏せてグッタリするのだが，それでも一応堪えて聞く．その後こちらの話を伝えると，自分の至らない部分を（きっと）思い知らされると思う．その「気づき」が大切なのだ．こちらが全部一方的に話してしまうと相手がどんな意見をもっていたのかもわからず，自主性のないなかではきっと反省もない．ただ「言われた…」だけとなる．しかし，自主性を「待つ」ことが，こちらにしてみれば実に苦しい．

気遣いはタイミング

- 当院は同業の友人に言わせると，私たちからスタッフへの差し入れが結構多いようだ．これだけを書くとなんだか姑息な手段のようだが，「気をつ

[*1]
医療秘書の業務
当院の医療秘書の主な業務は
- 診察中のカルテ入力
- 処方箋の作成

これらのほかに
- パソコンのトラブル対応
- 電子カルテのバージョンアップ

かっている」ということを伝えたい．思うだけでは伝わっていないも同然なのだから．たとえば恐ろしく外来が大混雑し，「今日は頑張った！」と自分で自分を褒めてあげたい日があるとすれば，スタッフは倍疲れていると考える．私は勤務が終わりヘトヘトになり「もうでっかいケーキでも食べたい！」と思えば，それからスタッフのケーキを買いに行くことも多い．「昨日はお疲れさま〜，もう甘いものでも食べて〜」と翌朝渡すのだ．

- 「スタッフは交代で休めるからいい，院長はずっと働きっぱなし，一番疲れているのは先生でしょ」こういう考え方もある．しかし，これは家で子育てに疲れた妻に「オレは仕事で疲れているんだ！」「誰が稼いでいると思っているんだ！」というようなもので，結局，事態はマイナス方向にしか向かわない．表情にだって出してはならない．まずはこちらから感謝を込め「お疲れさま」と笑顔で言ってみよう．立場が逆でも労いは細かく，具体的であるほうが励みになるはず．「昨日大変だったよね」「家に帰ってぐったりだったでしょ？」言葉を変えて何度でも言うようにしている．気遣いがなければタイミングの良い声がけはできない．

少人数の食事会

- 最近，自画自賛している技の一つが，看護師，受付，保育士，パートと部署ごとに行う「ミーティング兼・食事会」だ．同じお弁当を食べながら少人数で話すと，業務上のちょっとした誤解が解消されていくことを実感している．また，日ごろのコミュニケーションがあればお互いの多少の価値観の相違も許せることがあるかもしれない．
- 私たちの「人となり」を伝えていくためにも，コミュニケーションは決して疎かにすることなく，継続的にさまざまな形で行っていく必要性を感じている．家族全員でいつも食べているご飯を，時に娘と二人だけで外食すると，いつもと違う部分が見えたりして理解が深まる．それと似ている．

> ▶ スタッフと向き合う労力を惜しまない．
> ▶ 労いは細かく具体的に褒める．「よく気づいたね」「〜してくれたおかげで助かった」など．
> ▶ 言いたいことがあっても，まずはスタッフの考え方や気持ちから．
> ▶ タイミングを逃さない（タイミング次第で効果は増減）．

パワハラにならないために

1対1の指導はしない

- 以前，一人のスタッフを呼び出し少々きついことを言ったあと，控室から漸くして出てきたときには目が真っ赤，ということが何度かあった．「私，泣かせるようなこと言った!?」と思わず逆ギレしそうになるが，後で他のスタッフに「いや，違うよ，そんな意味じゃない」と言ってもすでに遅し．
- 現在，私は注意や改善を求める場合，必ず主任，副主任を同席させる．1対1ではこちら（経営者側）の立場が強いため，普通の話でも恐縮するよ

うだが，3対1だと受け止める側も楽そうだ．また必ず，ペンとノートを前に話す．これはこれまでの経験からお互い感情的にならないための小道具で，お互いの話したことを大まかにメモしていくことで，こちらに冷静さと余裕があるように見せる手段ともなる．第三者ともいえる主任，副主任に，私の要求が間違っているのかジャッジしてもらってかまわないのだ．そして，話したメモはすべて日付と内容を大雑把にでも書き，それぞれの個人用ファイルに入れている．いつ，どのスタッフにどんな話をしたのか残すことで，次回の面談のヒントにつながる．

変わる労働者の意識―すれ違いの先に起こること

- 「うち今大変なんです．主人が受付スタッフに「解雇だ」って言ったら弁護士連れてきて…」つい先日，知り合いの開業医の奥様がすがるように話してきた．同時期に近所のクリニックで「無断欠勤の職員に「解雇」だといったら個人加入の労働組合が団体交渉にくるんですよ」私は只々息をのむ．それは当院ではまず考えられない情景である．個人的に交友があり，いつも穏やかな先生なのに「解雇」なんてよほどだったのかも？ と同業者だからこそ庇いたい気持ちはあるが，今やネット社会．自分の立場を守ろうとする労働者はいくらでも調べて立ち向かってくる．教えてgooやツイッターでつぶやけば余計な入れ知恵も容易に得られる．他にも，茶髪やデコ爪問題など微妙なことをスタッフに注意して揉めたケースはいくつも知っている．何事も初めが肝心，労働契約書には細かく記載しておくほうがよいのかもしれない．
- 20年前衝撃的だったのは，開業医に就職したばかりの看護師の友人が「院長の洗濯物を干している」と言ったこと．これはごくまれな例かもしれないが，立場を利用した理不尽な扱いはどんな職種であっても許されないと思う．年配の開業医と話すとき，職員に対しての感覚の違いを感じることがあるが，小さなクリニックでも大きな病院でも労働者の意識は20年前とは大きく変わり，当クリニックが開業した10年前ともさらに違うことを強く感じている．そのことに経営者側がまだ追いついていないのではないかとさえ思うのだ．

📖 セクハラにならないために

- 今や職場においてセクハラはあってはならない旨の方針を明確化し，事業主は労働者に周知・啓発することが義務づけられている．当院でも就業規則や服務規程に盛り込み，懲戒規程が適用されることを明確化しているが，実際の現場ではどうだろう．今どき身体を触るなんてことはないにしても，院長に自覚がない場合，危険な言動はまだまだ注意すべきことがある．
- 以前，私は忘年会などでお酌をしない若い職員に「世の中をわかっていない」と内心ダメ出しをしていたが，わかっていないのはこちらのほうだった．年功序列を重んじ，嫌でもお酌してきたわれわれ世代とはもう違う．事業主としては「お世話になっています」という気持ちが何とかほしいとこ

ろだが，完全に割り切れば手酌などなんてことはない．そもそも心のこもらないお酌にこだわったのも滑稽である．事業主（医師）と専従者（奥様）がこのことについて正しい知識をもっていなければ，きっといらだちは果てしないものとなる．
- また当院長と私はスタッフに対して家族や私生活についての干渉を（面談でも気をつけるが）しないように気をつけている．そして労務士の指導によりセクハラ・パワハラを含めた相談窓口の設置を昨年行った．役職をもたない職員で，長く勤務しており，誰からも慕われている職員を主任・副主任が選任した．いまだセクハラ・パワハラについての報告はないが，窓口を設けたことで事業主としてその問題を御座なりにしていないことを理解してもらう機会になり，相談役の辞令を廊下に掲示することで啓発されていると考える．

毎日空気（気持ち）を切り替える―心をひとつに行う朝礼

- 積もり積もってからではどうしようもない．「予防」は救急でないために実におろそかにされがちだ．そのことをわきまえ，経営者こそ率先して毎日の努力を欠かしてはならない．
- 恥ずかしながら，当院は開業当初「朝礼」というものを行っていなかった．当初，職員5人でコミュニケーションをとるには時間が十分あり，必要性を感じなかったのである．開業当初，私たちには並々ならぬ情熱や理想があり，また当時大げさでもなく24時間病院のことを考えていた．そんな私たちとスタッフの間に温度差など今思えば当たり前なのだが，私はトレーニングされていない（まだ積ませていない）スタッフに，その「経験」（経歴）と「人柄」だけで過剰に期待してしまっていた．そこがバランスの悪さだったのだと今ならわかる．
- 誰よりも早く出勤し，夏はエアコンをつけ，冬は床暖房で病院を温め，昼休みには代わる代わるスタッフが休憩しても院長は休むことなく診察を続ける．その姿，背中ですべてを理解してくれるものだというのは大きな過信であった．わからない人なんていないと勝手に思っていたのだ．しかし，それがいちばん近いスタッフにさえ伝わらないことに次第にいらだちを覚え，どうしたら理想のスタッフになるのかと思い悩み，どんなことでもヒントにしたいと全国方々のクリニックに足を運び続けた．
- そんな開業から2年目の夏，熊本市内の某クリニックを見学した際，玄関に入ってすぐにスタッフの対応が，今まで見学してきたクリニックとは違うものを感じた．あいさつが輝いていたのである．聞けばまず朝礼で「あいさつ実習」なるものを行っているという．サービス業などでは何度か見たことはあったが「おはようございます！」と繰り返し全員で声を張る，それを医療の現場で行っているのは驚きであった．
- 私たちは早速当クリニック流にアレンジし，朝礼を始めた．新しいことを始めることには勇気が必要で，また「今さら何を？」と鼻で笑うスタッフもいたが，これを始めて10年，当クリニックは確実に変わった．朝，全員

が顔を揃え，声を合わせる．そして院長が昨日の反省や今後の目標や希望を伝える．皆，家庭の事情もさまざまで，体調も優れない日だってある．しかしそれらを乗り越えて，朝礼は良いスタートを切るため，それぞれが心を入れ替える，スイッチを入れる大切な儀式であると今は思える．

● 毎朝丸く円になってお互いの顔を合わせ，「医療者」として心をひとつに目標に向かう．日々の朝礼がその自覚を強くし，心の基礎トレーニングとなり，メンタルヘルスの増進，そしてパワハラ，セクハラ予防にも大きくつながっていると強く感じている．

誰かの人生の一部を預かるという意識

● 平成14（2002）年に看護師2名受付3名でスタートした当クリニックは，気がつけば10年の間に20名増え，現在看護師15名，保育士3名，受付6名，秘書2名とかなり大所帯になった．患者が増えていくに合わせスタッフを増員してきたのだが，人数が次第に増えていくなかでスタッフそれぞれの「様子」に変化が生じてくる．それは業務の忙しさ，こちらの要求，またそれぞれの個人的な問題（家庭・家族の問題）など理由はさまざまだと思うが，それら一つひとつに私たち経営者が対応していくことは日々の業務のなかでかなり難題である．

● 女性看護師にはほぼ全員家庭があり，業務が終わって帰宅しても家事・育児が待ち受けている．そんなことは今や男性でも同じだといわれるかもしれないが，先ほども述べたように，女性は何かと感情のほうが先にくる場合が多い．体の不調や家庭の不調は，業務がうまくいっているときは現れないのだが，何かこちらが要求したり，強く望んで諭しているときに，そのすべてがなぜかまるごと放出することがある．私はいつもここが男性との性差だと強く感じる．

● 同じことを要求してもAは前向きにとらえるが，Bは裏で泣くかもしれない．個人の精神状態，その心の状態に合わせ，言葉を選ぶことを要求されるなんて，院長にはそんな時間はない．もういっそ辞めてくれて，また新しいやる気のあるスタッフが入ってくれたほうがいいという経営者がほとんどではないだろうか．実は私もそう考えていたし，労務士にも，ある程度人の入れ替わりはあったほうが浄化されるのだと諭されてきた．

● しかし，外来は休むことなく，今日も明日も続く．辞めてほしいスタッフがこちらの思いどおりに辞めるわけもなく，また簡単に辞めてもらうこともできず，そう仕向けるエネルギーをもつほど，何だか憐れで醜い自分になっていきはしないか．また，こちらがそんな空気を出せばその張本人だけでなく，控室全体にも，また患者にさえその空気は伝わるだろう．スタッフルームの空気が一度淀み始めると浄化するのには時間がかかる．空気は汚したくない．自分も同じ空気を吸うはめになるのだから．

● だからこそ，私は毎日が大切だと考える．毎朝，窓を開け新しい空気を取り込むように，私たちも毎日心を入れ替えたい．私生活の面でもそれぞれ抱えている問題もあるだろうし，メンタル面の強さにおいてそのストレス

❶ スタッフの日誌

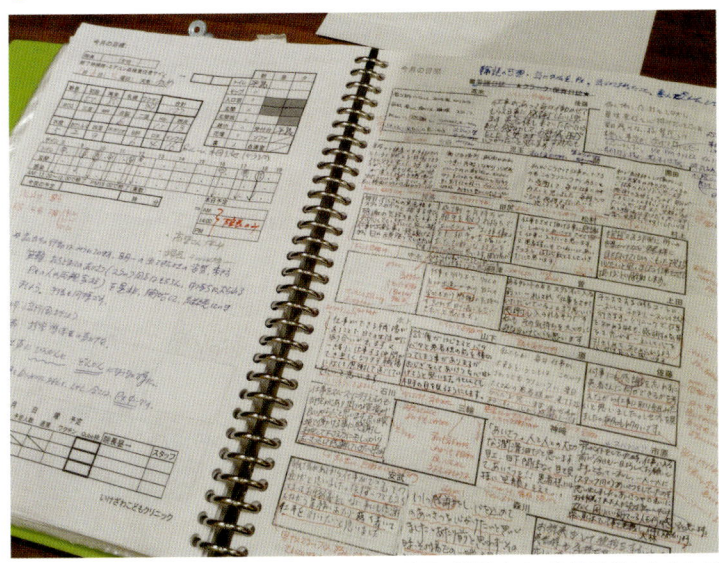

業務の反省や，輪読の感想などその日その日で院長が指示する．院長はどんなことがあっても毎日必ずすべてに返事を書く．それを廊下に掲示．スタッフは翌日出勤しそれぞれチェックしてから業務開始．

具合もさまざま．そんな人々が集まり，一つのチームとなって医療に関わる．その対象は紛れもなく当クリニックを選びわざわざ来院された患者なのだ．個人の事情や感情は抜きにして「業務」として対応しなければならない．毎日の業務をプロとしての自覚をもってこなす！ そのためにはそれなりと体力と心の安定が必要不可欠である．

● では，どうすればそのような精神はつくられるのだろうか．日々の己の精神力を保つのに精一杯だという先生もおられるし，スタッフへの不満は諦めれば波風は立たないし逆に疲れない．それなりの給与を出せば，ブーブー言いながらも辞めずに働き続ける人はいるかもしれない．しかし，私はこの生業を続けてきたなかで「誰かを雇うということ＝誰かの人生に大きな影響を与える」という認識をもつようになった．何かしらの縁があり，その一期一会のなかで，それぞれの志のもとに働いてもらうスタッフ．当院で働きたいと，縁あって門を叩いてくれた人との縁を大切にしたい．ここで腐らせたくない．私の考える「大切さ」とは，精神もキャリアも生き生きと成長できることである．

おわりに—人間関係は最大の労働条件

● 現代の企業において職員の健康診断は労働安全衛生法に基づく義務であり，当院も院長はじめスタッフ全員が1年に1度の健診を行っている．しかし，メンタルヘルスはどうだろうか．大手企業に勤める友人たちによると，ほとんどが外部委託をし，いつでもおのおのがメールなどで相談できるようなシステムをとっているとのこと．年に1度のセルフチェックも定期健診の際に行われるという．しかし，当院と同じようなクリニック

ではどうだろう．専任のカウンセラーを雇うことはまずない．その施設の規模，職員の人数(男女雇用など)によっても起こりうる問題や，またその需要の程度も違うだろう．
- それぞれの規模によって職員人数もさまざまであるが，仰々しくメンタルヘルスの取り組みを掲げるクリニックが私の知る限り圧倒的に少数であることは，確かだと思う．
- また，今回の執筆依頼を受けたことでセクハラやパワハラについていくつかの施設の専従者と話す機会を設けたが「必要性を感じない」という回答がほとんどであった．
- しかし，われわれもこの問題に取り組んだ今，大きく，確実に意識が変わった．同じ時間，外来においてチームとして仕事をする以上，この問題は深く果てしなく永遠の課題という気がしている．
- 一見，平和そうな職場も，ハラスメントはいつ誰が当事者になるかもしれないという危険をはらんでいる．職場のパワハラ・セクハラをなくす，防ぐためには，職場の仲間の人格を「限りない人生を生きている誰かの大切な一人」だとお互いに認め合い，このような問題について自覚を強くもち，考え，対処する必要があるのではないか．また，どんなに気をつけていても所詮先頭に立つ院長もリーダーも同じ人間同士．そのときの心の状態，周りの状況で思わずとっさに誰かを傷つけることがあるかもしれない．そんなとき，お互いにそっと正し合えるような，それを素直に謝れるような職場環境なら本当に素晴らしいと思う．家族のように本気でぶつかり合いお互いをなぐさめ労り合える，というのはあまりにも理想だろうか．
- そして実はスタッフは自分を映し出す鏡なのかもしれないと，思えてくる．先頭に立つ院長やリーダーが，たとえ失敗をしても，どんな困難な状況でも，常に笑顔で意欲に満ち溢れているクリニックはどんなに忙しくても健康であるに違いない．

アメニティ

患者・家族の快適さを高める

アメニティ　患者・家族の快適さを高める

プレパレーション

森　庸祐 | 森医院こどもクリニック

- 子どもの権利条約が1989年に採択されてから，25年が経過した．第12条には「子どもの意見表明権」が定められている．この趣旨は，「子どもは，自分に関係のあることについて自由に自分の意見を表す権利をもっており，その意見は，子どもの発達に応じて，十分考慮されなければならない」という内容である．
- 当然，医療の現場でも子どもの権利は保障するべきであるが，実際に尊重されているとは言いがたい．ことに小児科外来は多忙であり，ひとりひとりの患児に説明する時間が十分とれないことや，子どもの年齢や性格により理解力や判断力が大きく異なり，これから行う医療行為を理解させることが難しいことから，子ども自身への説明が不十分となっていることは否めない．
- 本項で述べるプレパレーション[*1]はインフォームド・アセント[*2]の一部を担い，入院病児のみならず小児科外来でも重要な役割をもつ．

[*1] **プレパレーション（preparation）**
直訳すると，準備，用意，予習といった意味である．

[*2] **インフォームド・アセント（informed assent）**
インフォームド・コンセントに必要とされる判断能力が未熟な子どもは，保護者などの代替者が方針を決定することになる．しかし，実際に対象となる子ども自身にも，発達に応じた方法で，知ることや気づきを助け同意を得る必要がある．これをインフォームド・アセントという．

小児科外来でのプレパレーション

- 子どもたちにとっていちばんの恐怖は，不慣れな医療機関で，知らない大人たちに囲まれ，何が行われるかわからないまま物事が進んでいく状況である．プレパレーションは，病院で子どもが"きっと直面するだろう"と思われる医療行為によって引き起こされるさまざまな心理的混乱に対し，あらかじめ説明や配慮をすることにより，その悪影響が最小限になるように工夫し，その子なりに乗り越えていけるように子どもの対処能力を引き出すような関わりをすることである[1]．
- 入院病児へのプレパレーションは，チャイルドライフスペシャリストや子ども療法支援士など，その分野専門のスタッフを中心に取り組まれつつあり，さまざまな研究や事例報告がなされている．一方，外来では予防接種数の増加や，在宅医療を受ける児の増加，入院を回避する外来治療の進歩などにより，行われる検査や処置が増えているにもかかわらず，そこに目を向ける施設はまだ少ない．
- 本項では，当院での試みと実際に行っているプレパレーションを紹介する．

クリニックのアメニティとホスピタリティ

- プレパレーションの効果を高めるためには，外来の環境づくりが重要である．子どもや保護者がリラックスしながら過ごすためのアメニティとして，絵本やおもちゃは大切な役割を果たす．子どもたちが来院したときに

「わぁ，楽しそう」と感じるか，「なんだか，怖そう」と感じるかで，その後の医療行為の印象が変わってくるからである．恐怖や不安は医療行為の苦痛を増やし，嫌院を助長する．しかし，楽しい気分を盛り上げる環境は，子どものがんばろうとする力を応援する要素となる．

- 破れた絵本や汚いおもちゃ，壊れたおもちゃは，子どもや保護者が嫌悪する対象になる．常に良い状態で手に取れるよう管理することが重要である．ただし，待合室に飾るだけ，消毒するだけのおもちゃであっては外来では活きない．当院には，おもちゃコンサルタント*3 という遊びとおもちゃの専門資格を有したスタッフが2名在籍しており，管理することにしっかりと目を配れるように心がけている．
- 絵本やおもちゃは，気持ちを盛り上げるだけではなくコミュニケーションツールとしても重要であり，医療サイドと患者サイドの意思疎通を円滑にする効果がある．保護者は，子どもの病気やこれから行われる予防接種などの医療行為に不安を抱えて来院するが，子どもたちはどのような状態であれ「遊びたい！」という意欲をもっている．スタッフが絵本やおもちゃを上手に使って関わることで，保護者には「遊べるくらいの元気があるんだ」という安心感を与え，子どもには「一緒に遊んでくれる人（＝味方）」と感じてもらうことができる*4．

待合室でのお医者さんごっこ

- 診察前に待合室で家族やスタッフとお医者さんごっこをすることは，実際の診察をスムーズにする有用な手段である．低年齢の子どもは，検温すら大泣きで一苦労することがある．しかし，木製おもちゃ（ぷれぱらウッド）の体温計を与えると，嬉々として自分の腋下に挟んだり，母親の体温を測ろうとする．診察時に聴診器を見て泣き出す子どもが，おもちゃの聴診器を手にすると嬉しそうに自分の胸に当ててみる（❶）．

プレパレーションを行う前に

- 病気や医療行為の理解は子どもの年齢により異なる．年齢別プレパレーションのポイントを ❷ に示す[2]．
- プレパレーションに，こうすればよいという定型はなく，それぞれの子どもに適した方法がある．したがって，年齢や性格，理解力，認識力，順応力，過去の経験，家族やキーパーソンなどの情報収集が重要である．予防

*3
おもちゃコンサルタント
日本グッド・トイ委員会が認定する日本で唯一の総合的なおもちゃの認定資格．優良なおもちゃや，遊びをバランスよく与えることのできる"遊びの栄養士"で，小児病棟や高齢者福祉施設などでの社会貢献活動も行っている．

*4
外来保育士の役割
当院には外来保育士が勤務しており，常に患者サイドに立って応援するスタッフとして存在している．医師や看護師は，時として子どもにとって嫌なことをしなければならないため不安感をもたれている場合があるが，外来保育士は，嫌なことをしないという絶対的な信頼を得ており，がんばろうとする子どもたちの背中を押してくれる立場なのだ．また，そのようなポジションだからこそ，診察室では収集できないひと言を拾ってくれることがあり，患者の背景を知るうえでも貴重な役割を果たしている．

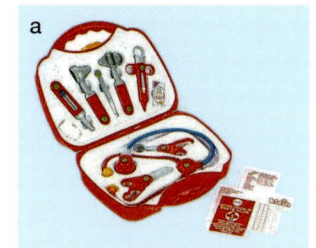

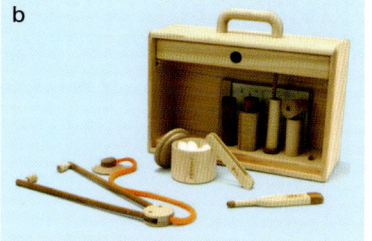

❶ ドクターバッグ

クラインのお医者さんセット（a）や堀内ウッドクラフトのドクターバッグ（b）は幅広い年齢の子どもたちに人気があり，待合室や診察室で活躍している．

❷ 年齢別プレパレーションのポイント

乳児（1歳未満）
- 1歳未満は，親へのサポートを通して，子どもの恐怖や不安を緩和する．

幼児期前半（1〜3歳）
- 両親がかかわれるようにする．
- 処置の手順について完璧に説明するよりも，人形やぬいぐるみを用いて，子どもが見るもの，感じることなど，子どもが処置や検査を通して体験するであろうことについて話す．

幼児期後半（3〜5歳）
- 親が同席する．
- 処置や検査の説明をするのに，人形やぬいぐるみ，指人形などを用いる．
- 本，ジグゾーパズル，病院用の衣服（本物でなくてもかまわない）などを用いるのもよい．
- プレパレーションに親を巻き込みながら行う．

学童期（6歳以上）
- 親が同席するかどうかは子どもに選択してもらう．
- からだの解剖と生理についての説明をする（実際の処置や場所，医療者の写真などを用いるのもよい）．
- 子どもからの質問に答え，誤った解釈は修正する．
- 感情の表現を促し，積極的に学習できるようにする．
- 処置中に気を紛らわすことのできる，子どもの好きな方法について話し合う．
- 子どもがどのように理解しているかを知るために，行われる処置や検査について質問してみる．
- 子どもの恐怖感や誤った解釈に気をつける．
- 遊びの機会をつくる．
- 病気になったことや入院は，誰のせいでもないことを強調して伝える．

（田中恭子．2006[2]）

接種の説明ひとつとっても，おもちゃのシリンジで説明すると，納得し接種できる子どももいれば，それで納得したように見えて，実際の接種の際に「さっきと違う，これはおもちゃじゃない！」と泣き叫ぶ子どももいる．ならば，と本物のシリンジで説明すると，それで大丈夫な子どももいれば，そのシリンジを見ただけで泣き出し，話すら聞いてくれない子どももいるのだ．目の前にいる子どもをよく知らないと，有効なプレパレーションができないことを忘れてはならない．

診察室でのプレパレーション

咽頭診察のプレパレーション

- 診察において咽頭所見はきわめて重要な意味をもつが，「お口あーん」が苦手な子どもは少なくない．家庭での不適切な歯磨きや歯科受診，無理に咽頭を見られた嫌な経験などから，口をあけること自体を警戒してしまうのである．だからといって，無理やり舌圧子を入れると，以後の診察で毎回，口を頑なに閉ざされ苦労することになる．時間をかけても，最初に上手に口をあけてもらえるように練習することが，結果的には後の診療時間短縮にもつながる．

- 学童期以上であれば，咽頭所見の意味，舌圧子には金属だけではなく木製もあること，上手にできれば舌圧子を入れないでも診られること，口のあ

❸ パペット

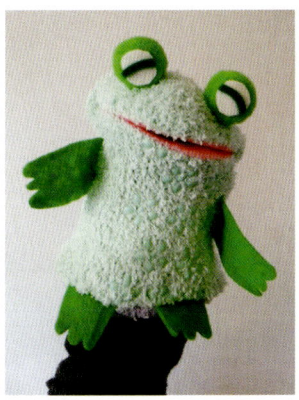

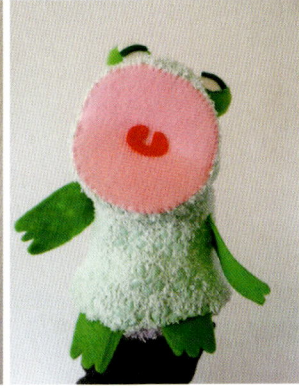

け方のコツ（舌を出してアーと声を出す）などを説明すると，ほとんどの場合は問題なく咽頭診察ができる．
● 幼児期で口をあけることを拒否する子どもには，わかりやすくかつ視覚的に説明することが大切である．当院では，カエルのパペット（❸）を用いてプレパレーションを行っている．

例 対応と言葉

パペットの口の中央には赤いノドを付けておき，

■「お口の中のここ（赤い部分）が見たいんだよ」「口を閉じていると見えないでしょ？」と説明する．そして，パペットの口をカパッと大きく開き「ほら，こうしたら見えるよね」と開口を促す．パペットが口をあけるユーモラスな仕草に思わず大笑いし，その隙に咽頭が見える場合もあるし，「カエルさんと一緒にやってみる！」と練習してできるようになる子どもも多い．

パペット使用のきっかけになった症例経験

　パペットを用いるようになったきっかけは，診察時に毎回両手で口を塞ぎ，足をバタバタさせ，あらゆる抵抗をした5歳の女児である．最後は大泣きで診察室を後にする彼女に，ストレスなく診察を受けさせてあげたいという思いからこの方法を考えた．
　初めてパペットを用いてプレパレーションしたとき，今までの大暴れが嘘のように簡単に口を開き，母親と顔を見合わせて驚いた．それ以後，咽頭診察で騒ぎになったことは一度もない．
　彼女自身が診察室で暴れる自分が嫌で，上手に口をあけられる子どもになりたかったのである．その気持ちを後押しする工夫を，医療従事者が子どもと向き合って考えることから有効なプレパレーションが生まれるのである．

上咽頭からの検体採取のプレパレーション
● インフルエンザ抗原や上咽頭培養などの検査のため，後鼻腔にスワブを挿

❹ 上咽頭の検体採取の説明に使用する鼻腔モデル

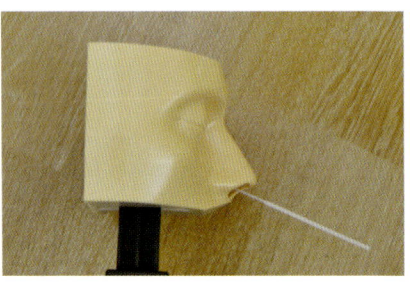

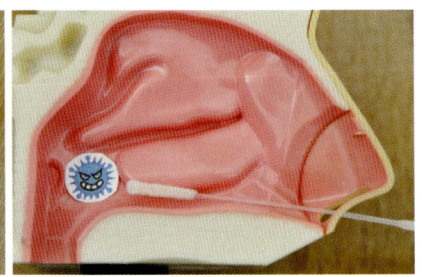

入することがある．「何で棒を鼻に入れるの？」と聞く子どもには，立体の鼻腔モデルを使用して説明する．菌やウイルスをイメージしたイラストを貼り付けるとイメージしやすい（❹）．

予防接種や採血のプレパレーション

- 他人に針を刺すということは，一般人がやったら傷害罪に他ならず，医師や看護師であるからこそ許される行為である．針を刺すことは，刺される側はもちろん嫌であるが，刺すほうも心が痛む処置といえるのではないだろうか．プレパレーションがうまくいき，注射をがんばる子どもの姿を見ることは，医療従事者のストレスをも軽減する効果がある．
- 予防接種や採血の際，「痛くない」と嘘をつくことが最も罪である．「先生上手だからね，痛くないよ」と子どもに話す保護者もいるが，痛いものは痛いのである．では，どうしたらその痛みを上手に伝え，がんばる要素に転換できるのだろうか．
- 当院では，シリンジカバー（❺）を作製し，主に幼児期の子どもの予防接種や採血時に使用している．

> **例 対応と言葉**
>
> シリンジカバーを装着した注射器を子どもに見せ，痛みがあることを伝える．
>
> ■「この注射は新幹線なんだけど，手にどーんとぶつかるから少し痛いよ！」
>
> ■「元気注入パンチするね．パンチだから少し痛いけど元気がいっぱい体に入るよ！」
>
> ■「カニさんは大きなハサミもってるね．ハサミでチョッキンしたらちょっと痛いかも！」など声をかけながら，子どもたちの"なんとなくがんばれるかも"という気持ちを上手に応援するツールとして役立っている[*5]．

- 学童期の子どもには，採血や予防接種の目的，やり方を説明し，どこにどの程度の痛みがあるかを具体的に説明する．医療サイドの一方的な取り決めががまんできない子どもには，大きさが異なる3種類程度のシリンジと針を見せ，どれを自分の処置に用いるかを決めてもらう（ほぼ全員がいちばん小さなものを選ぶ）．自分が医療行為に参加し決定したという事実

*5 当院でシリンジカバーを用いて予防接種した1〜6歳の子どもの保護者55人へのアンケート調査では，痛みが減った・少し減った（約60％），恐怖が減った・少し減った（約90％），予防接種のストレスが減った・少し減った（約80％）の回答を得，効果が実感できる結果であった[3]．

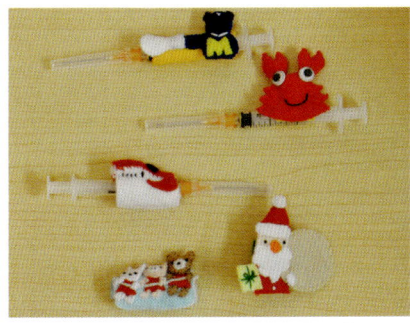

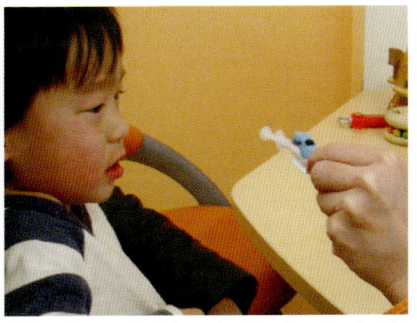

❺ シリンジカバー

シリンジカバーはフェルト製の小さな装飾玩具で，レンジャー，新幹線，バレリーナ，カニなど数種類ある．シリンジの太さに合わせてマジックテープで装着できるようにしてある．

は，彼らにとっては誇らしいことであり，自信につながるのだ．
- 処置が終わった後は，褒めることが大切である．「泣いたけど動かないでがんばったね」「この前より上手にがんばれたよ」「今日は診察室から泣き声が聞こえなかったね．強いね」など，医師はもちろん，待合室や受付のスタッフからもがんばったことを認める具体的な声かけをすると，自信になり自己肯定感の向上につながる．また，嫌な思いを残したまま外来を後にしないことも大切である．処置終了後に待合室で保護者や外来保育士と遊び，「楽しかった」という気持ちで帰宅すると，次回の通院がスムーズになる．
- 多忙な外来中，このようなことはしたくても時間がとれない，という声はよく聞かれる．しかし毎回やる必要はない．初回にきちんとプレパレーションして予防接種や採血ができた子どもは，次回からは簡単な説明で問題なく処置できることがほとんどである．最初にコミュニケーションをしっかりとり，患者サイドとの信頼関係を構築することが，小児科外来でのプレパレーションにおいて最も重要なことだと考える．

小児科外来でのディストラクション[*6]

- 子どもが感じる痛みは，緊張や不安，怒り，恐怖などさまざまな要因で増幅される．田中恭子氏によると，ディストラクションはプレパレーションの第4段階とされており（❻），「情緒的な要因を緩和する非薬物学的療法」と位置づけられ，知覚統合の未熟な乳幼児にとっては最も効果的なペインコントロール方法とされている[4]．
- 当院で行っているディストラクションの方法と使用しているツールを紹介する．

視覚的刺激
- 針の穿刺などによる一瞬の痛みには，動きのあるおもちゃ（❼）が有効である．

聴覚的刺激
- 優しい音色を奏でるヒーリングトイは，痛みや恐怖心を緩和してくれる

*6
ディストラクション
（distraction）
直訳すると，気を散らすこと，という意味である．

❻ プレパレーションの5段階

ステージ1	病院に来る前（親からの情報）
ステージ2	入院・処置のオリエンテーション 遊びの中での観察・技術の方法の選択
ステージ3	プレパレーション・真実に基づく説明 励ましながら安心感を与える
ステージ4	処置中の遊びを交えた介入（ディストラクション）
ステージ5	処置の後・退院の後の遊び（post procedure play）：プレイセラピー的効果 外来・自宅での支援

（田中恭子, 2009[4]）

（❽）．こうしたおもちゃがない場合でも，母親が歌う歌や声かけは，子どもにとって何よりも安心感を与える最高のディストラクションになる．

触覚的刺激

- 抜群の心地良さを手に感じるちょーきもちいい（❾a）やKARAKARA（❾b）は，触覚に敏感な自閉スペクトラム症などの発達障害児に効果が高い．
- また，母親の手の温もりは，すべての子どもたちにとって最高のディストラクションツールである．

嗅覚的刺激

- 吸入を嫌がる子どもには嗅覚に訴えかけるディストラクションが有効である．バニラやキャラメル，さまざまな果物などのエッセンスが市販されており，当院ではこれを利用している．ポストイットなどの付箋に1滴たらし吸入器に貼ると，吸入の間良い香りを感じることができる．

❼ 視覚を刺激するおもちゃ

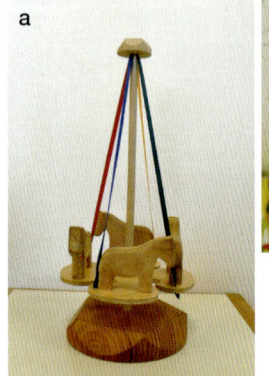

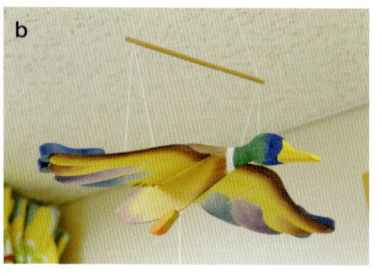

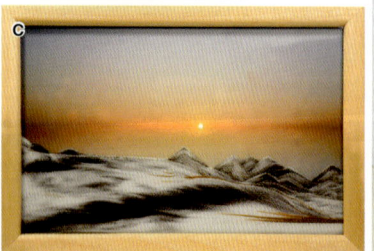

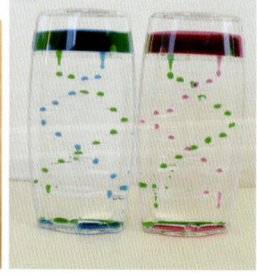

キャンプヒル共同体の木製メリーゴーランド（a）を子どもが泣き出した瞬間にクルッと回すと，その動きに目を奪われ，痛みを忘れて泣き止む．天井に吊るしたオストハイマー社のモビール（b）は，その優雅な羽ばたきに思わず痛みを忘れる．これらは乳児期〜幼児期前期の子どもにとくに効果がある．
吸入中や点滴中には，クラウス・ベッシュサンドディビジョン社のサンドピクチャー（c）が効果的である．砂時計のように砂が落ちて神秘的なランドスケープを造形する様子は，医療行為中であるということを忘れさせてくれる．終わっても逆にすると，別の違った絵になり，繰り返し使える．
ドロッピングドロップ（d）は，処置前から眺めることによって穿刺前後の嫌な気分や痛みを緩和してくれる．

❽ 聴覚を刺激するおもちゃ

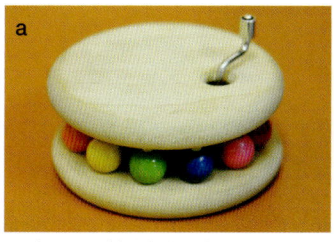

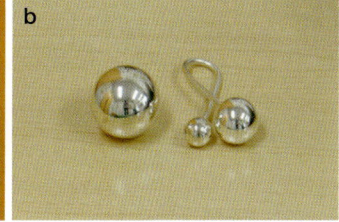

a：シャーフ社のクリンクラン，b：ハーモニーボール社のハーモニーボール．

❾ 触覚を刺激するおもちゃ

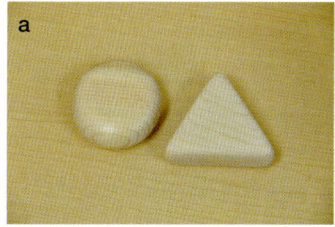

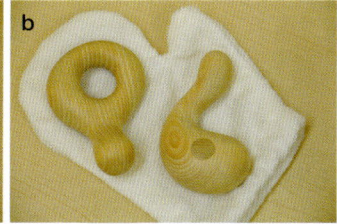

a：ふきのとうのちょーきもちいい，b：mamamano の KARAKARA．

- 好きな香りを選んでもらうか，その子にとって心地よい香りを選ぶことが大切で，刺激になるような香りを選ぶことは禁忌である．

子どもたちの気持ちになって考える

　子どもにはそれぞれの特性や個性があり，個人に合わせたオーダーメイドの対応が重要である．そのためには，子どもたちを知ること，コミュニケーションをとることが大切であり，その姿勢が子どもたちに信頼感を与えるのではないだろうか．

　医療従事者の都合ではなく，子どもたちの気持ちになって考えることがプレパレーションの基本である．子どもの目で見て，子どもの心で考え，子どもの道理で動き，子どもの趣を大切にする．「童眼/童心/童理/童趣」を忘れてはならない．

➡ 文献

1) 蝦名美智子ほか．プレパレーションの実践に向けて　医療を受ける子どもへのかかわり方．厚生労働省科学研究費補助金　子ども家庭総合研究事業　小児科産科若手医師の確保・育成に関する研究[子どもと親へのプレパレーションの実践的普及]研究班平成14・15年報告書別冊；2005．
2) 田中恭子編著．小児医療の現場で使えるプレパレーションガイドブック—楽しく効果的に実施する知識とポイント．名古屋：日総研出版；2006．p.66-73．
3) 舘野里江子ほか．予防接種を少しだけ楽しくするための工夫—シリンジカバーを作製してみて．外来小児科 2014；17：517．
4) 田中恭子．小児保健とプレパレーション—子どもの力とともに．プレパレーションの5段階について．小児保健研究 2009；68：173-6．

アメニティ　患者・家族の快適さを高める

コミュニケーションツール

高柳滋治 | はるこどもクリニック

子どもの能力に合わせた工夫を

- 小児科クリニックは，子どもの病気を治すだけにとどまらず，子どもたちの健やかな育ちを応援する場所でもある．予防接種はもとより，食生活や遊びの指導を通して健やかな育ちを促すこと，また身体を診るだけではなく，子どもの心に寄り添うことや家族を支援することを通じて豊かな発達を支えることも大切な役割である．
- 健康とは，病気がない状態だけをさすものではない．疾病や障がいを抱えながらも前向きに生きる力をもつことが豊かに生きるための基礎となる．そのためには，子どもたちのなかに，自分に対する信頼＝「自分には能力がある」という感覚と，他者や世界への信頼＝「人々は仲間だ」という感覚が育っていくことが必要である．
- 筆者は，発達障害の子どもたちへの支援を学ぶなかで，活動に見通しをもたせること，とくに視覚優位な子どもたちのために目で見てわかる支援をすることの大切さを学んだ．子どもにとって，何が期待されているのかを知ることは，適切な行動をとるために欠かせないことである．また，周りからの期待に適切に応えることを通じて，周りの世界との良い関係をつくることが可能となる．このことは，障害のあるなしにかかわらず，すべての子どもたちにとって必要なことであると思う．
- クリニックのなかで，診察，検査，処置など，子どもたちはさまざまな経験をする．その経験を通してこの世界というものを学んでいく．この世界には，痛いことやいやなこともあるけれど，決して怖いところでもなく，わけのわからないものでもないということを学んでもらいたい．自分がこれからどんな治療や処置を受けるのかを事前に知ってもらうために，その子の能力に合わせたコミュニケーションツールの工夫が大切であると考える．

コミュニケーションツールの実際

- 当クリニックで活用している「舌圧子いらないカード」「浣腸手順カード」「ワクチンできたよシール」を紹介する．

舌圧子いらないカード
- 舌圧子いらないカード（❶）を診察室の机の上に置いておく（❷）．
- 舌圧子が苦手な子どもは，事前にカードを取り，診察時に医師に渡す（❸）．

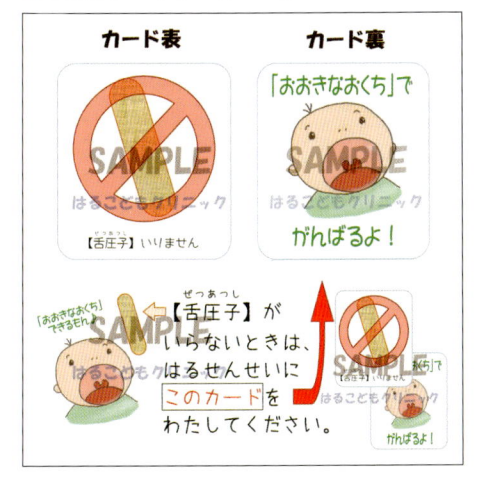

❶「舌圧子いらないカード」　　❷ 診察室の机の上におかれた「舌圧子いらないカード」　　❸「舌圧子いらないカード」を医師に渡す

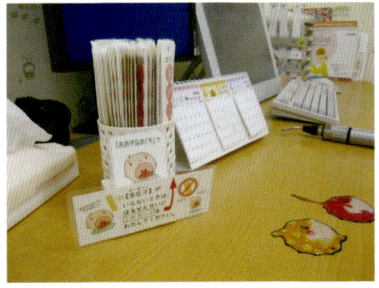

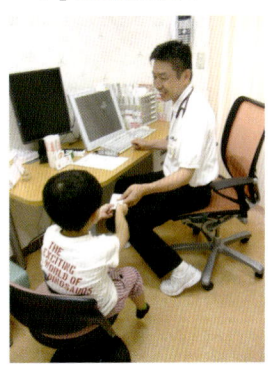

- 舌圧子を使用しない代わりに，自分で大きな口を開けてもらう．
- 子どもが自主的に口を開けられるように，カードの裏には口の開け方をイラストで示している．

効果
- カードを使うことで，これから診察するという心の準備ができる．
- 嫌なことを無理やりされることがないということを事前に知ることで，診察室に入るのをいやがったり，診察室で泣き叫ぶ子どもが減る．
- 医師に選択を伝え，その方法で診察を実施することで，医師との信頼関係をつくることができる．
- 自分で方法を選択することができるということにより，子どもが診察の主体者となることができる．
- 子どもの意思を尊重しながら診察するということを親にも理解してもらえる．

浣腸手順カード
- 処置前に，手順を図解したカード（❹）を提示する．浣腸液そのものも見てもらう．
- ベッドに横になってもらいカードを見せ，これから何をするのかをもう一度示しながら処置を進める（❺）．
- 浣腸液注入中は，力を抜いてもらえるよう，呼吸法をイラストにしたページを見てもらう（❻）．その際，保護者にも見てもらいながら，「ふ〜っ，ふ〜っ」と声をかけてもらう．

効果
- 実際のイメージがつきやすく，次にどのようなことが起こるのかを予測することができる．
- 後ろから浣腸液を入れられるという恐怖心を軽減することができ，泣き叫んだり，暴れたりする子どもが減る．
- 処置に保護者も参加することで，一人でがんばるのではなく，みんなでが

❹「浣腸手順カード」

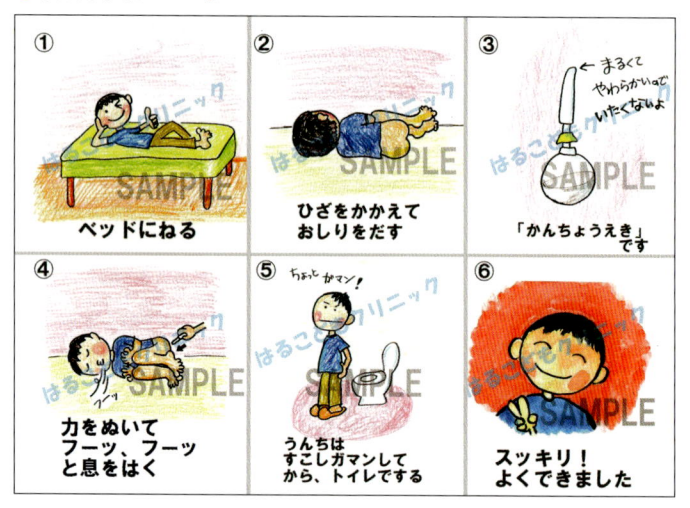

① ベッドにねる	② ひざをかかえておしりをだす	③ 「かんちょうえき」です
④ 力をぬいてフーッ、フーッと息をはく	⑤ うんちはすこしガマンしてから、トイレでする	⑥ スッキリ！よくできました

❺ カードを見せもう一度何をするのか示しながら処置

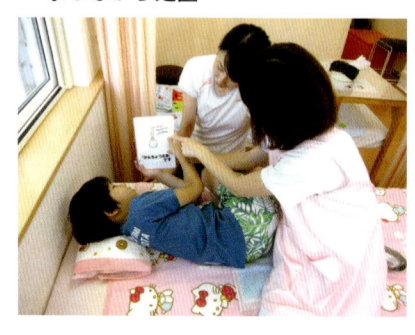

❻ 浣腸液注入中に見る呼吸法のページ

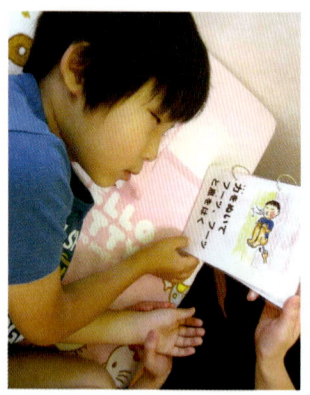

んばることを感じてもらえる.
- 見通しがつくことで，処置に主体的に参加することができ，処置後も排便するまで，なるべくがんばってがまんしてもらうことができる.

ワクチンできたよシール
- おおむね2歳以上で，付き添いの保護者に同意を得た子どもに，「ワクチンできたよシール」の説明をする.
- ❼のように，ステップごとにシールを用意し，一つのステップが終わるごとに，スタンプラリーのようにシールを貼っていくとイラストが完成する(❽).
- 途中，「どうしてワクチンのちゅうしゃをするの？」というイラスト入りのオリジナルの冊子を親子で読んでもらう(❾).

効果
- 1コマずつイラストになっているので，次に何をするのかを把握し，心の準備をすることができる.
- 「熱を測る」「医師の診察を受ける」という比較的達成しやすい目標をクリ

コミュニケーションツール ● 187

❼「ワクチンできたよシール」

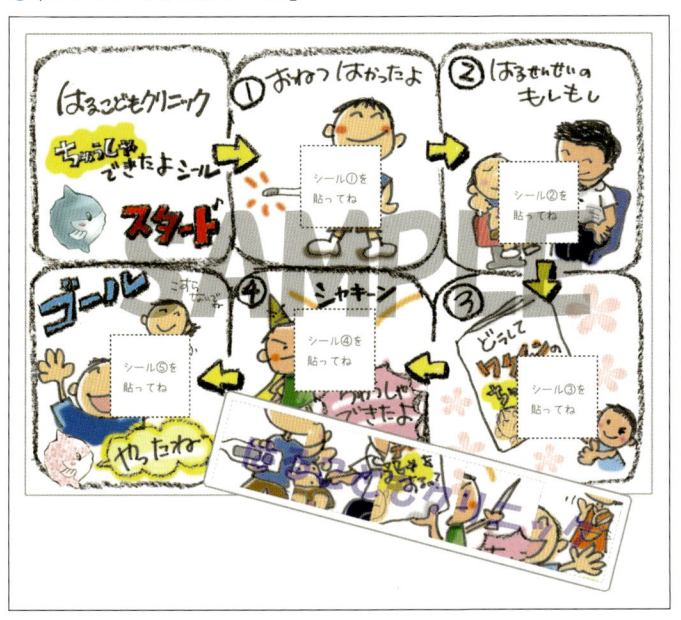

❽ 一つのステップが終わるごとにシールを貼付

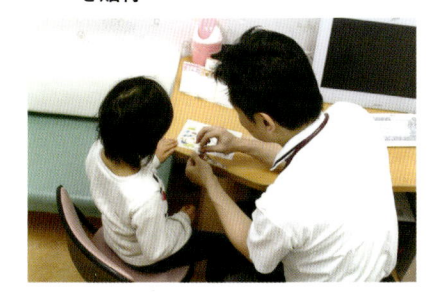

❾ イラスト入りオリジナル冊子「どうしてワクチンのちゅうしゃをするの？」

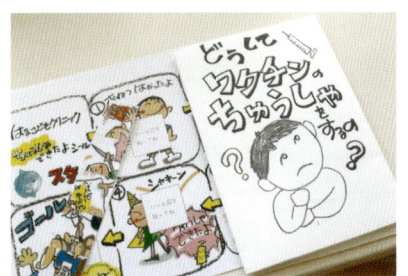

アすることにより，ワクチン接種に向けて気持ちを高めていくことができる．
- ワクチン接種までの流れをいっしょに確認しながら進めていくため，保護者も子どもとどのように一緒にがんばっていくかの見通しがもてる．
- 医療者側が一方的にプレパレーションを進めるのではなく，「どうしてワクチンのちゅうしゃをするの？」を保護者に読んでもらうことで，家族も一緒にプレパレーションに参加し，子どもへの声かけが増える．
- 父親や母親がいっしょに来られない場合でも，シールを持ち帰ることで，自分のがんばりを親に伝えることができる．
- シールを貼ることが，ごほうびとしてだけでなく，できたことの確認になり，シール台紙がたまることでがんばりの積み重ねを目で確認することができる．

子どもが治療に積極的に参加するために

- 治療の主体者は子どもである．子ども自身がこれから起こることを理解し，治療法や処置の方法を選択して，自分から前向きに取り組んでもらうための援助をしていきたいと思う．障がいをもつ，もたないにかかわらず，子どもの言語理解の発達はさまざまである．言語理解が未発達な子どもであっても，ツールを工夫することにより，これから何が起こるのかを事前に伝えることができ，子どもの側からも，医療者側に要求を出しやすくなる．

- 泣き叫んで嫌がる子どもが減っただけではなく，子どもは，「泣かずにできた」「泣いたけどがんばった」と誇らしげな顔をし，保護者もできたことを喜び，肯定的な声かけをする．コミュニケーションツールの活用が，医療者と子どもとの風通しの良いコミュニケーションを促し，副次的に，医療者と保護者，そして子どもと保護者の間にも，良いコミュケーションが生まれていく．

- 良いコミュニケーションが得られることは，1回の受診や処置での効果だけでなく，今後の治療にも大きな影響を及ぼす．痛みがあっても「言うと何かをされる」という恐怖感から，「痛い」と言えない子どももいる．しかし，自分が受ける治療を事前に知り，選択していくことができると理解することで，親や医療者に身体の異変を隠さずに伝えることができ，セルフケアを促進し，的確な治療を受けることにつなげることができる．

> ▶ 子どもが治療に積極的に参加することで，子どもがもっている力，がんばりが発揮され，このがんばりが病気と向き合う力になる．これは，病気に対してだけではなく，子どもの生活全般にとっても大切なことであると考える．
>
> ▶ 子どもたちはこれからの人生を生きていく．子どもたちに学んでもらいたいことは，人は運命に翻弄されて生きるのではなく，自分の人生の主人公であるということである．いやなことや不快なことはあるけれど，やるべきことにはやるべき理屈があり，なおかつ常に複数の選択肢があり，それを自ら主体的に選んで生きることができる．
>
> ▶ クリニックでの関わり方のなかで，このことを学んでもらうことが，子どもの生きる力への援助となるのではないかと思う．

参考文献

- 野田俊作．アドラー心理学トーキングセミナー――性格はいつでも変えられる．東京：星雲社；1989.
- 野田俊作．続アドラー心理学トーキングセミナー――勇気づけの家族コミュニケーション．東京：星雲社；1991.

知恵の実
母子健康手帳を見ると外来サービスの質を高められる

　当院では以前から，来院する際には必ず母子健康手帳を持参してもらっている．母子健康手帳の予防接種記録を確認し，接種できるワクチンがあれば確実に勧奨するためである．当然ながら，母子健康手帳には予防接種歴だけでなく，妊娠から出産の状況，そして出生後の子どもの成長・発達の記録が記されている．細かい字でびっしりと記入されているものもあれば，ほとんど何も書かれていないものもある．どのようなものがベストというわけではないが，保護者の養育姿勢が垣間見えるので，診療の際の言葉かけや説明など，自分自身の対応の参考にしている．

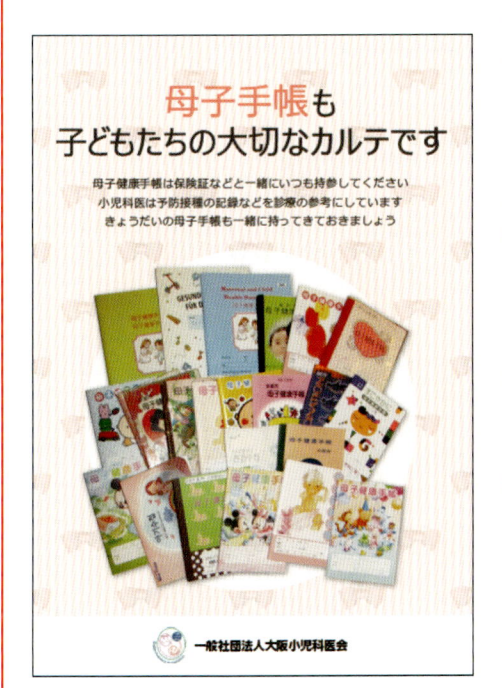

　筆者が所属している大阪小児科医会では，来院時の母子健康手帳の持参を啓発するためのポスターが会員に配布されている．ポスターのキャッチコピーは「母子手帳も子どもたちの大切なカルテです」．「母子健康手帳は保険証などと一緒にいつも持参してください」「小児科医は予防接種の記録などを診療の参考にしています」「きょうだいの母子手帳も一緒に持ってきておきましょう」とも記されている．

　母子健康手帳を見て診療の参考にするのは，小児科医なら誰でもしていることかと思っていたが，他の先生方に伺うと，日々の忙しい外来ではそうでもないらしい．毎回の診療場面で，母子健康手帳を少しずつ見せてもらうだけのことであるが，これも大切な外来サービスの一つだと思っている．

藤岡雅司（ふじおか小児科）

付表 急性中耳炎/滲出性中耳炎

急性中耳炎

❶ 急性中耳炎の重症度分類

		スコア		
年齢条件	24 か月未満	0(24 か月以上)	3(24 か月未満)	
臨床症状	耳痛	0(なし)	1(痛みあり)	2(持続性の高度疼痛)
	発熱(腋窩)	0(37.5℃未満)	1(37.5℃から38.5℃未満)	2(38.5℃以上)
	啼泣・不機嫌	0(なし)	1(あり)	
鼓膜所見	鼓膜発赤	0(なし)	2(ツチ骨柄あるいは鼓膜の一部発赤)	4(鼓膜全体の発赤)
	鼓膜膨隆	0(なし)	4(部分的な膨隆)	8(鼓膜全体の膨隆)
	耳漏	0(なし)	4(外耳道に膿汁あるが鼓膜観察可能)	8(鼓膜が膿汁のため観察できない)
重症度のスコアによる分類　軽症：5点以下，中等症：6〜11点まで，重症：12点以上				

(日本耳科学会，日本小児耳鼻咽喉科学会，日本耳鼻咽喉科感染症・エアロゾル学会．小児急性中耳炎診療ガイドライン2013年版．東京：金原出版；2013)

❷ 小児急性中耳炎症例の治療アルゴリズム(軽症：スコア5点以下)

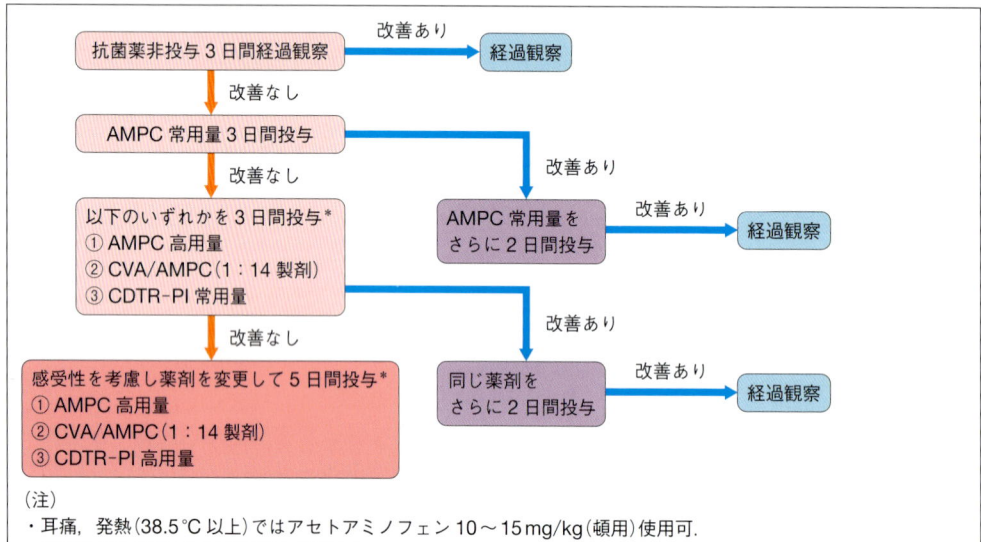

```
抗菌薬非投与3日間経過観察 ──改善あり──→ 経過観察
         │改善なし
         ↓
AMPC 常用量3日間投与 ──改善あり──→ AMPC 常用量をさらに2日間投与 ──改善あり──→ 経過観察
         │改善なし
         ↓
以下のいずれかを3日間投与*
① AMPC 高用量
② CVA/AMPC(1：14製剤)
③ CDTR-PI 常用量
         │改善なし                          改善あり
         ↓                          同じ薬剤をさらに2日間投与 ──改善あり──→ 経過観察
感受性を考慮し薬剤を変更して5日間投与*
① AMPC 高用量
② CVA/AMPC(1：14製剤)
③ CDTR-PI 高用量
```

(注)
・耳痛，発熱(38.5℃以上)ではアセトアミノフェン10〜15mg/kg(頓用)使用可．
・鼻所見がある場合には鼻処置も併用する．
・上咽頭(鼻咽腔)あるいは耳漏の細菌検査を行う．
・抗菌薬投与時の下痢には耐性乳酸菌や酪酸菌製剤が有効な場合がある．
・*で経過が思わしくない場合には肺炎球菌迅速診断なども参考のうえ，抗菌薬の変更を考慮する．
・ピボキシル基を有する抗菌薬の長期連続投与については，二次性低カルニチン欠乏症の発症に十分注意すること．
・抗菌薬投与量は下記の用量を超えない．
　AMPC　　：1回500mg，1日3回1,500mg
　CDTR-PI：1回200mg，1日3回600mg
・経過観察は初診時より3週までとする．

(日本耳科学会，日本小児耳鼻咽喉科学会，日本耳鼻咽喉科感染症・エアロゾル学会．小児急性中耳炎診療ガイドライン2013年版．東京：金原出版；2013)

❸ 小児急性中耳炎症例の治療アルゴリズム(中等症:スコア6～11点)

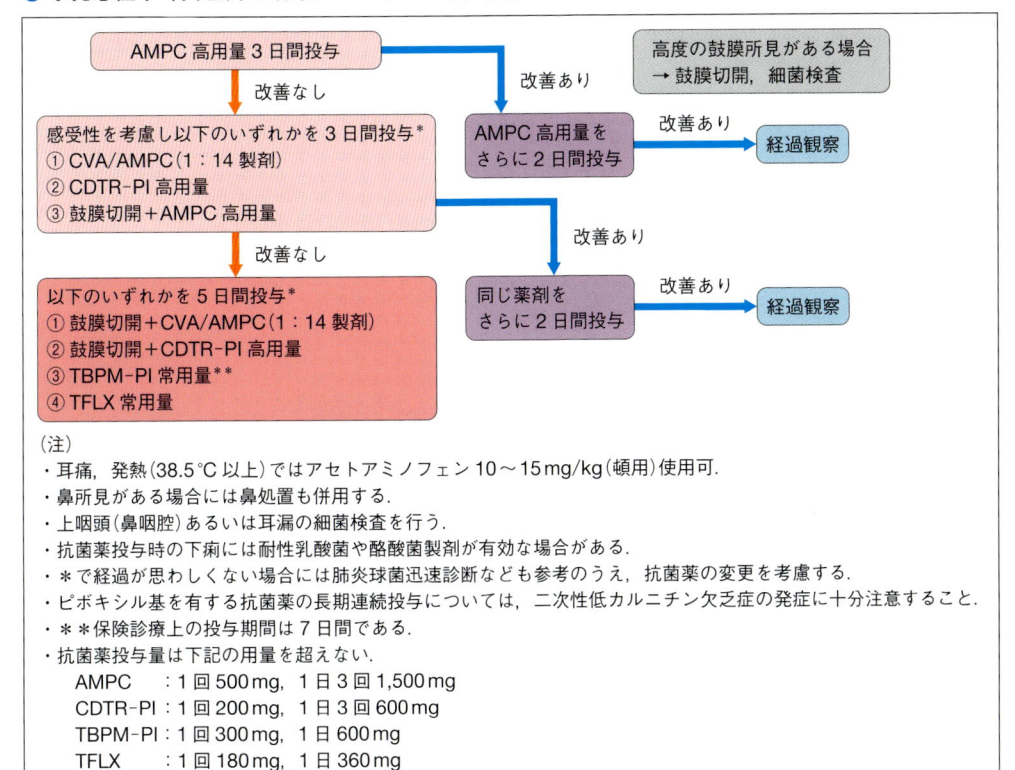

```
┌─────────────────────┐                    ┌──────────────────────┐
│ AMPC 高用量 3 日間投与 │─── 改善あり ──→    │ 高度の鼓膜所見がある場合 │
└─────────────────────┘                    │ → 鼓膜切開,細菌検査    │
         │                                  └──────────────────────┘
      改善なし
         ↓
┌─────────────────────────┐        ┌──────────────────┐   改善あり
│ 感受性を考慮し以下のいずれかを │        │ AMPC 高用量を     │─────────→ 経過観察
│ 3 日間投与*               │        │ さらに 2 日間投与  │
│ ① CVA/AMPC(1:14 製剤)   │        └──────────────────┘
│ ② CDTR-PI 高用量         │
│ ③ 鼓膜切開＋AMPC 高用量   │─── 改善あり ──┐
└─────────────────────────┘              │
         │                                ↓
      改善なし                    ┌──────────────────┐   改善あり
         ↓                        │ 同じ薬剤を         │─────────→ 経過観察
┌─────────────────────────┐      │ さらに 2 日間投与  │
│ 以下のいずれかを 5 日間投与* │      └──────────────────┘
│ ① 鼓膜切開＋CVA/AMPC(1:14 製剤)│
│ ② 鼓膜切開＋CDTR-PI 高用量    │
│ ③ TBPM-PI 常用量**            │
│ ④ TFLX 常用量                │
└─────────────────────────┘
```

(注)
- 耳痛,発熱(38.5℃以上)ではアセトアミノフェン 10～15 mg/kg(頓用)使用可.
- 鼻所見がある場合には鼻処置も併用する.
- 上咽頭(鼻咽腔)あるいは耳漏の細菌検査を行う.
- 抗菌薬投与時の下痢には耐性乳酸菌や酪酸菌製剤が有効な場合がある.
- *で経過が思わしくない場合には肺炎球菌迅速診断なども参考のうえ,抗菌薬の変更を考慮する.
- ピボキシル基を有する抗菌薬の長期連続投与については,二次性低カルニチン欠乏症の発症に十分注意すること.
- **保険診療上の投与期間は 7 日間である.
- 抗菌薬投与量は下記の用量を超えない.
    AMPC   :1 回 500 mg,1 日 3 回 1,500 mg
    CDTR-PI :1 回 200 mg,1 日 3 回 600 mg
    TBPM-PI :1 回 300 mg,1 日 600 mg
    TFLX   :1 回 180 mg,1 日 360 mg
- 経過観察は初診時より 3 週までとする.

(日本耳科学会,日本小児耳鼻咽喉科学会,日本耳鼻咽喉科感染症・エアロゾル学会.小児急性中耳炎診療ガイドライン 2013 年版.東京:金原出版;2013)

❹ 小児急性中耳炎症例の治療アルゴリズム（重症：スコア 12 点以上）

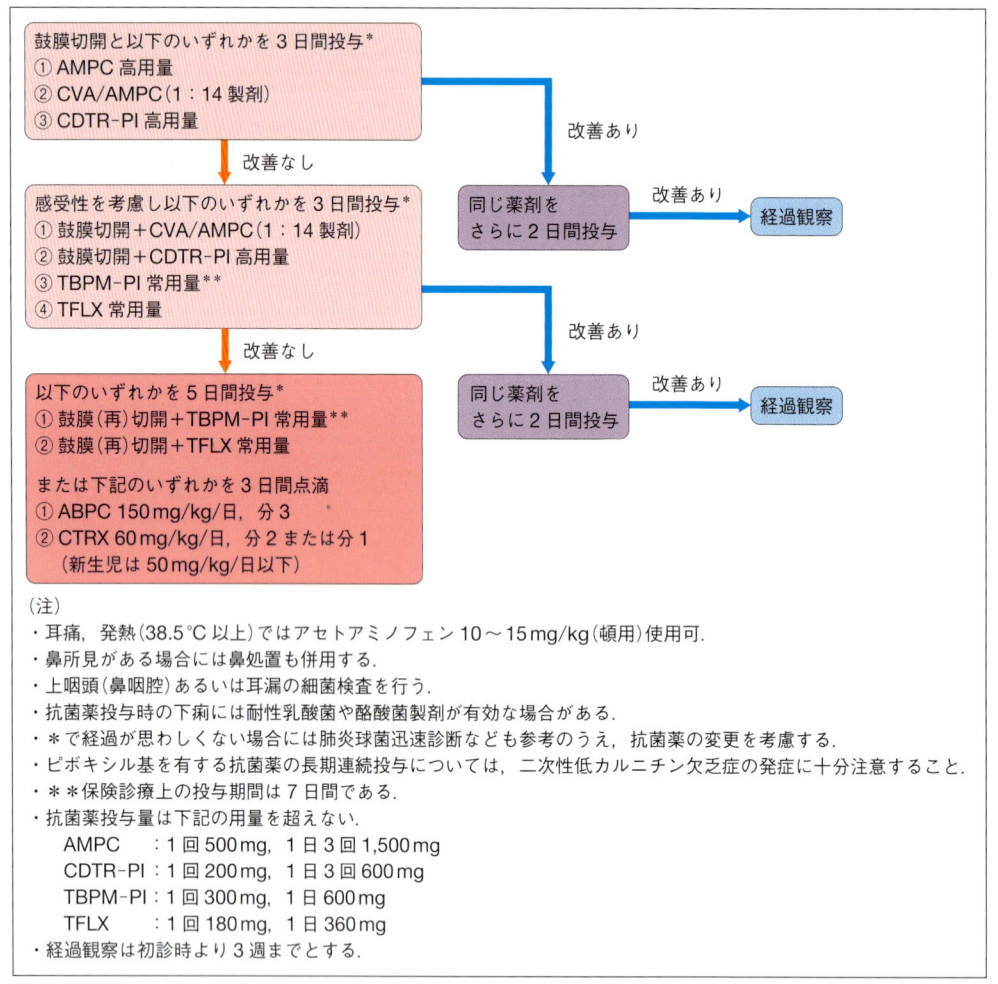

鼓膜切開と以下のいずれかを 3 日間投与*
① AMPC 高用量
② CVA/AMPC（1：14 製剤）
③ CDTR-PI 高用量

↓改善なし

感受性を考慮し以下のいずれかを 3 日間投与*
① 鼓膜切開＋CVA/AMPC（1：14 製剤）
② 鼓膜切開＋CDTR-PI 高用量
③ TBPM-PI 常用量**
④ TFLX 常用量

↓改善なし

以下のいずれかを 5 日間投与*
① 鼓膜（再）切開＋TBPM-PI 常用量**
② 鼓膜（再）切開＋TFLX 常用量

または下記のいずれかを 3 日間点滴
① ABPC 150 mg/kg/日，分 3
② CTRX 60 mg/kg/日，分 2 または分 1
　（新生児は 50 mg/kg/日以下）

改善あり → 同じ薬剤をさらに 2 日間投与 → 改善あり → 経過観察

改善あり → 同じ薬剤をさらに 2 日間投与 → 改善あり → 経過観察

（注）
・耳痛，発熱（38.5℃以上）ではアセトアミノフェン 10〜15 mg/kg（頓用）使用可．
・鼻所見がある場合には鼻処置も併用する．
・上咽頭（鼻咽腔）あるいは耳漏の細菌検査を行う．
・抗菌薬投与時の下痢には耐性乳酸菌や酪酸菌製剤が有効な場合がある．
・*で経過が思わしくない場合には肺炎球菌迅速診断なども参考のうえ，抗菌薬の変更を考慮する．
・ピボキシル基を有する抗菌薬の長期連続投与については，二次性低カルニチン欠乏症の発症に十分注意すること．
・**保険診療上の投与期間は 7 日間である．
・抗菌薬投与量は下記の用量を超えない．
　　AMPC　　：1 回 500 mg，1 日 3 回 1,500 mg
　　CDTR-PI：1 回 200 mg，1 日 3 回 600 mg
　　TBPM-PI：1 回 300 mg，1 日 600 mg
　　TFLX　　：1 回 180 mg，1 日 360 mg
・経過観察は初診時より 3 週までとする．

（日本耳科学会，日本小児耳鼻咽喉科学会，日本耳鼻咽喉科感染症・エアロゾル学会．小児急性中耳炎診療ガイドライン 2013 年版．東京：金原出版；2013）

滲出性中耳炎

❺ 小児滲出性中耳炎の診療アルゴリズム

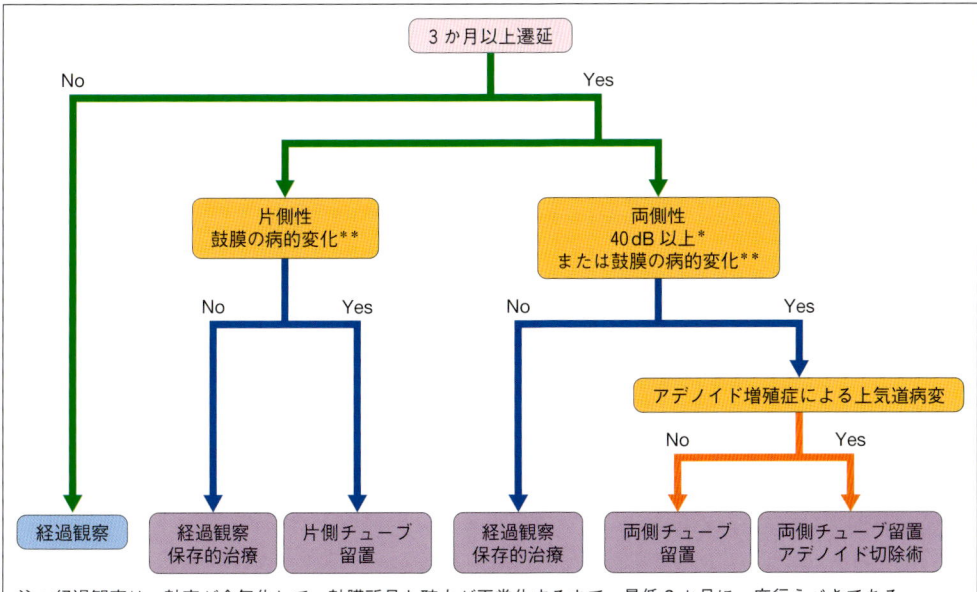

```
                          ┌─────────────┐
                          │ 3か月以上遷延 │
                          └──────┬──────┘
                    No ┌─────────┴─────────┐ Yes
                      │                     │
                      │           ┌─────────┴─────────┐
                      │           ▼                   ▼
                      │      ┌─────────┐        ┌───────────────┐
                      │      │  片側性  │        │     両側性     │
                      │      │鼓膜の病的│        │  40dB以上*    │
                      │      │ 変化**  │        │または鼓膜の病的│
                      │      └────┬────┘        │   変化**      │
                      │        No │ Yes         └───────┬───────┘
                      │           │                  No │ Yes
                      │           │                     │
                      │           │                     │   ┌──────────────┐
                      │           │                     │   │アデノイド増殖症│
                      │           │                     │   │ による上気道病変│
                      │           │                     │   └──────┬───────┘
                      │           │                     │       No │ Yes
                      ▼           ▼           ▼         ▼          ▼          ▼
                  ┌──────┐  ┌────────┐ ┌──────┐  ┌────────┐  ┌──────┐  ┌──────────┐
                  │経過観察│  │経過観察 │ │片側  │  │経過観察 │  │両側  │  │両側チューブ│
                  │      │  │保存的治療│ │チューブ│  │保存的治療│  │チューブ│  │留置      │
                  │      │  │        │ │留置  │  │        │  │留置  │  │アデノイド │
                  │      │  │        │ │      │  │        │  │      │  │切除術    │
                  └──────┘  └────────┘ └──────┘  └────────┘  └──────┘  └──────────┘
```

注：経過観察は，鼓室が含気化して，鼓膜所見と聴力が正常化するまで，最低3か月に一度行うべきである．
＊：25～39dBでは，チューブ留置を行ってもよいが，適応をより慎重に検討すべきである．
＊＊：チューブ留置が有効な鼓膜の病的変化とは，鼓膜緊張部もしくは弛緩部の高度な内陥，耳小骨の破壊，癒着性の鼓膜内陥を指す．

（日本耳科学会，日本小児耳鼻咽喉科学会編．小児滲出性中耳炎診療ガイドライン2015年版．東京：金原出版；2015）

カンパニア ドルチェ　Compania Dolce

より良い医療サービス提供のための"見える化"

シックスシグマを応用した待ち時間対策の検証

田原卓浩 | たはらクリニック

はじめに

医療はサービス業に分類されている．医療のプロとして「質」の良いサービスを提供することと，「効率」と「思いやり」のバランスがとれた経営を進めることとはいわば車の両輪である．医療の現場では，自ずと医療サービス提供者が高い位置となりやすいため，顧客満足度への関心が薄れる傾向がある．われわれが一般のさまざまなサービスを受けるときの評価基準の一つに「待ち時間」がある．改善・評価・更新を繰り返す手法であるシックスシグマを応用した「待ち時間」の検討を紹介する．

シックスシグマとその応用

米国の大企業である GE（ゼネラル・エレクトリック）が導入したことでも知られている問題解決サイクルの手法である（❶）．今回は「待ち時間」を問題点として解析した．

「待ち時間」を構造化すると ① 駐車場，② 受付（〜診察），③（診察〜）会計の 3 つに分類される（❷）．地域によってはビル診や過疎地域のため駐車場の要素が不要となる．

クリニック周辺の車列による交通の妨げを解消するための駐車スペースの拡大，ならびに受付スタッフと看護師によるトリアージの導入を含めた対策では顧客満足度を高めることに至らなかったため，2013 年 12 月から予約システムを導入した．車列がなくなり，待合室の混雑感は改善された"感じ"が正しいかどうかの検証のために，単位時間あたりの患者数の比較から「待ち時間」（受付から診察まで）の"見える化"を試みた．

方法

電子カルテを利用して，対象期間の全患者の受付から診察・会計までに要した時間を集計し，予約システム導入前後での「待ち時間」を比較した．

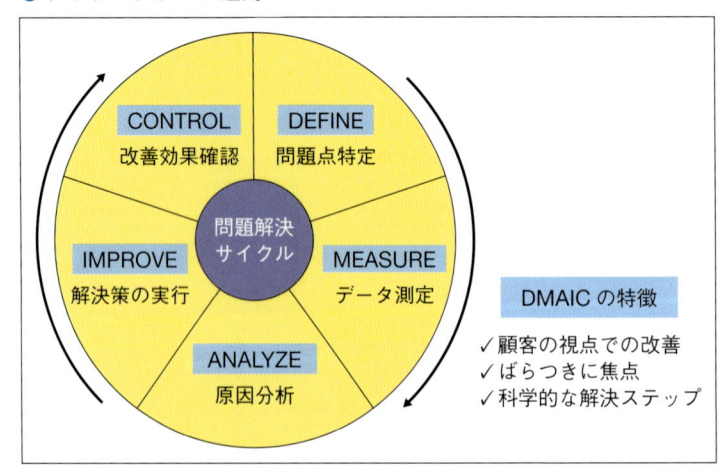

❶ シックスシグマの適用

- CONTROL 改善効果確認
- DEFINE 問題点特定
- MEASURE データ測定
- ANALYZE 原因分析
- IMPROVE 解決策の実行

問題解決サイクル

DMAIC の特徴
✓ 顧客の視点での改善
✓ ばらつきに焦点
✓ 科学的な解決ステップ

❷ 待ち時間の構造

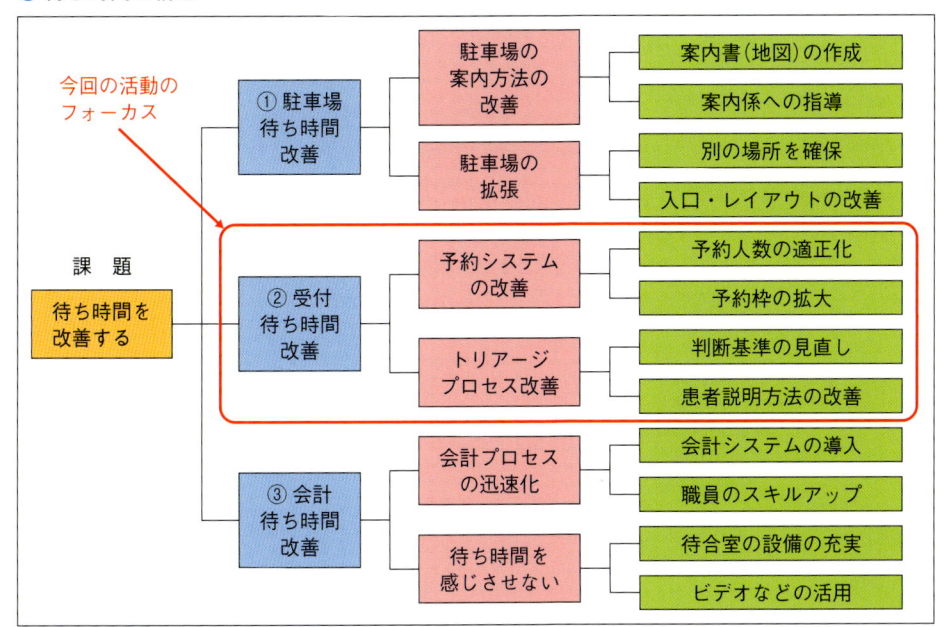

今回の活動のフォーカス

課題：待ち時間を改善する

① 駐車場待ち時間改善
- 駐車場の案内方法の改善
  - 案内書（地図）の作成
  - 案内係への指導
- 駐車場の拡張
  - 別の場所を確保
  - 入口・レイアウトの改善

② 受付待ち時間改善
- 予約システムの改善
  - 予約人数の適正化
  - 予約枠の拡大
- トリアージプロセス改善
  - 判断基準の見直し
  - 患者説明方法の改善

③ 会計待ち時間改善
- 会計プロセスの迅速化
  - 会計システムの導入
  - 職員のスキルアップ
- 待ち時間を感じさせない
  - 待合室の設備の充実
  - ビデオなどの活用

❸ 診察時間帯ごとの予約システム導入前後の患者数

a　1日の時間帯による診察患者人数

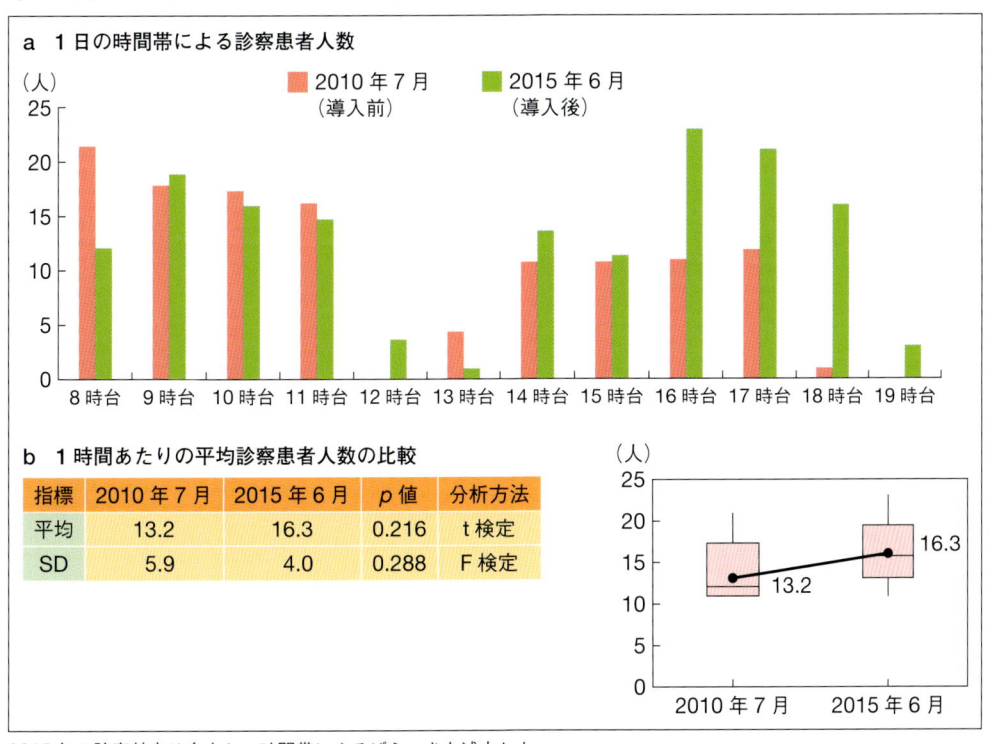

（2010年7月（導入前）、2015年6月（導入後）の棒グラフ：8時台〜19時台）

b　1時間あたりの平均診察患者人数の比較

指標	2010年7月	2015年6月	p 値	分析方法
平均	13.2	16.3	0.216	t 検定
SD	5.9	4.0	0.288	F 検定

2015年の診察効率は向上し、時間帯によるばらつきも減少した．

結果

単位時間あたりの患者数の比較(❸)から，以下の2つが示された．

① 診察患者数が23％増加：1日の各時間帯の診察患者数が平均13.2人から16.3人に増加しており，患者スループットが23％向上してる．

② ばらつき(SD標準偏差)が減少：各時間あたりの診察患者数のばらつきが5.9人から4.0人へと減少しており，患者1人あたりの診察時間がより平均化されている．

まとめ

クリニック経営に欠かせない顧客満足度を高め，さらに維持するための努力は，プラス志向のイノベーションである．「待ち時間」の「質」もイノベーションの対象であり，時間期待値にだけでなく診療科・地域の特性に応じてより良く維持するための客観的な評価を医療チーム全員が共有することが不可欠である．

⮕ 参考文献

- 前田泉．待ち時間革命．東京：日本評論社；2010．
- 迫田勝明．図解　シックスシグマ流"強い現場"を作る「問題解決型」病院経営．東京：日本医療企画；2006．

索引

配列は，頭語が，日本語・数字・ギリシア文字・アルファベットの順に並べた．

あ

アイチケット	72
臨時メッセージ機能	75
アウエルバッハ神経叢	118
赤ちゃん主導の母乳育児	106
『赤ちゃんのおせわ BOOK』（宇部市）	152
アセトアミノフェン	190
アデノウイルス	26, 27, 31
アデノウイルス 7 型（重症化）	31
アメニティ	176
アラーム療法	128, 129
アレルギー外来	13
アレルギー性鼻炎（低年齢児）	27
アンケート	62
安全な愛着	108, 110

い

育児・介護休業規程	163
育児介護休業制度	165
育児技術	108
育児支援	104, 107, 110, 131, 135, 136, **146**
育児支援外来	105
育児相談	115
育児の困難感	109
医師会	100
医師過剰時代	3, 11
医師専用 SNS	98
一体型電子カルテ	93
いどばた教室	113
遺尿	128
遺糞	120
イムノクロマト法	27
医薬分業	85, 89
医療安全	77, 78, 82
医療広告	57, 60
医療広告ガイドライン	57
医療広報	57, 59
医療者の態度	155
医療情報	61
医療知識の格差	61
医療の質向上	77, 78, 82
医療費	1
医療秘書	168
医療プロセス	59
医療保険制度	2
イレウス	35
院外処方箋	87
院外薬局	84
インターネット	10, 98
インターネット回線	96
咽頭診察のプレパレーション	178
咽頭痛	30
咽頭拭い液	29
咽頭・扁桃炎	26, 27
院内 LAN	96
院内感染症対策	22
院内感染の予防	9
院内処方	**85**
インピーダンスオージオメータ	50
インフォームド・アセント	176
インフルエンザ	31
インフルエンザウイルス	28
インフルエンザ菌	46
インフルエンザ調査票	97

う

ウイルス性呼吸器感染症	25
受付	9, 14, 20, 22, 194, 195
受付業務	70
動きのあるおもちゃ	181
うべ子どもすくすくネットワーク	153
運動発達	133

え

栄養士	111, 153
栄養食育相談	**111**, 115
栄養相談教室	112
エインスワース	108
駅看板	59, 60
エコー（⇨超音波検査）	35
エコーゲル	35
エジンバラ産後うつ病質問票（EPDS）	150
エピペン®	159
絵本	177
エンテロウイルス	31
エントランス	19, 20
エンパワーメント	147

お

嘔吐	22, 36
「お薬の説明」	88
おっぱい都市宣言	150
おむつ交換	23, 24
おむつ交換室	12
おむつ交換ブース	15
おもちゃ	177
おもちゃコンサルタント	177
オンライン受付	73

か

会議室	15
会計	194, 195
介護休業	165
介護保険制度	2
外来保育士	177
カウンセリングマインド	131
カウンセリングルーム	15
かかりつけ医	146, 147
隔離室	11
かぜ	25
学会参加	99
学会ホームページ	99
学校感染症等に係る登校に関する意見書	68
学校生活管理指導表のアレルギー管理プラン	67
カフェテリアプラン	166
カルボシステイン	50
寛解期（Convalescent phase）	47
看護師	61
看護師問診	92
感染エリア	9
感染症情報報告	96
浣腸手順カード	185, 186
管理栄養士	112, 115

き

基幹病院との連携	11
疑義照会	82
喫煙	138
6つの規制政策	145
喫煙率	138
気になる子ども	136
機能的便貯留型便秘（FFR）	119, 120
虐待	109
吸引液検体	29
休憩室	14
休日診療	65
急性期（Acute phase）	47
急性中耳炎	45, 47
――の重症度分類	190
――の治療アルゴリズム	190-192
急性腹症	37
急性腹痛	36
吸入	182
エッセンス（バニラ，キャラメル，果物）	182
牛乳アレルギー	122
急変時対応マニュアル	160
教育	120
行政官庁	162
胸部X線単純撮影	38, 39
被曝線量	38
業務と人のゆとり	78
巨大結腸	119, 120
気流型スパイロメーター	43
気量型スパイロメーター	43
禁煙	139
成功率を高める行動療法	142
禁煙ガイドライン	138
禁煙外来	**138**
保険適用のための施設基準	140
――の準備	139
禁煙補助薬	140
均等待遇	164
金融資産保有高	2, 3

く

空気清浄機	15
薬の一包化	82
『くすりのしおり』	88
薬の手帳	80
クラーク（診療助手）	61, 95
クリーンタイム	148
グリセリン浣腸液	120
クリニック事情	3
クリニックの立地	9
クリニックモール	18
クリニックを知ってもらう方法	**56**
グループ診療	11
車いす	10
クレーム	155

け

携行型記録器	40
携帯型心電計	39
携帯電話	73
血液検査	26
血糖	26
血尿	26
下痢	9, 22, 36
下痢便検体	29
健康診断	173
検索エンジン	98
検査伝票	96
研修受講規程	163
検体採取のプレパレーション	179
検体採取法	29

こ

高圧浣腸	120
抗菌薬の適正使用	79
抗原迅速診断	27
――が用いられる感染症	28, 30
広告	**56**
抗コリン薬	128
向上意欲	78
甲状腺機能低下症	106
肯定的ストローク	147
合同勉強会	78, 79
行動変容	122
硬便	118
広報誌	61
抗利尿ホルモン製剤	128
声がけ	76
呼吸器感染ウイルス	
流行時期	33
呼吸機能検査	41
――の保険点数	43
呼吸不全	27
国際認定ラクテーション・コンサルタント	104
国民医療費	1, 2
国民皆保険制度	2
こころの外来	**131**
子育て支援	8, 11, 15, 86, 149
子育て支援事業	8
子育て支援センター	111, 115
固定費	3
誤投薬	82
子ども・子育て関連3法	8
子どもの権利条約	176
子ども療法支援士	176
コパスライド	25
鼓膜所見	**45**, 51
OMNI cycle	47
滲出性中耳炎	49
鼓膜切開	48
鼓膜チューブ留置術	51
鼓膜膨隆	190
鼓膜膨隆期（Bulging phase）	47
鼓膜発赤	190
コミュニケーション	59, 61, 64, 91, 93, 188
コミュニケーションエラー	77
コミュニケーションツール	**184**
コミュニケーション不良	49
コミュニケーション理論	147
混合栄養	102-104, 108
コンプライアンス	59
コンベックス型プローブ	37, 118

さ

再感染	34
在庫管理	82
採取検体	29
在宅医療	11
採尿パック	25
サフォードウイルス	26, 27
差別化	5
サルモネラ菌血症	26
産科退院時連絡システム	151
酸化マグネシウム	121, 124
血清マグネシウム濃度のモニタリング	122
産後ケア	13, 14
産後健診	149
散剤	89, 90
産前ケア	14
サンドピクチャー	182

し

ジェネリック	83
歯科医	153
耳鏡	**45**, 51
事業収支	17
刺激性下痢	121
試験紙	25

耳垢除去	51
出血	52
耳垢水	52
市場調査	18
施設レイアウトと動線	70
耳痛	45
シックスシグマ	194
自転車置き場	9, 12
児童相談所	136
児童発達管理責任者	136
児童福祉施設	136
児童福祉法の一部改正	136
自動分包器	89
品揃え	83
事務室	14, 20
社会福祉施設整備補助金	136
ジャンプテスト	40
就業規則	162, 163
──の変更	164
就業規則本則	163
重症心身障害児施設	136
受診者数制限	75
出産準備教育	151
授乳	102, 104
禁忌薬	105
授乳室	23, 24
ジョイントマット	9
障害児	8
紹介状	96
常勤職員	164, 165
小児科医会（⇨日本小児科医会）	
小児科医のアイデンティティー	16
小児科特定疾患カウンセリング科	134
小児急性中耳炎症例の治療アルゴリズム	
軽症	190
重症	192
中等症	191
小児在宅医療	2
小児滲出性中耳炎の診療アルゴリズム	193
情報格差	78
情報管理規程	163
情報収集	98
情報ツール	97
情報の共有化	97
情報発信ツール	76
食育活動	112
職員の健康診断	173
職員の定着率	78, 166
食事会	169
職務内容	165
食物繊維	122

便秘の疫学調査	123
助産師	105, 108
処置室	14, 22, 24
ショッピングモール	18
処方箋	
医療情報	81
──の記載方法	84
処方箋料	85
シリンジカバー	181
耳漏	45, 190
シロップ	89
人工栄養	102-104, 108
人口減少	1, 3
人材活用	165
診察券入れ	74
診察室	9, 14, 22
診察時の説明	64
滲出性中耳炎	48
鼓膜所見	49
──の治療アルゴリズム	193
心身症	135
腎性尿崩症	128
迅速診断	27
迅速診断キット	28
診断前療育	134
心電計の価格	41
心電図	39
──の保険点数	40
浸透圧下剤	121
心理カウンセリング	134
心理チーム	109
心理的依存	139
診療圏分析	18, 20
診療費	2
診療報酬体系	116
診療予約	70
救急対応	75
システム	72
診療録（カルテ）の保存義務	96

す

水剤	89, 90
スーパー門前薬局	85, 86
スタッフのブラッシュアップ	98
スタッフのヘルスケア	167
スタッフの離職	159, 166
ストレス	167
ストレス解消神話	138, 139
スパイロメーターの価格	44
スパイロメトリー	41
スマートフォン	73
待ち状況の確認	74

せ

生後2週間健診	150, 151
精巣捻転症	36, 37
生体検査	**25**
整理券	72
生理検査	**35**
咳の出ないかぜ	33
咳の出るかぜ	33
セクタ型プローブ	37
セクハラ	170
舌圧子いらないカード	184, 185
接遇	101
接遇研修	161
絶対的必要記載事項	162
セフジトレンピボキシル	190-192
潜在性二分脊椎症	118
選定療養	2
喘鳴	27
専門外来	8
──の予約	10
専門雑誌	100

そ

倉庫	15
総合医制度	9
総合診療専門医	16
相対的必要記載事項	162
相談窓口	165, 171
想定患者数	19
育てにくさ	110
卒煙	139
卒煙証書	143
損益分岐点	3, 60

た

滞在時間	71, 76
滞在人数	71, 76
体重換算表	84
退職金規程	163
大都市型小児科クリニック	**8**
市場調査	20
平面図	12
見取図	13, 14
対標準肺活量	43
タウンミーティング	153
タバコフリー	145
タブ	93, 94
多目的室	13
痰検体	29

単純ヘルペスウイルス	27	
タンデムマススクリーニング	25, 26	

ち

地域総合小児医療認定医制度	16
チーム医療	77, 78, 80
チームコミュニケーション	83
地価	17
父親の育児参加	148
地方都市型クリニック	**17**
敷地図例	18
市場調査	19
チャイルドライフスペシャリスト	176
チャンピックス®	141
中耳貯留液	49
駐車場	9, 12, 194, 195
駐輪場	11
超音波検査	35
——の保険点数	38
装置の価格	37
ハンディタイプ	37
懲戒解雇	163
懲戒規程	170
腸管通過時間	119
腸管通過速度	120
腸管通過遅延型便秘(STC)	119, 120
調剤の合理化	82
調剤薬局	**77**
技術料	85
腸重積症	36, 37
帳票	**91**
直腸径	119
——の基準値	120
直腸肛門指診	118
直腸肛門反射	117, 118
直腸膀胱障害	118
賃金規程	163

つ

通所支援事業	136
ツール	**63**
積立有給制度	166

て

デイケア	8, 11
ディストラクション	181
ティンパノグラム	50
ティンパノメトリ	**45**, 49
データ検索	96
摘便	121

デジタルX線装置	39	
デスモプレシン®スプレー	128	
手作りのスライドショー	69	
鉄欠乏性貧血	107	
テビペネムピボキシル(TBPM-PI)	48, 191, 192	
点字案内板	10	
電子カルテ	10, 15, 92, 93	
——のヒューマンファクター	81	
電柱看板	59	
テンプレート	93, 94	

と

トイレ	24
トイレットトレーニング	123, 124
特定性(医療広告)	57
トスフロキサシン(TFLX)	48
トスフロキサシントシル酸塩水和物	191, 192
吐物	9
ドライシロップ	89, 90
トリアージ	93
努力呼気曲線	41, 42
努力性肺活量	41, 43
ドロッピングドロップ	182

な

長引く咳	36
夏休み子ども料理教室	112-114
難治性便秘	122

に

二穴ファイル	96
ニコチネルTTS®	141
ニコチン依存(症)	139, 143, 144
ニコチン依存症スクリーニングテスト	140
ニコチンガム	140, 141
ニコチンパッチ	140, 141
二峰目の発熱	46
日本医師会	100
日本小児科医会	100, 132
入院時食事・生活医療費	2
乳児家庭全戸訪問事業	149
乳児健診	36
乳腺炎	105, 106
乳頭亀裂	106
乳房管理	104, 105
乳房マッサージ	105
乳幼児健診	

育児支援	146
乳幼児健診票	96
尿検査	25
尿検体	29
尿試験紙法	26
尿潜血	26
尿沈渣	26
尿の比重・浸透圧	126
尿のプロフィール	126
人間関係	78
妊娠健康診査	149
認知性(医療広告)	57
妊婦教室	149

ね

熱性けいれん既往	87

の

膿性鼻汁	48

は

ハーズバーグの動機づけ衛生理論	162
パート職員	164, 165
——の労働契約	163
パートタイマー就業規則	163
パートタイム労働法	163, 164
肺炎球菌	46
肺炎球菌迅速検査キット	
保険点数	46
肺炎マイコプラズマ	28, 30
マイコプラズマ細胞数	32
流行時期	33
肺活量	41, 43
排便がまん	118
排便協調障害	119
排便コントロール	124
排便日誌	118, 119
ハインリッヒの法則	157, 158
ハウスダスト対策	22, 23
パソコン	73, 168
診療予約	73
電子カルテ	93
発語の遅れ	133
発達支援事業所	136
発達支援センター	136
発達支援の集約化構想	135
発達障害	135
発達専門機関	133, 136
発達相談	11
鼻処置	48

鼻すすり癖	48	プロバイオティクス	122, 123	ホルター心電図	40
母親教室	13	雰囲気づくり	92	ポルフィリン尿	26
母親の食事制限	105				
パブリシティ活動	61	**へ**		**ま**	
パペット	179	ペアレントトレーニング	11	マーカー（電子カルテ）	93, 94
バリアフリー	10	ベッドサイドモニター	40	マイカー通勤規程	163
バレニクリン	140	ヘパフィルター	15	マイコプラズマ肺炎	33
パワハラ	168, 169	ベビーカー置き場	9, 11, 12	マイスナー神経叢	118
汎下垂体機能低下症	106	ベビーフード	109	マクロライド療法	50
ハンディータイプエコー	37	ベビーマッサージ	14	マズローの欲求5段階説	161
パンフレット	62	ヘモグロビン尿	26	待合室	9, 14, 21, 23, 69, 177
		便塊除去	120	手作りスライドショー	69
ひ		勉強会	101	本棚	23
ヒーリングトイ	181	便検体	29	間違えやすい薬	83
鼻咽腔拭い液	29	便性状	119	待ち時間	70, 155, 194
非感染エリア	9, 10, 12	便塞栓	120	満足度の関係	71
非言語的コミュニケーション	133	変動費	3	窓口受付	73
鼻汁検査	26	便秘	36, 37, 117, 120	慢性機能性便秘	120
鼻汁好酸球試験	27	——のred flags	118	慢性便秘	118
非常勤小児科医の採用	11	——の定義	117		
ヒトメタニューモウイルス	31	便秘外来	**117**	**み**	
被曝線量	38			ミーティング	158, 169
鼻噴霧用ステロイド	50	**ほ**		ミオグロビン尿	26
ヒヤリハット報告	156, 157	保育士	108	未成年者の禁煙外来	143
評価療養	2	包括報酬制度	2	身だしなみ規程	163
病児保育	86, 111	膀胱容量	128	耳いじり	45
病児保育室	12, 15	褒賞制度	165	耳の構造模式図	47
ビリルビン尿	26	訪問看護医療費	2		
ヒルシュスプルング病	118	ホームページ	10, 61, 99	**む**	
		補完食	109	無期雇用	164
ふ		ポケット付クリアファイル	96	無神経節腸管	118
ファイリング	95	保健師	153		
腹痛	36	保健センター	136	**め**	
副鼻腔炎	36	保険点数		メーリングリスト	99
腹部超音波検査	118	カウンセリング料	134	メディカル・スタッフのブラッシュ	
直腸膨大部径	119	呼吸機能検査	43	アップ	**98**
服薬困難	87	心電図	40	メモ欄（電子カルテ）	93
服薬のアドヒアランス	82	超音波検査	38	メンタルヘルス	134
福利厚生制度	165, 166	肺炎球菌迅速検査（中耳炎，副鼻		メンタルヘルスケア	150, 167
不顕性感染	34	腔炎）	46	面談	167
不整脈	39, 40	X線検査	39	面分業	85
普通解雇	163	保護者用体温表	65		
不登校	135	母子健康手帳	147, 149, 189	**も**	
ブランド化（ブランディング）	5, 59	ポジショニング	106	モビール	182
ブリストル・スケール	119	ポスター	62	問診票	91, 92
ブリンクマン指数	140	ホスピタリティ	176		
プレイルーム	15, 21, 23	母乳育児支援外来	**102**		
プレパレーション	**176**	母乳栄養	102-104, 150		
プローブ	37	母乳指導	104, 105		
フローボリューム曲線	41, 42	母乳相談	105-107, 109, 110		
パターン	44	ポリオワクチン投与活動	54		

や

夜間診療	65
薬剤師のトリアージ	79
薬剤情報	87, 89
薬剤パンフレット	88
薬剤名印字	90
約束処方化	83
薬物有害事象	81
薬価差	85
薬局調剤医療費	2
夜尿症	125
タイプ	129
夜尿症外来	**125**
夜尿症日誌	125

ゆ

誘因性（医療広告）	57
有給休暇	165
――の積立制度	166
床素材	9
ユニバーサルデザイン	10

よ

用具室	24
溶連菌	27, 28
溶連菌感染症	30
キャリア	30
夜泣き	45
予防接種スケジュール	65
予防接種のプレパレーション	180
予防接種問診票	96
予約システム	10, 70, 195
予防接種・健診	70
予約台帳	75

ら

ラクツロース	121
ラッチ・オン	106
卵巣嚢腫の茎捻転	36, 37

り

リスクコミュニケーション	77
リスクコントロール	159
リスクマネジメント	**154**
マニュアル化	158
リスクの洗い出し	156, 158
リスクの情報収集	159
リスクの評価	157, 158
リテラシー	59
リニア型プローブ	37
離乳食	103, 108, 115
流行性感染症	34
療育	133, 135
料理教室	112
臨床心理士	134

る

ルールづくり	**161**

れ

レスパイト	8, 11

ろ

労働安全衛生法	173
労働基準監督署	162
労働契約書	170
労働契約法	163, 164
労務管理	**161**

わ

ワクチン接種早見表カレンダー	66
ワクチンできたよシール	186, 187
割り込み機能	95
ワンストップ医療機関	86
ワンフロア	11

数字

1か月健診	148

A

ABM（The Academy of Breastfeeding Medicine）	104, 105
AED	159
anorectal outlet abnormality	119

B

Baby-led breastfeeding	106

C

CS（customer satisfaction）	162

D

DPC（Diagnosis Procedure Combination）	2

E

EBウイルス	26
Ebbinghausの忘却曲線	81
EPDS（Edinburgh Postnatal Depression Scale）	150
ES（enployee satisfaction）	162

F

FCTC（Framework Convention on Tobacco Control）	145
FEV_1（1秒量）	43
FEV_1/FVC（1秒率）	43
FFR（functional fecal retention）	120

I

IBCLC®：International Board Certified Lactation Consultants	104
IBLCE®：International Board of Lactation Consultant Examiners	104
IPプレート	39

M

MERS（Middle East respiratory syndrome）	28
Moraxella catarrhalis	46
MR（medical representative）	100, 101

O

OMNI cycle	46, 47

P

PTP包装	88

R

Rome Ⅲ criteria	117, 118
RSウイルス	31

S

SARS（severe acute respiratory

syndrome）		28
secure attachment		108
SNS		98
STC（slow transit constipation）		120

T

TCID$_{50}$		29
TDS（tobacco dependence screener）		140

V

VPN（virtual private network）		96

W

Web サービスシステム		73
WHO タバコ規制枠組み条約（FCTC）		145
WHO の6つの規制政策（MPOWER）		145

X

X 線検査		38
装置の価格		39
──の保険点数		39

中山書店の出版物に関する情報は，小社サポートページをご覧ください．
http://www.nakayamashoten.co.jp/bookss/define/support/support.html

---

総合小児医療カンパニア

小児科クリニックの経営
―外来診療の工夫と院内ルールのつくり方

2015年10月15日　初版第1刷発行 ©　　〔検印省略〕

総編集 ———	田原卓浩（たはらたかひろ）
専門編集 ———	関場慶博（せきばよしひろ）
発行者 ———	平田　直
発行所 ———	株式会社 中山書店

〒113-8666　東京都文京区白山1-25-14
TEL 03-3813-1100（代表）　振替 00130-5-196565
http://www.nakayamashoten.co.jp/

装丁・本文デザイン ── ビーコム
カバー装画 ──── 冨長敦也
印刷・製本 ──── 中央印刷株式会社

Published by Nakayama Shoten Co., Ltd.　　　Printed in Japan
ISBN　978-4-521-73687-7
落丁・乱丁の場合はお取り替え致します

本書の複製権・上映権・譲渡権・公衆送信権（送信可能化権を含む）
は株式会社中山書店が保有します．

JCOPY 〈(社)出版者著作権管理機構 委託出版物〉
本書の無断複写は著作権法上での例外を除き禁じられています．
複写される場合は，そのつど事前に，(社)出版者著作権管理機構
（電話 03-3513-6969，FAX 03-3513-6979，e-mail: info@jcopy.or.jp）の許諾
を得てください．

本書をスキャン・デジタルデータ化するなどの複製を無許諾で行う行為は，著作権法上での限られた例外（「私的使用のための複製」など）を除き著作権法違反となります．なお，大学・病院・企業などにおいて，内部的に業務上使用する目的で上記の行為を行うことは，私的使用には該当せず違法です．また私的使用のためであっても，代行業者等の第三者に依頼して使用する本人以外の者が上記の行為を行うことは違法です．

小児科診療のすべてを一冊に──外来診療の場に常備

日本医師会生涯教育シリーズ82

小児・思春期診療 最新マニュアル

新生児期から思春期までの幅広い年齢層を対象に，よくみられる症状・疾患と見逃せない症状・疾患を簡潔に記載．小児科専門外の医師にとって，子どもの診察時に役立つ一冊．

特色
- 小児の視診のポイントを，症状ごとに口絵（カラー写真165点）で紹介
- 疾患の概要・診断・治療が要領よくまとめられ，小児科以外の医師にとっても利用しやすい構成
- 随所にコラム「専門医に紹介するタイミング」が設けられ，プライマリーケア医の役割を具体的に指南

B5判／並製／384頁／定価（本体5,500円＋税） ISBN978-4-521-73492-7

CONTENTS
- 1章 小児期・思春期の成長・発達・心のとらえ方
- 2章 外来診療の進め方
- 3章 気になる主訴・症状と鑑別診断
- 4章 よくみられる疾患・見逃せない疾患の診療
- 5章 小児用薬剤の選び方・使い方
- 6章 救急・応急対応
- 7章 小児保健，地域での役割
- 付録 基準値が成人と異なる主な検査／年齢別摂取エネルギー，主な栄養素／臓器移植の一般的知識／略語一覧／人名カタカナ・原語表記一覧

● 監修
五十嵐隆（国立成育医療研究センター理事長）

● 編集
児玉浩子（帝京平成大学）
早乙女智子（神奈川県立汐見台病院）
平岩幹男（Rabbit Developmental Research）
松平隆光（松平小児科）

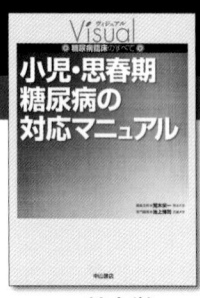

Visual 糖尿病臨床のすべて

心身の発達を念頭において患者を診る！

小児・思春期糖尿病の対応マニュアル

編集主幹●**荒木栄一**（熊本大学） 専門編集●**池上博司**（近畿大学）

B5判／並製／256頁／定価（本体6,800円＋税） ISBN978-4-521-73381-4

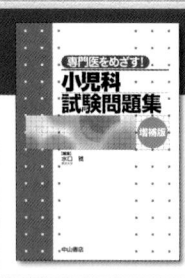

2009年刊の前版に新問題をあらたに追加．身につけなければならない真の知識を得られる問題集

専門医をめざす！小児科試験問題集　増補版

編集●**水口 雅**（東京大学）

A5判／並製／424頁／定価（本体6,000円＋税） ISBN978-4-521-73458-3

中山書店 〒113-8666 東京都文京区白山1-25-14 TEL 03-3813-1100 FAX 03-3816-1015
http://www.nakayamashoten.co.jp/

小児科 Wisdom Books

魅力ある乳幼児健診
クリニックだからできること

マークシート世代の親にとって不安がいっぱいの子育て．小児科医だからできるサポートを健診で実践！

編著●後藤洋一（後藤こどもクリニック・院長）

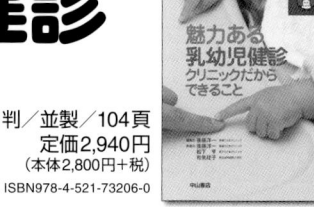

A5判／並製／104頁
定価2,940円
（本体2,800円＋税）
ISBN978-4-521-73206-0

小児救急医が診る
思春期の子どもたち
ゲートキーパーのその先へ

小児救急に駆け込むことしかできない子どもたちと，小児科医はどう向き合えばよいのだろうか？

著●市川光太郎（北九州市立八幡病院・病院長）

A5判／並製／176頁
定価3,675円
（本体3,500円＋税）
ISBN978-4-521-73262-6

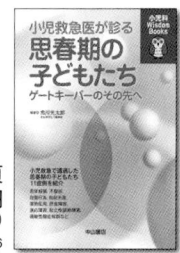

子どもの睡眠外来
キーワード6つと国際分類活用術

ヒトは眠りで明日をつくる．世界一眠らなくなった日本の子どもたちに日常診療で対応するための一書．

著●神山 潤（東京ベイ・浦安市川医療センター・センター長）

A5判／並製／152頁
定価3,675円
（本体3,500円＋税）
ISBN978-4-521-73359-3

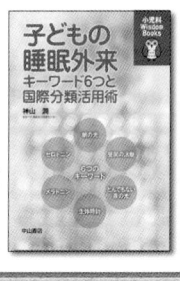

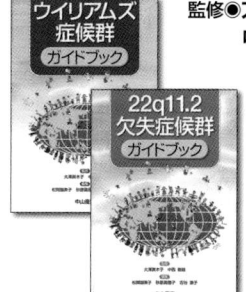

未解明な部分も多い染色体欠失による疾患についてわかりやすく解説

監修●大澤真木子（東京女子医科大学小児科）
　　　中西敏雄（東京女子医科大学循環器小児科）
編集●松岡瑠美子（東京女子医科大学国際統合医科学インスティテュート）
　　　砂原眞理子（東京女子医科大学小児科）
　　　古谷道子（東京女子医科大学国際統合医科学インスティテュート）

ウイリアムズ症候群ガイドブック
A5判／並製／188頁／定価1,890円（本体1,800円＋税）ISBN978-4-521-73203-9

22q11.2欠失症候群ガイドブック
A5判／並製／159頁／定価1,890円（本体1,800円＋税）ISBN978-4-521-73204-6

アトピー性皮膚炎治療の動向とエビデンスを知る最新データブック

アトピー性皮膚炎 第2版
よりよい治療のためのEBMデータ集

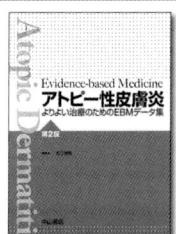

編集●古江増隆（九州大学皮膚科）

B5判／並製／292頁／定価5,250円（本体5,000円＋税）　ISBN978-4-521-73358-6

中山書店　〒113-8666　東京都文京区白山1-25-14
TEL 03-3813-1100　FAX 03-3816-1015
http://www.nakayamashoten.co.jp/

総合小児医療 カンパニア

本邦初！実地医家による実地医家のための他に類のない新シリーズ！堂々の創刊！

全10冊＋別巻

- ●総編集　田原卓浩（たはらクリニック）
- ●編集委員（50音順）　藤岡雅司（ふじおか小児科）　宮田章子（さいわいこどもクリニック）　吉永陽一郎（吉永小児科医院）

目指すのは"これからの小児医療"

子どもと家族を守る．そのための環境を整備するために必要なテーマを厳選．知識や技能に裏付けられたアート，良医に必要なヒューマニティを両輪にさまざまな角度から小児医療をとらえ直す．

編集・執筆陣は最前線で活躍する実地医家を中心とする

疾病を診るだけでなく，複合的な問題（予防接種，子育て支援，心の問題など）にも常に対峙している，第一線で活躍する実地医家で編集・執筆陣を構成．

●B5判／並製／各巻200〜260頁　●本体予価7,800円

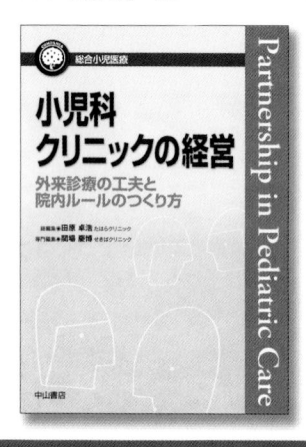

全10冊＋別巻の構成と専門編集

● 初期診療を磨く―センスとサイエンス	宮田章子（さいわいこどもクリニック）	定価（本体7,800円＋税）
● 予防接種マネジメント	藤岡雅司（ふじおか小児科）	定価（本体7,800円＋税）
● 小児科医の役割と実践―ジェネラリストのプロになる	田原卓浩（たはらクリニック）	定価（本体7,800円＋税）
● プライマリ・ケアの感染症―身近な疑問に答えるQ&A	黒崎知道（くろさきこどもクリニック）	定価（本体7,800円＋税）
● 小児科コミュニケーションスキル―子どもと家族の心をつかむ対話術	秋山千枝子（あきやま子どもクリニック）	定価（本体7,800円＋税）
● 連携する小児医療―ネットワークケアを展開する	川上一恵（小児科 かずえキッズクリニック）	定価（本体7,800円＋税）
● 乳幼児を診る―根拠に基づく育児支援	吉永陽一郎（吉永小児科医院）	定価（本体7,800円＋税）
● 移行期医療―子どもから成人への架け橋を支える	石谷暢男（石谷小児科医院）	定価（本体7,800円＋税）
● 小児科クリニックの経営―外来診療の工夫と院内ルールのつくり方	関場慶博（せきばクリニック）	定価（本体7,800円＋税）
○ アレルギー疾患へのチャレンジ	田原卓浩（たはらクリニック）／宮田章子（さいわいこどもクリニック）	本体予価7,800円
○ 別巻　小児の薬物療法	田原卓浩（たはらクリニック）	本体予価7,800円

※タイトル，配本順は諸事情により変更する場合がございます．　※●は既刊．

お得なセット価格のご案内　全10冊＋別巻予価合計 85,800円＋税 → セット価格 80,000円＋税　**5,800円おトク!!**
※お支払は前金制です．※送料サービスです．

中山書店　〒113-8666　東京都文京区白山1-25-14　TEL 03-3813-1100　FAX 03-3816-1015
http://www.nakayamashoten.co.jp/

Partnership in Pediatric Care